만병을 다스리는

기적의 자연건강법

만병을 다스리는 기적의 자연건강법

암
당뇨병·고혈압
부항 요법
필승 전략

기준성奇埈成 지음

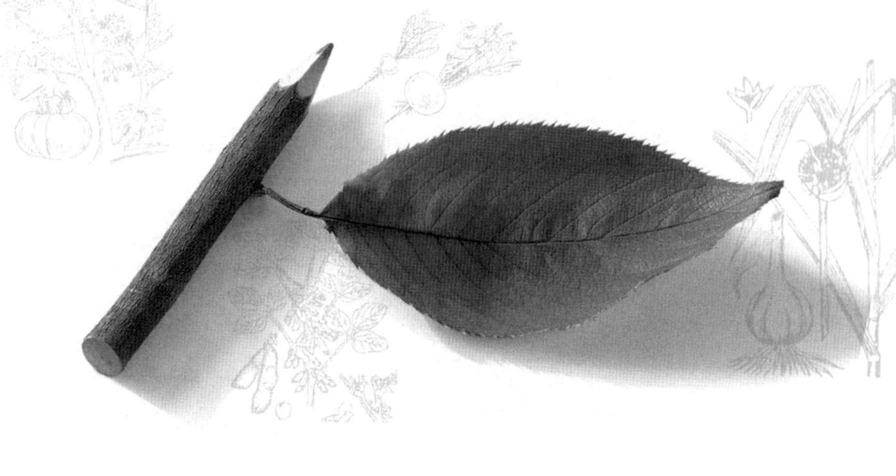

지구 온난화 문제

대량 소비, 대량 생산의 고도산업 사회를 이끌어 온 현대 문명과 현대 의학이 21세기에 접어들면서 이제 막다른 목에 이른 감이 없지 않다.

지구자원은 고갈되어 가는데 산업쓰레기로 환경은 오염되고 온난화는 가속화하여 이산화탄소의 배출량이 대기 중에 넘쳐나서 생명이 숨쉬기조차 힘겨운 아열대의 초열지옥이 되어 가고 있는 것이다.

이에 대해서 미국 국방성에서는 지구 온난화에 관한 시뮬레이션의 연구보고서 펜타곤 리포트를 작성하였는데 내용이 매우 충격적이어서 앞으로 지구 온난화 현상은 어떠한 전쟁위협이나 테러공격보다도 가공할 인류 파멸의 카운트다운이 됨을 경고하였다.

10년 후 2020년경에 나타날 기상이변의 예상도는 남북극의 빙산이 모두 녹아 내려서 바다 수면이 50cm 이상 상승하면 유럽의 주요 도시가 수몰되는 일대 공황 상태가 되어 걷잡을 수 없는 재해 속에 각국의 정부는 무정부 상태가 되어 폭동과 전란, 기근과 홍수, 전염병 등으로 수천만 명에서 수억에 이르는 인명피해가 발생하리라는 것이다.

이 시나리오는 공상과학이 그려 내는 할리우드 영화에 나오는 장면이 아니고 세계에서 가장 정보력이 뛰어난 펜타곤이 만든 과학적으로 검증된 보고서이다.

그러한 미국 국가안전보장에서 결정적인 위협이 되는 보고서가 공개되지 않은 기밀문서로 처리 은폐 묵살되었는데 당시 이라크 전쟁에 혈안이 된 부시정권에게는 이라크 점령이나 테러 소탕보다는 온난화 대책을 우선 해야 한다는 펜타곤 보고서는 전쟁수행을 주도해야 할 참모부가 도리어 온난화 대책부터 세워야 한다는 최후 통첩을 자기들 수장에게 들이댄 것이 됐으니 부시로서는 애견에게 볼기를 물린 꼴이 된 것이다.

네오콘(석유자본이 주축이 된 군산업복합체)과 결탁한 부시정권의 이라크 전쟁의 참목적은 이라크 민주화나 테러 소탕보다도 중동의 막대한 석유자원을 지배하기 위한 것이었는데 석유의 대량 소비가 온난화의 주요 원인이라는 보고서는 차마 공개할 수 없었을 것이다.

그렇게 은폐된 기밀문서가 새어 나가서 2004년 2월 3일 영국 신문 〈옵서버〉지에 폭로 발표되었다.

"펜타곤. 부시에 엄중 경고!! 온난화의 기후 변동이 미국과 세계를 파멸로 이끈다"는 타이틀 기사에는 그간의 은폐된 내막까지 밝힌 것이다. 부시정권이야말로 국익이나 인류 평화와 세계의 미래보다는 한 줌도 안 되는 거대 석유자본의 하수인임을 여실히 폭로한 것이다.

온난화에 의한 기후 변동의 심각성에 대한 과학적 견해가 은폐된 데 대해서 미국의 양식 있는 지성인 노벨상 수상 과학자 23명을 포함한 전미국 과학자동맹에서 뒤늦게 부시를 규탄하는 항의문을 발표하였다.

민주국가에서 민의에 의해 선출된 국가권력도 한번 잘못되어 소수이익집단에 이용 농락되면 국익과는 관계없는 마피아의 폭력처럼 되고 마는 본보기라 할 수 있다.

악마의 포식 공급자 중심의 의료 서비스

현대 의학의 공급자(의사 · 약사 · 병원 · 약국) 중심의 의료 시스템도 악마의 포식처럼 무소불위의 의료폭력이 되어 가고 있다.

자고로 의술의 바람직한 상은 질병을 미연에 막아서 환자가 없는 건강한 사회를 만드는 데에 있는데 현실은 반대로 암 · 당뇨병 · 치매 · 신종 독감바이러스 등 갖가지 난치병이 범람 격증하여 전 국민이 환자투성이의 병든 사회가 되어 가고 있기 때문이다.

요즘 병원에서는 환자를 하루 만에 낫게 하면 근무의로서는 실격이고 적어도 일주일에서 한 달은 끌어야 자질이 인정되며 일 년 정도 끌면서 장기 진료를 할 수 있어야 원장감이라는 우스갯말이 나온다. 병원이란 병을 빨리 낫게 하는 곳이 아니라 되도록 고질화시켜서 만성병 환자를 장기 관리하는 곳이라는 뜻이다. 이 말은 미국에서 최근 베스트셀러가 되어 900만 부나 팔린 『병들지 않은 사람은 알고 있다』의 케빈 투루더가 쓴 책에 쓰여 있는 내용이다.

만약에 병원에서 난치병이 단번에 낫고 또 그러한 특효약을 개발했다면 그러한 명의가 있고 그러한 명약을 만든 제약회사는 조만간 문을 닫고 말 것 아닌가.

병원이 잘 되기 위해서는 난치병 환자가 더욱 많아져서 온 국민이 평생 약에 의존하게 될 때 의료산업은 번창하고 병원과 제약회사는 호황을 누리게 되는 이치이다.

병원이 진정 질병을 없애는 인술仁述의 장이 되려면 지금 같은 공급자 중심의 수탈 관계가 아니라 환자와 의사가 상호신뢰와 협력이 잘 되어 공동선共同善을 추구하는 동반자가 되어야 한다.

그런데 지금의 의료체재는 소비자인 환자의 주권은 인정되지 않고 공급자 중심의 일방적인 마치 마피아의 폭력처럼 약육강식의 법칙에서 먹이사슬의 먹잇감과 포식자의 관계처럼 되고 있는 것이다.

포식자를 위해서는 많은 먹잇감이 필요하듯이 병원이 번창하기 위해서는 많은 환자가 줄줄이 대기하고 있어야 한다. 그래서 요즘 병원은 서로 환자유치를 위해서 치열한 경쟁을 벌인다. 고가의 의료시설을 갖추고 1,200 병상이 넘는 고급 호텔 못지않은 거대 병동을 각 대학마다 증개축하여 환자유치 경쟁을 하고 있는 것이다.

그렇게 해서 암환자 한 사람을 수용하면 병원에서는 최소한 6천만 원에서 1억 원 의료수가의 수입을 챙긴다. 환자 부담액은 10%이고 나머지 90%는 의료보험에서 지불하는 공부담이라 해서 환자에게는 큰 혜택이나 되는 것처럼 착각을 하게 만든다. 신문 방송 광고매체는 암보험에 가입하면 큰 목돈이 나오는 것처럼 부추기는데 그 돈은 모두 병원 치료비일 뿐, 환자가 희망하는 대체 요법이나 자연 요법은 보험 혜택이 안 된다.

병원 치료는 통상 요법(수술 · 항암제 · 방사선 치료)에 의존하는데 병이 낫고 안 낫고는 상관없이 그러한 치료 때문에 도리어 병이 악화되어 사망에 이르렀다 해도 치료안내지침(가이드라인)대로만 했다면 결과에 대한 아무런 책임도 없고 소정의 의료수가를 고스란히 받게 되는 것이 악마의 포식 같은 지금의 의료 시스템의 현황인 것이다.

이런 상황에서는 암에 걸려 병원에 한 번 가게 되면 아무리 똑똑하고 잘난 사람, 돈 많고 권력 있는 사람도 5년 생존율에 묶여 까닥하면 패가망신이 되기 십상이다.

일단 환자의 신분이 되어 병원의 통제하에 들어가게 되면 처치되는 환부의 장기마다 고통 속에서 몸부림치게 되면서도 낫는다는 기약 없이 인공적인 연명장치에 매달려 처참한 꼴로 존엄사尊嚴死란 바랄 수 없게 된다.

조기 발견, 조기 치료가 도리어 조기 악화, 조기 사망의 원인이 되어 요즘 미국 등 선진국에서는 암에 대한 최상의 대책이 무검사, 무진료라는 풍조가 일어 대체 요법이 각광을 받아 대체 의학과 현대 의학의 의료시장 점유율이 6대 4로 역전되면서 암사망률이 감소추세에 있다.

저체온低體溫체질과 스트레스가 암의 원인이 되는데 항암제나 방사선 치료는 체온을 더욱 떨어뜨려 증암제增癌制가 된다는 놀라운 사실이 미국 국립암연구소(NCI) 연구보고서가 미 연방의회에서 증언으로 채택 발표되었는데 이는 암 전쟁에서 현대 의학이 완패 선언을 한 것이나 다름없다.

전후 약 50년 동안 미국의 의학계는 암 치료에 있어 3대 요법(수술 · 항암제 · 방사선 치료)의 통상 요법의 이권을 독점하여 호황을 누려 암마피아 산업이라고까지 했는데 80년대 후반부터 풍향風向이 바뀌게 된 것이다. 대체 요법이 각광을 받으면서 동양 전래의 침 · 뜸 · 부항 · 요가 · 기공법 · 자연식 · 약초 요법 등이 관심을 끌게 되어 공급자 중심의 살인의료로부터 소비자 주권의 활인의료로 전환이 가능하게 된 것이다.

현대 의학의 통상 요법으로는 암은 결코 치료가 되지 않는다. 암뿐 아니라 당뇨병이나 고혈압 · 교원병 · 정신 질환 등 각종 생활습관병은 약으로는 낫지 않는 것이다. 증세를 다소 완화시키는 대증 요법은 할 수 있어도 원인을 제거하는 근치법은 없다. 화학약제의 장기 복용은 혈관경색과 다장기부전多臟器不全의 원인이 되어 또다른 치매나 발암의 유발 요인이 된다.

자연과 인간의 관계를 인간이 자연을 정복 지배한다는 외람된 입장에서 출발한 서구 문명이나 현대 의학은 질병을 인간을 괴롭히는 악으로 단죄하여 병원체를 규명하는 세균병리학설과 육체를 물질로 환원시켜 부품을 분해 정밀기계를 수리 조립하듯 세분화한 장기별 의학으로 발전해 온 데서 진정한 생명과학이 되지 못한 것이다.

때문에 현대 의학은 아직도 암의 원인을 모른 채 종양이 있는 병소부만 철저히 섬멸 소탕하면 된다는 입장에서 조기 수술 · 항암제 · 방사선 치료 같은 공격적인 통상 요법으로 일관해 왔는데 그 결과 암을 정복한 것이 아니라 도리어 암세포의 내성耐性만 키워 더욱 흉포화시켜 숙주宿主인 사람만 잡는 꼴이 된 것이다.

현대 의학의 암이론은 150년 전 독일의 세포병리학자 루돌프 피르호(1821~1902)가 제창한 학설을 부동의 진리로 신봉하고 있는 데서 근본부터 출발이 잘못된 것이다. 암은 원인불명의 돌연변이한 미친 세포로서 한 번 발생하면 끝없이 분열 증식하여 숙주가 죽은 다음에 증식을 멈춘다는 매우 비과학적인 해괴한 논리가 지배하고 있다. 마치 체세포와는 별종의 외계에서 침입한 독감바이러스나 세균처럼 세균을 죽이는 항생제와 같이 암세포를 죽이는 항암제가 필요하다는 뜻이다. 그런데 항암제는 암세포보다는 건강한 체세포 그 중에서도 생명활동에 가장 중요한 혈구세포 · 생식세포 · 임파구 등 면역세포를 모조리 파괴하는 세포독細胞毒인 것이다. 그 성분은 독가스의 원료로서 맹독성을 희석한 것으로 석유화학에서 추출해 낸 반생명, 반자연의 극약 성분의 화학 물질인 것이다.

최근 각광을 받은 면역학설에 의하면 암세포는 외부에서 체내에 침입한 바이러스나 세균 또는 에이리언(외계 생물) 같은 외적外敵이 아니고 체세포에서 잘못 만들어진 엉성하고도 조잡한 병적 적혈구로서 건강한 사람도 누구나 하루에 평균 6,000개에서 10,000개 정도 매일같이 생성 소멸되는데 면역세포(백혈구 · 임파구 등)가 건전하면 결코 발병에 이르지 않는다는 것이다.

암세포는 열에 약하고 산소를 싫어하는 혐기성嫌氣性 세포로서 공격적인 통상 요법으로는 치료가 되지 않고 도리어 내성을 갖게 되지만 면역력을 활성화시켜 암세포를 친구처럼 잘 달래면 얼마든지 자연퇴축이 가능한 것이다.

그런 방법으로는 자연식을 통해서 정혈, 정장淨血整腸에 힘쓰고 스트레스를 풀고 몸을 따뜻하게 하며 매사에 감사한 마음으로 사랑을 베푸는 노력을 하면 엔도르핀의 분비가 잘 되어 호전의 계기를 잡을 수 있다. 무엇보다도 마음이 열려야 하고 이성보다는 감성이 풍부해져서 감동을 느끼는 생활이어야 한다.

현대 의학이 통상 요법의 기득권의 구습에만 젖어 종래의 허구에 찬 피르호의 학설만을 금과옥조로 신봉하여 조금도 반성, 지양할 모르고 관성에만 따른다면 의학 본래의 사명인 인류의 복지에 기여하는 것이 아니라 반대로 인류의 생존을 위협하고 지구환경을 파멸시키는 재앙의 원인이 될 뿐이다.

바야흐로 신문명, 신의학의 태동이 그 어느 때보다도 절실히 요망되는 일대 전환기에 우리는 서 있다. 지금과 같은 의료공급자(의사 · 약사 · 병원 · 제약회사 · 기타 관련 기득권 체재)가 일방적으로 독점 장악하고 있는 살인의료를 수요자(환우들과 풀뿌리 소비자)가 중심이 된 진정한 활인의료 체제로 바뀔 때가 된 것이다.

그러한 취지에서 나는 신의학 운동 세계현인世界賢人(1,000명)회의 발기를 제안한 것이다. 소비자 운동이지만 그 주역이 되어야 할 사람은 아무래도 기득권층의 의사나 약사 중에서 깨우친 사람賢人이 중심축이 되어 주기를 바라고 있다 강호제현江湖諸賢의 적극적인 동참을 기원한다.

감사 · 사랑 · 희망의 메신저

『암은 낫는다. 고칠 수 있다』 기준성, 아보 도오루安保徹, 후나세 슌스케船瀨俊介 공저 대담집이 중앙생활사에서 출간되었는데 일본에서 이 저서가 베스트셀러가 되었는데 그 연유를 알아봤더니 다음과 같은 에피소드가 있었다.

'감사합니다' 한 마디로 운명을 바꾼다는 일본 최고 납세자 억만장자인 사이토 히도리齊藤一人의 추천 도서가 되어 강연 때마다 권장한다는 것이다. 그는 수수께끼에 쌓인 인물로 평소에 사진을 찍거나 매스컴에 보도되는 것을 싫어하면서 표면에 나서지 않고 뒷전에서 남을 돕거나 선행을 하는 사람이다.

그는 가난한 환경에서 자라면서 일찍부터 상인이 될 뜻을 세워 크게 성공하여 억만장자가 되었다. 상도商道의 달인達人, 상거래에서는 절대로 손해를 보지 않는 신의 경지에 이른 사람이다. 그에 관한 책이 많이 나와 있어 읽어 보았더니 성공한 비결이 한없이 겸손하여 언제나 공은 남에게 돌리고 스스로를 낮추는 성품에 있는 것 같았다.

절대 권력은 절대 부패한다고 했는데 그 사람은 최고의 갑부가 되고서도 주변에 적절히 분배 환원하여 절대 부패하지 않는 길을 알고 있는 사람이다. 우리나라로 치면 옛날 경주의 만석꾼 최 부자의 처세훈處世訓과 같다.

미지未知인 나에 대해서 관심을 갖게 된 까닭이 동의부항의 해방 원리에 공감을 느꼈던 것 같다.

암에 잘 걸리는 사람은 몇 가지 공통점이 있다. 완벽주의의 외곬수 성격이 있어 매사에 끝장을 보려고 하며 책임감은 강하면서도 감정처리가 서툴러 대인 관계가 좋지 않아 남을 피곤하게 하는 사람, 남을 사랑하거나 사랑받지 못하는 편이어서 정서적인 불안과 욕구불만이 쌓인 경우 스트레스를 많이 받는 타입이다.

마음이 닫혀 있으면 몸도 굳어 있고 감동이 없는 사람은 저체온低體溫체질로서 암에 잘 걸리는 것이다. 잘못된 생활습관과 성격, 체질 등 라이프 스타일을 확 바꿔 버리면 자연퇴축되어 치료가 아닌 치유가 된다.

암자연퇴축법 100일 필승 수련을 위한 실천 요강은 암뿐 아니라 당뇨병 · 고혈압 · 교원병 · 치매 등 모든 생활습관병에도 해당되는 것이다.

마음을 여는 실천 요강의 첫째 조건은 매일 하루 열 번씩 '감사합니다'를 말하는 것이다. 그렇게 하면 마음의 문이 열려 심신이 온유해지고 따스워져서 변화가 생긴다.

일본의 억만장자는 하루 50번 이상 말하면 그러한 파동이 운명을 바꿔 성공을 이끌게 된다고 책마다 강조하였다. '감사합니다'를 끊임없이 말하면 얼굴에 빛이 나는데 빛이 나는 사람은 반드시 좋은 일이 생기고 행운을 끌어당긴다는 것이다.

연초에 작고한 천주교 김수환 추기경도 유언에서 같은 말을 했다 "감사합니다. 사랑합니다. 용서하세요."라는 메시지는 종파를 넘어서 많은 사람의 심금心琴에 닿아 엄동설한에도 수십만 명이 몇 시간씩 기다리면서 조문 행렬에 참집케 하는 이적異蹟을 일으킨 것이다.

필자와 일본의 억만장자, 김수환 추기경은 감사와 사랑의 메시지가 우연히도 일치하고 있어 이 점 독자 여러분이 음미 실천할 것을 권한다.

진리란 난해한 설명으로도 이해하기 어려운 복잡계複雜系에 있지 않고 단순 명쾌하면서도 쉽게 실천하고 입증할 수 있는 곳에 있는 것이다.

난치병 · 불치병 · 말기암이라 해도 희망은 있다. 믿음이 있는 곳에 반드시 길이 있는 것이다. 병을 낫고자 하는 환우는 물론 운명을 바꿔 성공을 이루고자 하는 애독자는 표지 뒷면의 메시지를 꼭 실천에 옮겨 행운의 파동을 이끌어 내어 지복至福에 이르게 되기를 바란다.

– 白牛山人 清供

추천사 1

『함암제로 살해당하다』의 서문

후나세 슌스케船瀨俊介

가장 존경해 마지않는 기준성奇埈成 선생님

기준성 선생은 내가 가장 존경하는 한국 분이다.

헤아릴 수 없을 만큼의 한국 사람들을 업병業病인 암으로부터 구해오신 일도 이유의 하나이지만 그것만이 아니다.

내가 기 선생이 걸어오신 인생의 행로에 커다란 감동을 느끼기 때문이다. 그의 큰 바다 같은 깊이와 너그러운 인품에 말로는 표현할 수 없을 정도의 영향을 받았다.

맨 처음 선생을 만났을 때 어쩌면 저렇게도 자애로움이 가득한 분이 있을까라는 생각이 들었다.

한국에는 대체로 엄한 풍모를 가진 분들이 많다. 그런데 선생은 흡사 아미타여래불과 같은 온화한 미소를 눈가에 담고 있었다. 그것은 마치 모든 죄업罪業 · 고통 · 번뇌를 감싸안아 주면서 치유와 평안의 길로 이끄는 구원의 미소를 눈가에 담고 있는 듯했다.

나는 선생의 유소년 시대로부터 오늘날에 이르는 인생의 궤적軌跡을 읽고, 몸과 마음이 떨리는 것을 느꼈다.

그것은 내가 일본인의 한 사람으로서 느낀 죄의식의 일단일는지도 모른다.

일제 지배 36년…….

한국에서는 삼척동자라도 다 알고 있는 이 말을 대부분의 일본인들은 모른다.

아니 모른 척한다. 나는 일본인의 한 사람으로서 견디기 어려울 만큼 부끄럽다.

권력의 탄압에 항거했던 반생

기 선생은 소년 시절 '모국, 한국어로 시를 읽는 모임을 갖자' 는 독서회를 만든 것으로 반년간 감옥에 갇히는 몸이 되었다. 순박한 소년을 왜 그리 했을까

"당시 나는 18세였는데 '불령선인不逞鮮人' 이란 것이었지요."

선생은 온화하게 웃는 얼굴로 눈을 가늘게 뜨고, 담담한 표정으로 당시를 회상하는 것이었다. 나는 온 몸이 화끈거리듯 수치심에 사로잡혔다. 그리고 당시의 식민지에서의 일본인들의 악랄한 죄과에 대해서 그저 모든 잘못도 너그러이 용서해 주는 미소로 응해 주신 선생의 덕의 깊이에 압도당했던 것이다.

이러한 에피소드도 있다.

중학생일 때 일본인 교사가 도둑질을 한 일본인 동급생을 두고 이렇게 꾸짖었다 "조선인 같으면 몰라도, 넌 일본 남아로서 부끄럽지 않으냐!"

차분한 기 소년은 무의식중에 이렇게 소리지르며 일본인 교사에 달려들어 따귀를 때렸다. "일본인들은 우리나라를 훔치지 않았는가! 일

본인이야말로 큰 도둑이다.”

나는 선생의 자서전의 이 대목을 읽고 가슴이 후련해짐을 느꼈다. 처음 뵈었을 때 나도 모르게 박수를 쳤다.

“선생님! 말씀 그대로입니다. 잘 때려 주셨습니다.”

그저 선생은 조용히 눈을 가늘게 뜰 뿐이었다.

당시의 일본인은 도둑만이 아니었다. 더 큰 강도단, 살인귀이고 약탈자였다. 그 죄과의 깊이에 생각이 미친 나는 어지러움을 느낄 정도였다.

젊은 기 선생의 행위에는 단 한 점의 잘못도 없다. 그의 한 점 흐림 없는 정의감은 아름답고, 장엄하기도 하다. 그러나 그것으로 인해서 선생은 철저한 탄압을 받았다. 여러 번 투옥되었고 그때마다 선생의 내면에는 민족해방의 뜨거운 생각이 타올랐다.

그렇게 하여 해방 전에는 항일 운동, 후에는 군사독재정권에 대한 민주화 운동에 몸을 바치게 된 것이다.

11년의 옥중 생활……. 생쥐와의 만남

여러 번에 걸친 투옥으로, 독방에서의 옥중 생활은 통산 11년에 달했다.

옥중에서의 고독 · 고뇌 · 절망……. 그것은 우리들 범인의 상상을 훨씬 뛰어 넘는 역경이다. 선생의 수기에서……. 그 절망을 구해 준 것은 한 마리의 작은 생쥐였다…….는 것을 알고 나는 깊은 감회에 사로잡혔다. 견딜 수 없는 고독을 가시게 한 것은 독방의 마룻바닥에 있는 작은 구멍에서 얼굴을 내민 한 마리의 쥐였다. 그것은 이 세상에서 만난 최상의 벗이나 다름없다. 때로는 쥐의 모습이 나타나지 않을 때 친구를 잃은 것 같은 생각이 나서 슬퍼지는 것이었다…….독방의 창 밖에는 새가 물어 왔는지 수박의 씨앗이 싹을 틔우고 있었다. 생명의 경이로움, '모든 생명은 큰 뿌리에서 이어져 있고 더불어 살고 있다'는 외경심畏敬心에서 선생은 하나의 깨달음에 도달한 것이다.

극악무도한 권력자를 미워만 하고 있으면 구원은 없다. 아무리 미물인 작은 생명체까지도 스스로 건실하게 삶을 영위하고 있다. 그렇다. 가해자와 피해자를 가릴 것 없이 적과 동지를 초월하여 동일하게 주어진 생명을 반기고 소중히 여기며 소임을 다하는 길만이 진실한 구원의 길이 아니겠는가.

그것은 위대한 종교가의 깨달음과 같은 큰 계시의 순간이 아니었는가라고 생각된다.

여러 번에 걸친 사경死境을 구한 어머니의 기원

선생의 반생은 다시금 역사의 큰 소용돌이에 휘말려들어간다.

한국 전쟁에서는 본의 아니게 전쟁의 와중에 휩쓸리게 되어 옥석이 뒤섞여 피로 피를 씻는 골육을 상잔하는 광란의 처형장에 끌려가게 되었다. 다음은 자기라고 순번을 기다리는 순간 "좀 기다려. 이리 와 보라."는 소리가 등 뒤에서 들렸다.

이게 웬일인가 그는 옛 소작인의 아들이었다. 기적의 우연이 처형을 지휘하는 옛 친지에 의해서 죽음의 문턱에서 구제된 것이다.

이러한 기적은 한두 번이 아니었다. 처형 직전에 혹은 죽음의 소용돌이 속에서……. 그야말로 간발의 사이에서 우연에 의하여 세 번, 네 번이나 죽음의 늪에서 구제되었던 것이다.

그러나 우연에 의해서 그만한 기적이 일어날 수 있는 것일까.

기 선생은 구사일생의 생명을 지탱하고 기적적으로 고향에 돌아왔을 때 기적의 진실을 알게 되었다.

마을 사람들은 이렇게 말한 것이다.

"자네가 죽을 고비를 넘긴 것은 우연이 아닐세. 자당께서 매일매일 자네가 옥중에서 6 · 25동란을 겪고 생사를 모르는 행방불명된 후 3년간을 하루도 빠짐 없이 정화수 떠 놓고 목욕재계하면서 지성으로 아들의 무사안전을 위해서 천일 기도를 하셨다네. 그것은 동네 사람이 다 아는 일일세. 아마 어머니의 큰 사랑이 자네를 구한 것일세."

어머니의 기원이 시공을 초월하여 자식을 사지에서 구해 낸 기적을 성취시킨 것이다…….

기 선생은 미소를 머금으면서 담담하게 말씀하셨다.

"나는 그때까지 무신론자라 할까 유물론자이었지요. 그런데 사람들의 기원, 간절한 소원…….등의 힘을 알게 되고 마음의 힘이 크다는 것을 알았지요, 이 일념으로 기도 드리는 마음이 눈에 보이지 않는 큰 힘이 작용하여 때로는 기적도 일으킨다는 것을 믿게 되었습니다."

생명은 이어져 있다 – '모든 것을 용서하자'

이 체험이 그 후의 선생의 삶을 결정하였다.

"투쟁과 미움 속에서 살아온 지금까지의 삶은 언제나 괴롭고 고통스러웠고, 잘못이었다."

"가해자인 권력자도 그들의 마음이 편치는 않았을 것이다. 그들도 격동하는 민족의 수난기에 정신적인 피해자임은 마찬가지다……. 증오하는 마음을 버리고 모든 것을 용서하자……."

이렇게 하여 '증오의 철학'으로부터 해방됨으로써 험했던 인상도 차츰 누그러지고, 명랑하게, 밝아지는 자기를 느꼈다.

또한 역사와 사회가 자기에게 바라고 있는 것이 무엇인가를 깨달았다. 그것은 '생명을 구제하는 일이다'

그것은 '마음'과 '자연'이 갖는 힘의 위대함을, 사람을 살리는 방향으로 돌린다고 하는 치유의 방법론이다. 거기에는 인지를 초월한 경이로운 힘이 있다. 그래서 선생은 감방에서 한 마리의 생쥐로부터 얻은 깨달음 '모든 생명을 구제한다'라는 길을 선택한 것이다.

그리하여 자연건강법이야말로 의도醫道의 진리로 삼아 50년 이상 연구를 일관되게 추구하면서 오늘날에 이르고 있다. 자연건강법의 근간은 정식正食이다.

선생은 한국자연식 운동 즉 정식 운동의 원조나 다름없는 명실상부한 일인자이다.

또한 약 30년 전, 일본의 전후 의학계의 선구자 모리시타 게이이치森下敬一 박사의 저서 『암은 두렵지 않다』를 번역, 그 책은 그 후 기 선생과의 공저로 해서 15만 부나 팔린 장기 베스트셀러가 되었다.

나아가 부항치료기를 고안하여, 모리시타 박사도 정혈 요법 치료기로서 매우 탁효가 있다고 격찬하였다.

'몸 속으로 아미타여래불이 들어오셨다…….'

기 선생은 이 날까지 수많은 암환자를 비롯한 난치병 환자를 위해서 자연치유의 방법을 지도해 오셨다고 한다.

최근 나는 기 선생과 일본의 진후 의학계의 선구자인 모리시타 박사와의 3인 정담의 기회를 가졌다. 그때 기 선생은 이렇게 말씀하셨다

"나는 암환자가 오면 암을 미워해서는 안 됩니다라고 타이릅니다."

"그것은 당신의 몸에 아미타여래불이 들어오신 것입니다. 매일 감사하는 마음으로 몸 안의 부처님께 경배하세요."라고…….

자애롭게 미소 지은 선생의 얼굴에서 나는 궁극적인 암 치료의 길을 찾아냈다는 생각이 들었다. 암환자가 맞게 되는 최대의 적은 스트레스다. 나는 이 책 『항암제로 살해당하다』를 집필하기 위해서 10명 이상의 암 전문의들을 취재하였다.

그 대부분의 의사들이 ① 항암제, ② 방사선 치료, ③ 수술의 '암 3대 치료'를 부정하고 있다. "그렇다면 암을 고치는 최대의 치료법은 무엇입니까."라고 물으면 '웃는 일'이라고 똑같이 대답하였다. '웃음'이야말로 신과 부처님이 우리에게 주신 최대의 지복至福입니다. 활짝 웃고 있을 때 '마음'은 고통으로부터 해방되는 것이다.

취재의 대상이 된 많은 의사들이 "암에 걸리는 것이나 낫는 것은 마음에 의한 것이 70%……."라고 대답하는 것에는 놀랐다. 현대 의학을 이수한 의사들조차 마음가짐 여하에 따라 '암은 낫는다'고 확신하고 있는 것이다.

여기에 기 선생이 암환자를 타이르는 '아미타여래가 몸 속에 들어오셨다'는 가르침이 깊은 뜻을 갖는다. 몸 속의 암 종양을 증오하고 두

려워하면 그것은 체내에 '독소 호르몬' 아드레날린(노여움의 호르몬)을 충만시켜, 그것이 면역세포(임파구)를 격감시켜 버리는 것이다.

역으로 감사의 마음을 가지면 체내에 '쾌락 호르몬' 엔도르핀이 넘쳐흘러, 그것이 면역세포(임파구)를 증식시키는 것이다.

나아가 이 올바른 마음가짐에 올바른 식사……. 등을 하면, 암세포가 스스로 소멸되는 것이 바로 도리에 맞는 일이다.

암환자의 80%는 치료에 의해서 '살해된다'

일본에서는 매년 31만 명의 암환자가 목숨을 잃고 있다.

많은 의사들은 "그 중 25만 명 가까이가 실은 암이 아니고, 항암제의 맹독성이나 방사능 치료의 유해성, 수술로 인한 후유증으로 살해된다."고 놀라운 증언을 하고 있다. 어느 대학 병원의 의사 한 분이 그 병원에서 1년간 사망한 암환자의 사망원인을 규명한 결과, 놀랍게도 '80%가 암에 의해서가 아니고 항암제 등의 암 치료가 원인이 되어 죽었다(살해되었다)' 는 것이 판명되었다고 한다 그러한 사실규명의 의학 논문을 학장에게 보였더니 그 자리에서 찢어 없앴다는 것이다.

"이러한 진실이 환자에게 폭로되면, 어떤 소동이 벌어질지 생각이나 해 보았는가."

이렇듯 아우슈비츠의 대학살에 버금가는 사실에 모골이 송연해지는 것이다. '의료 살육' 의 현실은, 아마 한국에서도 동일할 것이다. '암 산업' 이란 거대한 돈벌이 사업이 세계의 의학계에 만연하고 있기 때문이다. 금번에 졸저 『항암제로 살해당하다』가 기 선생에 의해서 소개됨은 정말 요행에 가까운 큰 행운으로 생각한다.

'증오의 철학' 에서 '자애의 깨달음' 에 이른 기 선생의 손을 거쳐 이 책 한 권이 한국에서 암환자 분들을 모두 고통과 절망의 늪에서 건져 올려 생명의 찬가를 구가하는 날을 초래하는 일조가 되기를 마음으로부터 간절히 바란다.

추천사 2

인생의 동행자 기준성 선생

진순신陳舜臣 일본 유명 작가

기준성 선생은 조국의 자유와 민주화를 위해 싸우다가 군사정권에 의해 오랜 기간 자유를 구속당하였으나 불굴의 정신으로 여러 번 사지에 직면하여서도 굳굳하게 오늘까지 살아오신 분이다.

자유를 되찾은 후 처음으로 해외여행의 도항선이 일본이었는데 이는 선생에게는 사뭇 감회 깊은 일이었을 것이다. 기 선생의 첫 해외 나들이 때 나는 처음으로 선생과 알게 되었다.

그때부터 나는 선생을 인생을 함께 걷는 벗으로 또는 스승으로 존경하면서 지금에 이르렀다.

내가 한국에 갔을 때 기 선생의 건강교실에서 부항시술을 받은 것은 잊을 수 없는 추억으로 남는다.

몇 년이 지난 후에 나는 리하비리를 겸해서 하와이를 갔었는데 그때 거기서 뜻밖에 기 선생과 다시 만나게 되었다. 이는 마치 지옥에서 부처님을 만난 듯 이루 형언할 수 없는 기쁨이었다.

뇌출혈의 후유증을 치료하기 위한 하와이 요양이었는데 무엇과도 바꿀 수 없는 수확이 기 선생과의 재회이었던 것이다.

거기서 부항시술을 다시 받게 되었는데 무엇보다도 상봉의 기쁨이 컸었고 그 감동이 후유증 치유에 좋았던 것이다.

서양의학에 의한 치료의 한계를 아는 사람들에게는 마음의 감동이 건강회복의 큰 힘이 되는 정신의 불가사의한 작용을 그저 불가사의라

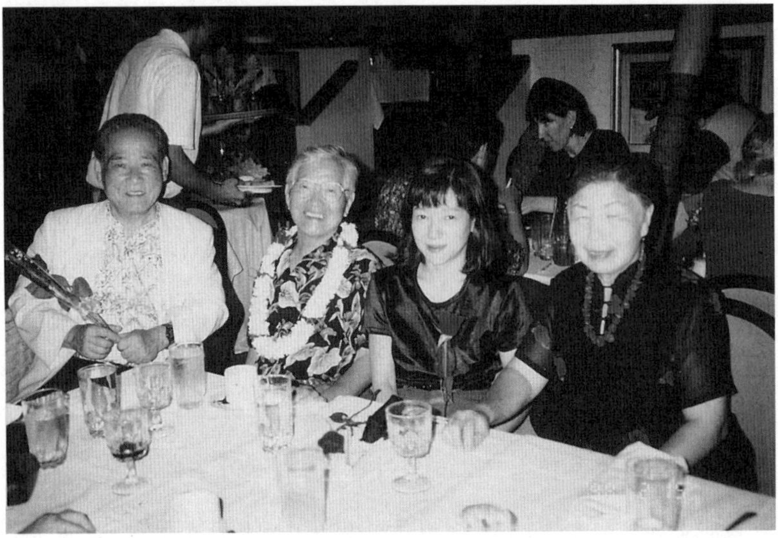

일본의 유명 작가인 陳舜臣 씨가 뇌출혈로 우반신 불수가 되어 하와이에서 필자로부터 부항 치료를 받고 다시 집필 활동이 가능하게 되었다. 陳舜臣 작가 내외분과 함께 쾌유 기념 사진을 찍은 필자(왼쪽)

고만 할 수 없는 엄연한 사실로서 나는 몸소 체험한 것이다.

선생이 더욱더 건강하셔서 앞으로도 병고에 신음하는 많은 분들의 마음의 문을 열게 하고 희망의 등불이 되어 주기를 마음으로 기념祈念해 마지않는다.

추천사 3

모든 것을 용서하기로 결단한 사람

현재 일본NPO법인 세계快network 대표이사
하시모토 토시히코橋本俊彦 · 아사코雅子 부부 공저

기준성 선생을 존경하는 일본의 젊은 벗이 그의 저서 『그린셀프 케어』란 책에 소개한 문장이 매우 감동적이어서 다음에 전재합니다.

1926년 한국 광주光州 출생의 기 선생은 일본에 의한 조선반도 지배, 태평양 전쟁, 조선 전쟁으로 이어진 한민족의 암울한 시대에 젊은 시절을 보내셨습니다.

전전의 항일 운동, 전후의 자유민주화 운동에 투신하여 몇 번의 투옥 생활을 하면서 그것도 국사범으로 독방에 감금되어 통산 11년간을 옥중에서 고독한 수형 생활을 하셨다고 합니다.

그때 한 마리의 생쥐와 벗이 되어 큰 위안을 얻었다고 하는데, 어느 날 밤 감방 마루 밑을 짹짹거리는 소리가 나기에 유심히 귀를 기울였더니 생쥐 한 마리가 돌아다니는 것 같아 마룻바닥을 쿵쿵 쳤더니 한참 후에 다시 짹짹거리는 소리가 났습니다.

일체의 대화가 단절된 절벽 같은 극한 상황에서 살아 숨 쉬는 작은 생명과의 만남이 그렇게도 반갑고 그리울 수가 없었습니다.

그 후로 밤마다 생쥐의 내방을 기다리는 것이 유일한 낙으로 감옥에서 주는 콩밥덩이를 남겨 두었다가 마루 밑으로 넣어 주니 생쥐도 거기에 호응하여 밤이면 어김없이 찾아왔는데 어쩌다 안 오기라도 하면 친구를 잃은 것 같은 외로운 마음을 견딜 수 없고 혹시 나쁜 고양이에게

당하지 않았는가. 걱정이 되어 살아 숨 쉬는 작은 생물이 그렇게도 소중하고 눈부시듯 느꼈다고 합니다.

'생쥐야 나는 자유가 없는 몸이지만 너만은 자유롭게 오래오래 살아서 새끼를 많이 낳아 나의 억울한 사정을 세상에 전해 다오.' 하는 심정이었다고 합니다.

또 한 번은 독방의 철창의 썩은 나무 창틀 사이에 새가 물어 왔는지 수박씨 하나가 떨어져 빗물을 머금어 싹을 틔우고 꽃이 피어 벌과 나비가 날아들어 어느 새 어린이 주먹만한 수박이 열리더군요. 아무도 가꾸는 사람 없는 척박한 틈새에서도 생명의 씨앗이 움이 트고 탄생하는 드라마를 보면서 생명은 홀로 있는 것이 아니라 큰 뿌리에 이어져 더불어 존재한다는 것을 느꼈고 큰 감동을 받았습니다. 이는 마치 우주의 머나먼 곳에서 생명의 소중함을 알려 주는 메시지와 같은 외경심을 느끼게 하였습니다.

독방이란 일체의 대화나 교감이 막힌 극한 상황에서는 함께 숨 쉬는 다른 생명의 호응 없이는 자기가 살아 있는 것인지 무생물인지 확인할 수 없는 단절된 공간과 같았지요.

그 후 오랜 옥중 생활에서 풀려나 자유로운 몸이 되어 집에 돌아왔을 때 불효자를 기다리던 어머니는 마음 속 응어리가 위암이 되어 돌아가신 다음이었습니다.

온갖 박해를 받으면서 광란의 혼돈기를 겪으면서 여러 번 죽을 고비를 겪을 때마다 위기의 순간에 이상하게도 간발의 차이여서 눈에 보이지 않는 수호신이 감싸 주기라도 하듯 죽음을 모면한 일이 한두 번이 아니었는데 그 까닭이 내가 감옥에 갇혀 있을 동안 또 거기서 6 · 25동란을 맞아 수감자를 마구 죽이는 와중에서 행방불명이 된 3년간을 모친이 하루도 빠짐없이 엄동설한에도 목욕재계하고 정화수를 떠 놓고 자식의 무사귀한을 신불神佛께 정성으로 비는 천일 기도를 한 덕택이라는 것을 고향 사람들을 통해서 알게 되었습니다.

어머님 영전에 엎드려 눈물을 흘리면서 나는 이제까지 살아온 험난했던 인생이 오직 조국의 해방과 독립을 위한다는 일념으로 살아왔지만 투쟁으로만 점철된 생애가 너무도 괴롭고 처절하며 잘못된 것임을 반성하게 되었지요. 권력의 피해자로서 오로지 세상을 바로잡아 보겠다는 그간의 외곬수 집념이 오직 불의한 사회권위에 대한 분노와 증오의 화신처럼 되어 온 너무도 초라한 모습으로 생각되더군요.

악독한 가해자도 그들이 저지르고 있는 일이 인간성에 위배된 얼마나 잘못인가 모르고 있는 불쌍한 인생인 것처럼 설사 상황이 역전이 되어 악독한 가해자를 응징한 날이 온다 해도 나도 가해자와 같은 사람으로서 보복의 악순환이 되풀이 될 것이고 그 숙업宿業의 굴레에서 벗어나지 못한다면 진정한 구제는 없는 것 아니겠는가.

내 자신의 마음 속에 있는 분노와 증오의 가르마業를 과감히 끊어 버리고 모든 것을 용서하자. 어떤 대의명분이 있다 하더라도 내 자신이 증오의 철학으로부터 벗어나지 못하면 사태의 해결은 실마리가 있을 수 없고 자신이 괴롭고 추해질 뿐임을 그때 비로소 알게 되었습니다.

그러한 결단에서 모든 것을 용서하기로 마음먹은 후로 그때까지 험상스러웠던 인상도 누그러져서 온화한 모습이 되어 남을 이해하려는 자세를 갖게 되어 미소 짓는 표정으로 돌아왔습니다. 그렇게 하여 모든 죄 많은 자들을 용서함으로써 우선 내가 용서받아 구제되었고 나쁜 숙업宿業의 사슬을 끊게 되니 그 후부터 모든 것이 순조롭고 나의 새로운 역사가 시작되었지요.

현대병은 모두 마음의 병으로부터 시작되고 과식 · 과로 · 과보호 · 환경 오염 등 절제 없는 생활이 그 원인이 됩니다. 모든 것이 풍요롭고 과보호 속에 있는 사람은 영성靈性이 떨어지고 역경을 극복한 사람만이 남을 이해하고 용서할 수 있는 진정한 박애정신을 갖게 됩니다.

지금 자연건강법이나 자연식을 제안하려는 사람은 우리 몸 안의 자연치유력을 활성화시켜 모든 사람이 서로 연대하여 인류 전체 나아가서는 지구 전체의 환경과 조화를 위해 힘을 합쳐 나가야 합니다라는 선생의 말씀을 회상하면서 부항을 대할 때마다 선생에 대한 그리움과 감사의 마음을 느끼고 있습니다.

차례

제2장 부항 요법, 민중해방 원리

제3장 불치병不治病은 없다

제4장 당뇨병을 다스리는 당위력

제5장 동의부항 처방집

제6장 약용이 되는 먹거리와 찜질 요법

부록

제1장

자연 건강 원리

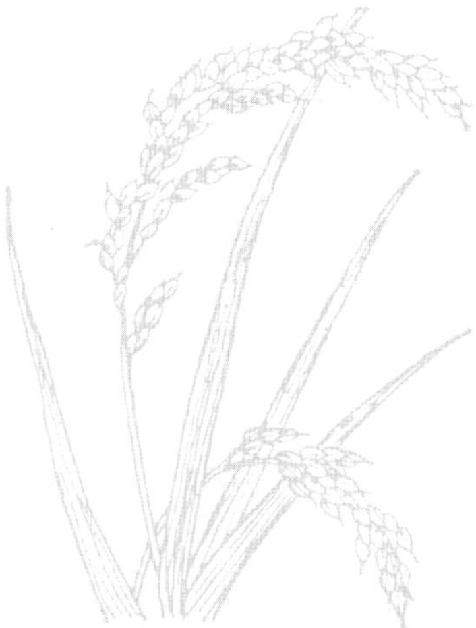

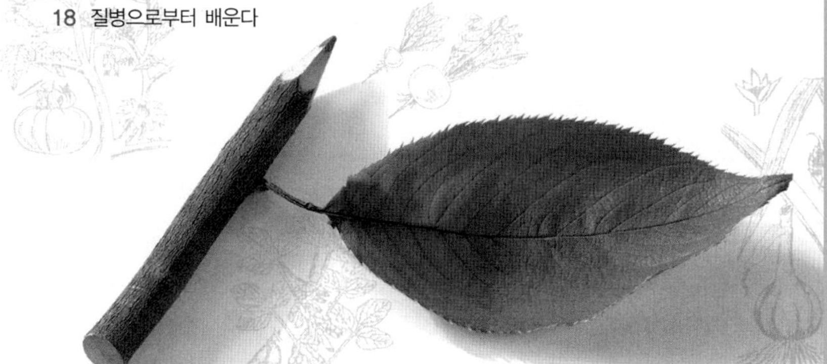

식생활의 변천 01

육식 문명은 병들고 있다

'명식재命食在' 란 말이 있다. 먹는 것이 피가 되고 살이 되는 과정에서 살아 있다는 것은 무엇을 먹고 있다는 것을 뜻하며 따라서 먹지 않거나 먹지 못하면 생명활동이 끝나고 그릇되게 먹으면 생명체는 시들고 병들게 마련이다.

그런데 경제성장과 더불어 우리의 식생활이 혼란에 직면하고 있다. 즉 서구적이며 무엇이든 과학적인 것이 옳은 줄만 아는 풍조에 의해서 식생활의 '패턴' 이 점차 고유의 관념에서 이탈하여 서구의 육식 문명을 동경하고 따라가려고 발돋움하고 있는 형편이다.

얼마 전에 미국에 가 있는 교포 부인 한 분이 필자를 찾아와서 미국에 건너간 지 10년이 되었는데 남편이 고혈압과 심장병에 걸려 갖은 치료에도 효과가 없던 차에 필자의 저서를 우연히 읽어 보고 부인이 귀국길에 꼭 본인을 직접 만나 '네거티브 요법' 의 지도를 받아 오라고 했다는 것이다.

그래서 나는 그 부인을 지도하면서 고혈압이나 심장병 같은 만성병에는 대증적인 약물 요법으로는 근치할 수 없으니 '네거티브 요법'으로 정혈, 정장에 힘쓰는 한편, 체질 개선을 위해서는 가족 전체의 식생활을 바로잡아 동단백 식품이나 유제품을 끊고 채식. 된장 위주의 한국식을 하도록 권했다.

그랬더니 대졸의 인텔리 여성인 그 부인은 "한국이 후진성을 면하고 미국 사회와 같은 눈부신 물질 문명과 과학의 혜택을 받는 민족이 되려면 미국인과 같은 체격과 그들과 같은 과학적인 두뇌를 가져야 되는데 그리 되려면 어릴 적부터 영양가 높은 육식을 많이 해서 그러한 식생활이 적어도 3,4대가 이어진 다음에나 가야 한국 사람도 백인처럼 큰 체격을 갖게 되고 그들과 같은 두뇌로 우주 시대에서 월세계도 가 볼 수 있을 것이 아니냐 하면서 선생님은 국내에만 있었기 때문에 미국의 거대한 물질 문명의 힘을 실감하지 못하고 있을 것." 이라고 하는 바람에 그저 아연해질 수밖에 없었다.

이러한 생각이야말로 육식 위주의 '칼로리' 영양학설의 중독 증상이라 할 수 있을 것이다. 그런데 이러한 육식중독 사고가 요즘 현대교육을 받은 부유층의 주부들이나 젊은 엘리트들 사이에 급속히 침투, 만연되고 있다.

로마 전성기 때 로마의 어떤 철인은 "로마인은 육식으로 인해 멸망할 것이다." 라고 예언하였는데 머지않아 그와 같이 되고 말았다.

건국 당시의 흥륭기의 로마인들은 곡물, 채식 위주의 소박한 생활을 통해 상무정신으로 신체를 단련하여 국력을 길러 주변 국가를 제압하여 세계 제국에 이르렀는데 전성기에는 국민 간에 육식 등 미식의 식도락과 사치풍조가 만연하여 신체는 허약해지고 지배층의 정신은 황폐하여 끝내 강성했던 로마 제국도 내부에서 붕괴의 조짐이 일어났던 것이다.

오늘날, 미국이나 서구 문명에서 바로 그러한 로마 전성기를 방불케 하는 황폐의 조짐을 우리는 주의 깊게 엿볼 수가 있는 것이다. 슈펭글러나 토인비 같은 석학들은 여기서 서구 문명의 종말을 예견하고 문명의 주도권이 점차 동방으로 이동한다는 주장을 하기에 이르렀다.

먹지 않으면 생명은 존재할 수 없고 따라서 식물이란 개인에게는 그 인생 자체가 되는 것이고 그 민족에게는 그 문화 자체를 의미한다. 한 인간의 생애란 그 사람의 식물에 대한 마음가짐과 태도, 식물을 얻는 생활수단, 식생활의 구체적인 내용에 따라 크게 좌우되는 것이다. 나아가 개개인의 집단체인 민족이 창출해 내는 문화란 것도 따지고 보면 그 민족의 식생활의 역사이며 그 영상이라고 할 수 있다.

따라서 동양의 채식민족이 고도의 정신문화를 일으켰고 서양의 육식민족이 주로 물질적인 기계문명을 번영시킨 데 능했던 것도 이해가 갈 수 있을 것이다.

이미 쇠퇴기에 접어든 백인 육식문명권의 구미 사회에서는 지금 암·당뇨병·심장병·동맥 경화·정신 질환 등이 격증하는 마당에서 현대 의학이 벽에 부딪치자 요즘 동양적인 방법에 관심을 돌리기 시작하여 침·부항·지압·요가·참선·단식·자연식 등 갖가지 자연 요법이 재인식되고 각광을 받기 시작했는데 그러한 추세는 더욱 발전할 것이 틀림없다.

미국 특히 하와이에 이주한 이민 백년사에 나타난 교포의 식생활을 관찰하면 흥미 있는 대조가 나타난다.

70~80대 이상의 이민 1세는 질소한 습관의 모국의 식생활을 지켜가면서 여전히 쌀밥·김치·된장으로 된 채식을 즐기고 40~50대의 2세나 20~30대의 3세들은 육식 위주의 구미식에 젖어 버렸다. 여기서

부터 세대 간의 단절이 일어나고 미국에 귀화해서도 한식을 즐기는 1세는 여전히 한국인의 체질이지만 버터 냄새 짙은 육식으로 성장한 2세, 3세는 얼굴은 한국인이면서 체질은 미국인이 되어 버려 의식구조도 미국의 전형적인 흑 · 백인 청년과 똑같아 재즈 · 콜라 · 자동차에 미쳐 날뛰고 기계 문명에 휘말려든다.

이리하여 1세의 할아버지가 살아 남아서 2세, 3세의 자식 · 손자들의 죽음을 지켜보는 참척의 경우가 많다는 것이다. 육식과 가공식이야말로 조숙 · 조로, 충동적이며 잔인한 성격과 정서 불안정의 가장 큰 원인임을 알아야 한다.

지금 미국을 비롯한 구미 각국, 경제대국에서도 자연식 붐이 서서히 일기 시작하고 있는데 현대 문명이 갖가지 공해를 낳고 지구가 온통 오염되어 인류의 위기를 가져오고 있다는 인식에 '자연을 되찾자'는 부르짖음이 나오게 된 것이다. 우리나라에서도 급속한 경제성장과 더불어 그 필연의 부산물로 등장한 공해에 대처하기 위해서 뒤늦게나마 자연보호 운동이 국가정책적인 관점에서 활발히 추진되고 있는 것은 매우 고무적이 아닐 수 없다.

식생활에서의 자연식 운동은 우리나라에서는 아직은 일부층의 호응을 얻기에 불과하지만 우리의 자연식 운동은 우리의 체질에 맞는 우리의 식성, 즉 선인들이 지켜 온 본래의 곡채식 위주의 식생활을 현대에 되찾자는 점으로 집약된다.

그러면 자연식이란 무엇인가? 자연식은 왜 해야 하는가? 자연식은 어떻게 하는 것인가? 이런 것들에 대해서 하나씩 소개하고자 한다.

자연과의 조화 속에서 02

곡채식 민족의 슬기

현대 의학과 영양학설은 모두 육식민족인 백인 문명의 산물이라고 할 수 있다. 그런데 이제까지 백인이 주도해 온 물질 문명은 21세기에 이르러 막다른 골목에 접어든 감이 없지 않다.

세계적인 공해 현상 · 암 · 당뇨병 · 동맥 경화 · 심장병을 비롯한 각종 성인병의 격증, 정신의 황폐화 현상이 바로 그러한 물질 문명의 말기 증상으로 나타나고 있다.

우리는 근대화 과정에서 많은 것을 서양에서 배우고 그들의 제도와 기술을 본받을 필요가 있었지만 물질 만능의 배금사조까지 함께 받아들여 우리의 혼까지 침범당하는 꼴이 되었다.

서양 것이면 무엇이나 우리 것보다 좋은 줄로만 생각하는 뿌리 깊은 열등감에서 덮어 놓고 서구지향 일변도로 치닫고 있는데 이러다가는 우리의 미래는 풍요의 낙원이 아닌 더욱 황량하고 살벌한 세계가 되고 말 것이다.

서양에서도 뜻있는 식자층에서는 일찍부터 물질 문명의 병폐를 지적하면서 서구 시대의 종말을 예견하고 문명의 주도권이 점차 동양으로 이동한다고 경고하는 미래학자도 있는 것이다. 그런데 우리는 아직도 각성하지 못하고 백인의 뒤만 열심히 따라가면 낙원이 열리는 줄 알고 있다. 우리 고유의 유산을 되찾기 위한 일대 방향 전환이 필요하다고 생각한다.

선인들이 가꾸어 온 동양정신의 우월성을 재인식하여 우리의 뿌리를 찾아 사양길에 있는 서양에 동방의 찬연한 빛을 밝혀서 물질 문명의 병폐로부터 인류를 구원할 사명이 우리에게 있는 것이다.

원래 육식민족으로 출발한 서양인과 곡채식 민족인 동양인은 여러모로 대조가 되는데 사물을 파악하는 발상법이나 가치관도 근본적으로 다르게 나타났다. 말하자면 육식동물과 초식동물의 차이라고 할 수 있겠는데 그를 대별하여 비교하면 다음의 표와 같다.

동양(곡채식민족)	서양(육식민족)
정신 위주	물질 위주
전체적, 종합적	개별적, 분석적
거시적, 구심적	미시적, 원심적
소극적, 방어적	적극적, 공격적
조화적, 협동적	정복적, 배타적
이성적, 철학적	감성적, 과학적

동양(곡채식민족)	서양(육식민족)
예술적, 신비주의	기계적, 합리주의
정적, 명분주의	동적, 실용주의
음성, 네거티브	양성, 포지티브
여성적, 알칼리성	남성적, 산성
자연적, 인본주의	인위적, 신본주의
성선설(性善說 유교, 불교)	성악설(性惡說 기독교)

이와 같이 하여 물질 위에서 출발한 백인은 고도의 기계 문명을 발전시켰고, 정신의 우위를 간직해 온 동양인은 찬연한 정신문화를 꽃피웠던 것이다. 인간의 본성에 대한 해석에서도 서양인은 성악설性惡說을

따랐고 동양인은 성선설性善說에 입각하고 있다.

그 단적인 예로 서구 문명의 정신적 기조가 되고 있는 기독교사상에서는 인간은 피조물로서 원죄의 숙명에서 벗어날 수 없기 때문에 자신의 노력만으로는 영원히 구제받을 수 없고 오로지 조물주인 절대자의 은총을 통해서만 구제된다고 보는 데 대해서 동양문화의 심원이 되고 있는 유교나 불교사상에서는 인성은 본디 선한 것이기 때문에 누구나 노력하여 본성을 찾으면 인仁이나 불佛의 경지에도 도달할 수 있다고 하는 자력구제를 강조하고 있다. 태초의 인간은 본디 곡채식 동물이었는데 인간을 타락시킨 원죄란 바로 육식에서 비롯되었다고도 볼 수 있다.

서구 합리주의는 배중률排中律에서 출발한다. 그러한 과학사상이 오늘의 기술 혁명을 가져오기도 했지만 그러나 모든 사물을 흑백으로 확연히 가르는 양자택일의 배중률로는 자연 현상의 극히 제한된 일부도 제대로 설명할 수 없게 된다. 동양에서는 배중 원리보다는 '중용中庸' 또는 '공空' 이란 개념으로서 우주의 진면목을 통찰해 왔다. 때문에 우리 선인들은 자연과 인간의 관계를 대립이 아닌 조화 속에 파악하여 감히 자연을 정복한다는 외람된 생각을 하지 않았다. 나와 우주를 둘이 아닌 하나로 보는 것이다.

자연에 순응하면서 자연과 더불어 사는 것이 동양인의 지혜이다.

서구에서도 요즘 뜻있는 백인들은 현대 문명의 질곡에서 탈출하기 위한 출로를 동양의 지혜에서 찾으려는 경향이 늘고 있다. 요가 · 선 · 기공법氣功法 · 자연식 · 네거티브 요법 같은 방법들이 백인들 사이에서도 각광을 받기 시작하고 있는 연유이다.

현대 의학이나 칼로리 영향학설은 육식민족을 표준으로 성립한 응용과학으로서 좋은 점과 배울 점도 더러 있지만 자연을 외면하고 인위에 치우치고 있다는 점에서는 곡채식 민족인 동양인에게 그대로 적용하기에는 문제점이 많다. 그 이유로서 서구 문명권은 북위 55도선을 중심으로 발상하였고 동양 문화권은 35선상이 중심이 되고 있다. 백인들의 거주지역에는 각박한 자연조건에서 육식을 많이 하게 되었고 35도 선상의 우리들은 농경이 발달할 수 있는 상황에서 곡채식 생활에 정착이 되었다. 육식민족인 백인의 기초체온은 섭씨 37도가 표준인데 우리는 그들보다 낮아 36도 5분이 표준체온이 되고 있다.

한대지방의 북빙양의 고래의 체온은 섭씨 40도나 되고, 사철 빙산 위에서만 사는 북극곰은 41도의 체온을 유지한다고 한다. 따라서 모든 생물은 그가 태어난 환경과 조건에 따라 섭취할 영양이 정해지는 법인데 기초체온이 높은 백인을 표준으로 한 칼로리 중심의 영양학설이나 분석적이고 획일적인 현대 의학이 곡채식 민족에게 그대로 똑같이 적용될 수만은 없는 것이다. 곡채식 민족의 장의 길이는 육식민족보다 길다는 사실도 간과해서는 안 된다. 장이 짧은 백인들에게는 맹장이 무용지물이 될지라도 우리에게는 맹장도 중요한 역할을 하는 것으로 짐작된다.

병이 들었을 때 약을 소탕하는 기분으로 현대 의학에 달려가기 전에 동양에는 원래부터 병이 나지 않도록 하는 훌륭한 양생법과 병을 스스로 낫게 하는 자연의학이 우리의 유산 가운데 있었다는 사실을 알아야 한다. 우리가 서양의 편리한 옷(제도)을 빌려 입더라도 우리의 유산과 혼만은 지켜야 한다.

이제부터는 우리의 우월한 정신만이 아니라 우리의 좋은 옷도 마련해서 육식의 타성으로 자력구제가 불가능한 백인에게도 한 번 권해 볼 만하지 않은가. 동양인의 우월한 자부심과 사명감을 갖자. 미래에 대한 투철한 책임감이 필요하다.

미식美食은 칼보다 무섭다 03

육식과 미식은 건강의 적

독일에서 얼마 전에 실시한 여론조사에 따르면 요즘 개인생활에서 가장 큰 관심사가 무엇이냐는 설문에 대해서 조사대상자 어른 90% 이상이 건강을 지적하였고 출세 · 금전 · 애정문제 · 기타 등을 말한 사람은 10% 미만에 불과했다고 한다. 이러한 경향은 독일에서뿐만 아니라 북구 · 미국 등지에서도 마찬가지이다.

선진국이라는 이른바 풍요한 사회일수록 건강에 대한 관심이 높아지고 있는데 사회보장이 잘 되어 빈부의 격차가 없게 되면 돈벌이나 출세를 위해서 혈안이 되어야 할 필요는 줄어들 것이고 남은 문제는 오직 자기 인생에 있어서 건강에 대한 비중이 더욱 커지기 마련이다.

'문명화는 즉 암화' 라는 말이 나올 정도로 현대는 난치의 각종 문명병이 격증하고 있어 이에 대해서 현대 의학은 과학만능의 맹신과 달리 갈수록 무력해져 가고 있다.

현대 의학이 그간 많은 질병 현상을 제압하고 미시적인 분야에서 병원체를 찾아내어 세균에 대한 특효약을 발견하는 등 큰 공도 있었지만 그러나 생명의 진정한 건강 원리를 모르고서 그저 질병에 대한 의학일 뿐 생명과학이라고는 말할 수 없다.

살아 있는 인체는 정밀기계를 조립하고 수리하듯 장기이식이나 세균성 질환에 대한 화학약제로서 다스릴 수만은 없는 신비한 대상이라는 것을 알아야 한다. 병균을 없애고 질병은 나았는데 건강이 더 나빠졌다거나 수술은 성공했는데 환자는 죽었다는 넌센스가 흔히 있게 마련이다.

병이 나면 으레 의사가 고쳐 주는 것으로 착각하고 있지만 건강은 스스로 가꾸어 가는 것이지 우리는 의사의 승인하에 살고 있는 것은 아니다. 의사란 다름 아닌 건강 원리를 일깨워 주는 선의의 조언자 · 협력자일 따름이다. 의사 말에 순종하는 모범 환자일수록 병을 낫지 못하고 빨리 죽고 있다.

의사가 저승사자도 아닐진대 말기 암환자에게 몇 개월 또는 몇 년 남은 시한부 인생처럼 여명餘命을 선고하여 절망의 낭떠러지에 몰아넣는 것처럼 비인도적인 잔인한 말을 해서는 안 된다.

말기 암환자도 이 책을 활용하여 기적적으로 자연치유된 예는 얼마든지 있다.

금력이나 권력으로서 내가 갖고 싶은 것을 다 손에 넣을 수 있겠지만 오로지 건강만은 돈이나 약으로서 얻을 수 없다. 오히려 돈 많은 사람은 재력에만 의지하려 하기 때문에 근본을 잃게 된다. 오나시스의 거만 함인들 건강을 해치고 내 생명을 잃으면 무슨 소용이 있겠는가.

얼마 전에 돈 많은 환자가 백약을 써도 소용이 없다고 필자의 저서를 읽고 자연식에 대하여 지도 받기를 요청해 온 일이 있었다. 40대 후반의 그는 간암이 되어 수술을 받았지만 병원에서는 몇 달 남지 않았다 하여 좋다는 방법은 다해 보고 산삼과 사향을 하루에 몇 십만 원에서 수천만 원대를 복용했다는 것이다.

그 사람은 돈이 많아 평소에 고량진미와 건강에 좋다는 보약을 장복해 온 것이 도리어 간암 유발의 원인이 되었던 것을 모르고 있었다.

돈으로 건강을 사겠다는 생각을 버리도록 일깨우고 값비싼 보약 대신 생야채, 야채즙과 현미와 율무미음을 먹으면서 철저한 정혈, 정장을 위해서 네거티브 요법을 하도록 권했더니 그대로 실천하여 기적적으로 회복이 되어 건강을 되찾은 일이 있었다.

'음지가 양지되고 양지가 음지된다.' 는 속담과 같이 한 가족의 역사는 대개 70~80년을 주기로 흥망성쇠가 교대되고 있다. 한 분야에서 두각을 나타내고 기업을 일으킨 현대 재벌의 정주영 회장 같은 창업주는 대개 사회의 밑바닥에서 밥도 제대로 못 먹을 정도로, 쓴맛, 짠맛을 다 맛본 사람들에게서 많다.

그들은 대부분 소년 시절에 조식粗食 · 채식 · 소식, 더운밥 대신 찬밥을 감수하지 않으면 안 되었던 경력의 소유자들이다. 그러한 조건이야말로 발전 · 비약, 그리고 성공을 위한 중요한 계기라고도 볼 수 있다.

그런데 성공한 사람들은 생활이 부유해지면 대부분 미식 · 육식 · 대식으로 기울게 된다. 이러한 식사 내용이 정신적으로 또 육체적으로 사람을 열약화시킨다는 것은 자명하다. 라틴의 속담에 "미식은 칼보다도 많은 사람을 죽인다."는 말이 있는데 이리하여 1대는 그럭저럭 넘어가나 그 아들(2대) 그 손자(3대)에 이르러서는 생존경쟁에서 탈락이 되고 만다.

과거에는 이 기간이 80년쯤 되었는데 요즈음 변천의 템포가 빨라 일가의 성쇠는 40~50년을 주기로 일어나고 있다. 사회적으로 물의를 일으키고 있는 재벌 2세들의 천방지축을 모르는 방탕과 사치풍조가 그를 여실히 증명하고 있다.

국가의 운명도 스케일만 다를 뿐 마찬가지이다. 한 민족의 역사에는 반드시 흥륭기와 쇠퇴기가 있는데 로마 제국의 흥망의 배경에는 로마인들의 식생활의 변천이 중요한 요인이었다.

우리 민족은 지금 오랜 침체를 떨치고 흥륭기에 돌입하고 있다. 국가 흥륭의 원동력은 민중에 있고 허리띠를 졸라매는 소박한 생활이 그러한 활력을 갖게 한다. 반대로 국가가 쇠퇴할 때는 지배층이 우선 타락하고 열약화한 데서 비롯된다. 과거에 역대 왕조가 멸망할 때는 민중에 앞서 왕실과 지배층이 먼저 부패하고 미식과 사치풍조가 극에 달했을 때였다.

오늘날 우리 사회를 이끌고 있는 지배층은 경제건설의 주역을 맡고 있는 일련의 기업인군과 관료 엘리트들이라고 할 수 있다. 1대에 속한 그들은 대부분 어려움을 이기고 남보다 더 많은 노력을 해서 자수성가한 사람들이다. 그런데 그들의 생활이 윤택해지면서 곡채식 민족 고유의 전통식에서 차츰 이탈하여 미식과 육식을 즐기고 소비를 미덕으로 여기는 서구화 경향이 늘고 있다.

그렇게 해서 사회적으로 성공했다는 지도급 인사들 중에서는 이제부터 한창 일할 나이인 5~60대에 벌써 숙환 별세라는 중도에 좌절이 된 경우가 너무 많다.

그러나 우리가 모범으로 본받으려는 미국 사회는 지금 물질문명이 극에 이르러 내리막길에 접어들고 있음을 알아야 한다.

자칫 잘못하면 우리 민족이 모처럼 이룩한 흥륭기는 순간에 지나가는 주마등처럼 남의 뒷전에서 뒤늦게 물질문명의 꼬리에 매달려 내리막길로 곤두박질하는 사태가 없다고 단언할 수 없을 것이다.

장수식의 비밀 04

흰 쥐에 대한 실험 결과

과보호와 미식의 과잉 섭취, 즉 난의포식暖衣飽食이 양생을 해치는 것은 선인들은 늘 경계해 왔지만 요즘 암을 비롯한 각종 난치의 성인병이 격증하고 있는 것도 현대인의 식생활과 밀접한 관계가 있다. 하늘은 두 가지 복을 함께 주지 않는다는 말이 있는데 부귀영화와 건강, 장수가 양립하기 어려운 것도 당연한 이치이다.

세계 3대 장수촌이라는 파키스탄 오지의 훈자국, 남미의 빌카밤바, 소련의 코카서스 지방을 돌아보며 연구한 분들이 건강, 장수의 비결로서 한결같이 곡채식, 저칼로리 식사법을 보고하였는데, 장수촌에서는 병원이나 약국도 없었으며 육식은 전연 하지 않고도 힘겨운 일을 감당할 수 있는 강인한 체질의 백 세 청년들이 질병을 모르고 자연 수명을 누리고 있다고 한다.

중국의 도학서 『포박자抱朴子』에는 장수하려면 장이 깨끗해야 한다. 불사하려면 장 안에 찌꺼기가 없어야 한다는 말이 있다.

현대인은 이와 반대로 대부분의 육식과 과식으로 인하여 장 속에 심한 숙변宿便을 갖고 있다.

그 숙변이 모든 난치병을 유발시키는 원흉이라 할 수 있는데 육식으로 인한 장내 부패에서 발생하는 독소가 장 벽에서 흡수되면 피를 오염시키고 산독증을 일으켜 조직과 장기에 대한 질병의 호발조건이 되는 것이다.

70년 전에 인도 국립영양연구소 소장 로버트 매커린선 박사는 흥미 있는 실험을 하였는데 건강한 흰쥐 3천 마리를 3군으로 나눠서 A군의 1천 마리에게 훈자식을 주고 B군의 1천 마리에게는 인도식을, C군의 1천 마리에는 영국식으로 2년 7개월간(인간의 수명으로 환산하면 약 50세에 해당) 사육한 다음 그 흰쥐를 모조리 병리 해부하여 비교 검토한 결과를 보고하였던 것이다.

그 결과 장수촌의 훈자식을 한 A군의 쥐들은 예외 없이 건강하여 아무런 병폐도 발견할 수가 없었는데 인도식의 B군의 쥐는 80%가 안질·궤양·종양·불량치·구루병·탈모·빈혈·피부병·심장병·신장병 및 위장 장애 같은 병을 일으켰고 마지막으로 그의 모국인 영국식을 한 C군의 쥐들은 그 정도가 더욱 심하여 1백 %가 B군과 같은 질병에 걸렸을 뿐만 아니라 신경계도 침범당하여 성질이 흉포화하여 나중에는 동족 상식으로 이미 반수 이상이 없어졌다는 것이다.

실험에 사용한 3종류의 사료 내용은 다음과 같다.

이상과 같은 실험 결과가 너무도 충격적인 데 주목한 일본의 학자도 그 후에 똑같은 실험을 해 보았더니 역시 비슷한 결과가 나왔다.

이것은 비단 쥐에 관한 얘기만은 아니다. 인간은 본래 자연 상태에서는 원숭이와 같은 초식동물로서 곡채식이 가장 적합하다는 것은 치아

흰쥐 실험에 의한 3종류의 사료

A군 훈자식	차파티(훈자 사람들의 주식인 씨앗 종류의 잡곡과 통밀을 빻아서 만든 빵) · 콩 · 생당근 · 생캐비지 · 생우유(우리가 보통 마시는 살균 우유가 아님)	완전 곡채식
B군 인도식	정백한 쌀 · 밀가루 · 야채 · 과일 · 향신료를 넣고 약간의 고기를 곁들인 인도 사람의 일상 먹는 것	백미 · 야채와 육식혼합식
C군 영국식	흰빵 · 버터 · 마가린 · 치즈 · 소시지 · 설탕 · 홍차 · 우유 · 야채절임 · 통조림 · 고기 · 계란 · 잼 · 젤리 등 영국인의 일상 식사 내용	육식을 주로 한 구미식

나 장의 길이로 보아 증명되고 있다. 지구상에 현존하는 민족의 수명이나 민족성, 그리고 병의 유래 또한 따지고 보면 모두가 그가 섭취하는 음식물의 질에 의하여 지배되어 온 결과라는 것을 이 실험은 시사해 주고 있다.

우리는 본디 농경 문화에서 출발한 동양의 곡채식 민족으로서 수렵경제 속에 육식으로 길들여진 백인보다 장의 길이가 길며 성정은 운순평화적이고 따라서 선인들의 지혜는 A군 패턴의 식생활을 지켜 왔던 것이다.

그런데 근세 이후의 식생활의 변천이 B군과 같은 지금의 식생활로 변천을 가져왔고 이제 한걸음 더 나아가 풍요를 내다본 고소득 시대의 도래를 구가하면서 서구지향적인 칼로리 영향학설에 따라 동단백을 실컷 먹자는 최하질의 C군의 식생활로까지 내려가고 있는 중이다. 암 ·

당뇨병 · 고혈압 · 동맥 경화 · 심장병 · 알레르기 체질 등 난치의 문명병이 속출하는 가장 큰 원인이라고 할 수 있다.

육식이야말로 스태미나식이라는 착각에서 고기를 매일같이 상식하는 사람이 하루만 고기를 걸러도 현기증을 일으키고 단백질 결핍증에 빠지기도 하는데 이는 인간도 본래는 다른 초식동물과 같이 자기 체내에서 양질의 단백질을 생합성해 낼 수 있었는데 그 생리적 기능이 퇴화, 상실한 까닭은 오로지 자기 몸과 비슷한 동단백식으로만 보충하려 하기 때문이다.

서구 발상의 현대 영양학이 가르치는 영양 3요소(단백질 · 지방 · 탄수화물)의 칼로리 편중에 집착하는 것보다는 우리 생명활동에 필요불가결한 배아 · 엽록소 · 효소(유산균에 의한 자연발효식품 된장 · 간장 · 김치 등)와 생수 · 맑은 공기 · 태양 에너지를 체내에 충분히 흡수하여 생명력을 튼튼히 하기 위한 자연식의 슬기를 배우는 것이 마땅하다.

요는 고단백 · 고칼로리를 얼마나 많이 섭취하느냐보다 생명력이 풍부한 자연식의 조화가 우리에게는 무엇보다도 필요한 것이다.

장수촌의 1백 세를 넘는 장수자들의 식생활은 모두 1천 칼로리에서 1천 5백 칼로리를 넘지 않고 있다.

장수자들은 의외로 술 · 담배를 즐기는 사람이 많았다고 하는데 바른 식생활(현미 · 채식)을 하면 문명사회에서 그렇게 위험시하고 폐암과 동맥 경화, 간경화 등을 경고하는 담배 · 술도 건강 장수하는 데는 큰 위험이 되지 않는 인간만이 즐기는 기호식품이라는 것이 증명되고 있다.

사람은 왜 늙는가 05

장이 깨끗하면 오래 산다

러시아의 생물학자 멘치니코프는 노쇠의 원인은 대장 속의 많은 세균이 분해 작용을 하면서 해로운 화학 물질을 만들어 그것이 몸에 흡수되어 자기중독을 일으켜 전신 증상이 되기 때문이라고 말하였다.

메치니코프는 그 연구로 노벨의학상을 수상한 사람이다.

문명적인 생활, 즉 분주하고 과식하며 운동 부족이 되기 쉬운 현대생활을 하는 인간은 분변의 저장소인 대장의 중요성이 더욱더 높아지면서 그 부패 작용을 어떻게 막아야 할 것인가가 문제가 된다.

장내 부패를 막는 데는 유산균 식품이 좋다 하여 요즘 야쿠르트 또는 요구르트가 한창 나돌고 있다. 낙농업이 발달한 발칸 지방에서 비롯된 요구르트는 육식을 좋아하는 서구인들이 애용하는 유산균 발효식품으로서 각광을 받고 있는데 우리나라에도 최근 요구르트 산업이 급성장하고 있는 실정이다.

그러나 유산균은 위액 속에서 가장 약하기 때문에 위의 소화과정을 거쳐 소장 · 대장에 이를 때는 대부분이 사멸해 버리는 결점이 있다.

코카서스 지방이나 북구의 장수촌의 주민들은 자기 목장에서 생우유를 발효시켜 만든 요구르트를 우리 농가에서 막걸리를 큰 사발로 마시듯 5홉들이 정도가 능히 되는 큰 잔으로 상음한다고 한다. 요구르트란 그 정도로 많이 마신다면 몰라도 시판되는 65ml 한두 병을 매일 마신다고 장내 부패가 방지되는 것은 아니다.

대량 생산되어 유통과정의 유산균 식품이란 살균우유에 방부제가 당처리가 되어 어린이들이 먹기에 좋을 뿐 직장인들이 매일같이 출근해서 한두 병을 마셨다고 해서 성인 건강에 얼마나 도움이 될지는 몹시 의문이 든다.

도리어 요구르트를 매일같이 상음하는 사람의 장이 시궁창처럼 지저분하다는 최신 연구 보고(장 전문가 신야 히로미新谷弘實 박사의 주장)도 있다.

우리 선인들은 요구르트보다 훨씬 우수한 식물성 유산균 효소식품을 발명했다. 우리 고유의 음식인 김치 · 된장 · 청국장 · 간장 · 고추장이 바로 그러한 식품이다.

우리 고유의 식생활은 서구식보다 발효식품이 매우 풍부하여 주부들도 가정에서 간단하게 메주콩을 띄워 청국장을 만들 수 있는데 청국장에는 양질의 단백질과 효소 작용이 많다.

젓갈도 효소식품이기 때문에 숙성된 멸치젓갈에 갖은양념을 버무려 정성들여 익힌 김치나 시원한 동치미국 한 그릇은 몇 갑절의 요구르트를 능가하는 효과가 있다. 그러고 보면 우리 고유의 된장 · 간장 · 김치야말로 세계에 자랑할 만한 효소식품이다.

우리의 정통적인 고유의 발효식품을 부패식품처럼 착각하는 주장을 한 의사도 있는데 이것은 잘못된 칼로리 영양학의 표현이다.

다만 시판하고 있는 화학간장, 화학된장, 또는 화학조미료를 넣어 담금 김치는 건강식품이랄 수 없다.

우리의 식성에 맞는 현미, 채식의 바른 식생활을 지키고 있는 이상 우리가 굳이 요구르트를 마실 필요는 없는 것이다. 효소는 우리 몸의 소화 해독 작용 등 불가결한 생리 기능의 화학 반응을 지배하고 있다.

탄수화물을 단백질로 전화 합성시키는 것도 효소의 작용이며 따라서 체내의 효소가 감소하면 생리 기능에 장애를 일으킨다.

최근의 연구에서 밝혀진 바에 의하면 효소약효의 본체는 치옥트산, 판토텐산, 비타민 B_6, 기타 미네랄에 의한 것이라고 한다.

또 효소는 항암 작용이 매우 높고 혈액의 정화 · 장내 부패 방지 및 기초체력을 증강시키는 효과가 있어 암을 비롯한 만성병 치료에는 필요불가결의 요소이다.

효소를 배양하기 위한 소재로서는 생명력이 왕성한 곡물 · 과일 · 체소 무엇이나 할 수 있었는데 가정에서 간단히 만들 수 있는 방법은 다음과 같다.

과일이나 야채를 깨끗이 잘 씻어 물기를 완전히 없앤 다음에 잘게 썰어서(되도록 결을 따라 세로 썬 것이 좋다) 쇠붙이가 아닌 옹기나 유리 단지에 담아 그것과 같은 분량의 설탕을 뿌려 층층으로 재워 약간의 공간의 여유를 두고 밀봉하여 직사광선이 닿지 않는 장소에서 섭씨 25도~30도에서 10일 정도 발효시키면 된다.

발효가 다 되면 봉지를 열 때 시큼한 냄새가 물씬 풍기고 발효가 안 되면 당분이 분해 안 된 채 그대로 있다. 효소는 열에 약하기 때문에 섭씨 40도 이상에서는 죽어 버리기 때문에 적당한 온도 조절이 중요하다.

옛 사람들은 부엌 바닥을 파고 땅 속에 단지를 묻어 발효시켰다.

돼지감자로 만든 효소는 당뇨병, 아토피 등에 좋고 마늘 효소는 위장병에 특효가 있고 당근이나 호박 등은 신장병에 좋으며 과일 · 솔잎 · 야채 등은 고혈압 · 동맥 경화에 좋다.

효소제를 만드는 종균도 있는데 율무, 현미를 발효시킨 효소제는 암을 비롯한 난치병에 효과가 매우 크다

율무나 현미 2되를 6시간 물에 불린 다음 물기를 빼고 가루로 빻아서 섭씨 35도 온도에서 물 2홉에 효소 종균 10g과 설탕 30g을 혼합 용해시켜 30분 후에 율무가루에 조금씩 부어 버무려서 대바구니에 부풀게 깔아 그 위에 삼베 보자기를 덮고 공기 소통이 잘 되는 따뜻한 아랫목에 이불을 씌워 보온을 유지한다.

6~8시간이면 발효가 다 되는데 주의 사항은 온도가 섭씨 40도가 넘지 말도록 하고 발효 중에 쇠붙이는 일체 사용하지 말 것. 이렇게 해서 매 식후 한 숟가락씩 복용한다. 효소 소재는 무엇으로나 되지만 특히 무농약 식물이 좋다.

인체는 식물이 흐르는 강 06

적은 식록食祿으로 오래 산다

강물은 언제 보아도 옛 모습 그대로인 것 같지만 흐르는 물은 한시도 쉬지 않고 흐르기 때문에 어제의 강물이 결코 오늘의 강물이 될 수 없다.

사람의 몸도 이와 같아서 어제의 내 얼굴, 내 모습이 오늘의 나와 같이 보이지만 엄밀히 따지면 시시각각으로 달라지고 있다. 체세포는 끊임없이 조금씩 새로운 세포로 변화 대체되어 가고 있어 6개월이면 완전히 바뀌게 된다.

체세포를 만드는 원료는 식물이며 우리의 몸은 한 달에 약 50kg, 1년이면 600kg의 식물을 계속 섭취하고 배설하고 있다.

이래서 신체는 '식물의 강' 이라고도 할 수 있다.

따라서 식물의 질이 다르면 그에 의해서 혈액의 질도 바뀌고 당연히 체세포도 달라지는 것이다. 육식을 하면 체세포의 알맹이는 크고 엉성해지는데 곡채식하는 체세포의 알맹이는 작아도 단단하고 여물어 면역력이 높다.

자연의 섭리에 따른 식생활로 바꾸면 체질은 개선된다. 체질뿐만 아니라 성격 · 취미 · 사상, 나아가 운명까지도 바꿀 수가 있다. 이는 자연식을 오랫동안 실천한 사람이면 누구나 체험하고 있는 사실이다.

"그 사람의 건강의 길흉화복의 근원은 그 사람이 섭취하는 식물에 의하여 정해진다."

이렇게 단언할 수가 있다.

우리가 세상에 태어날 때는 자신의 선택에 의하여 태어나지도 않았고 내가 내 멋대로 살고 있는 것은 더욱 아니며 살아 있다는 것은 어디까지나 대자연의 힘에 의해서 생존된다는 사실을 알아야 한다.

우리 자신이 대자연의 산물이기 때문에 자연의 법칙을 배반하고는 생명은 잠시도 지탱할 수 없는 것이다. 동양의 사상은 언제나 자연과의 융합 · 조화를 추구해 왔다.

자연과 대립해서 그를 정복한다는 외람된 생각은 육식민족의 서구적인 발상법인데 그러한 생각이 현대의 물질 문명을 낳았다고도 할 수 있지만 한편 지구를 온통 오염시키는 원인으로 되었다.

자연의 원리에 순응하는 생활만이 공해 시대를 살아남을 수 있는 유일한 길이다.

동물은 구강의 조건에 따라 그 식물이 정해지고 있는데 사람의 치아는 32개가 있다(요즘 젊은이들은 28개로 퇴화하고 있지만). 그 중에서 4개만이 견치로서 육식용에 해당하고 8개의 문치는 섬유질을 자르기 위한 초식용이며 20개의 구치는 견과류를 빻기 위한 곡식용으로 되어 있다.

이러한 치아의 구조로 보아서 사람은 32분의 20 곡물을 섭취해야 되고, 야채는 8분의 2, 육류는 8분의 1 정도만 먹도록 허용된 잡식동물에 속하는 것이다.

장의 길이도 초식동물은 약 10~20m가 되는 장장長腸동물인데 맹수인 육식동물은 2m밖에 안 되는 단장短腸동물이다. 사람은 그 중간 위치에 있어 육식하는 백인들의 장은 약 5m가 되고 채식하는 동양인은 7m가 된다는 것이 통설이다.

자연이 정해 준 본분에 따라 식생활을 하는 것이 바로 자연의 원리에 순응하는 길인 것이다.

옛말에 사람이 태어날 때는 그 사람이 몇 살까지 살라는 명수命數가 염라대왕의 명부에 기록되어 수명은 타고난 것이라고 했는데 실은 수명은 타고난 것이 아니라 그 사람이 일생 동안 먹어야 할 일정한 식록을 타고났다고 보는 것이 옳다. 사람에 따라 50섬 또는 80섬, 1백 섬 정도일 것이고 무일푼으로 비렁뱅이도 역시 그 정도는 어떻게든지 먹도록 타고났다.

그런데 1백 섬을 타고난 사람도 폭음, 폭식으로 한꺼번에 빨리 먹어치워 버리면 40~50세의 수명밖에 누리지 못할 것이고 반대로 50섬이나 30섬의 적은 식록밖에 못 타고난 사람이라도 평소에 슬기롭게 절약해서 먹으면 80~1백 세까지도 살 수 있다는 이치가 된다.

사람이 1년에 쌀을 한 섬씩 먹는다고 할 때 반섬씩만 먹는다면 50섬의 식록으로도 능히 1백 세를 살 수 있는 것이다.

현미를 먹으면 백미의 3분의 2로 족하기 때문에 같은 식록을 타고났어도 백미를 먹는 사람보다 3분의 1은 더 오래 살 수가 있고 하루 세 끼 먹는 사람보다도 아침밥을 걸러 하루 두 끼 먹는 사람은 세 끼 먹는 사람보다 또 3분의 1을 더 살 수가 있게 된다. 단, 아침을 거르고 두 끼나 세 끼 먹는 것은 무의미할 뿐만 아니라 도리어 같은 양을 세 끼로 나눠 먹는 것보다 못하다.

삶의 의미에 대해서 먹고 싶은 것을 먹지 않으면서 오래 사는 것보다 먹고 싶은 대로 실컷 먹으면서 짧고 굵게 살겠다는 사람도 있지만 인생이란 먹는 것만이 즐거움의 전부는 아니다. 오히려 남이 돼지처럼 먹을 때 자신은 안 먹고 바라다볼 수 있는 마음의 여유가 있는 즐거움이란 것도 있다.

단식을 하면서 맑은 정신 상태로 사물의 근원을 관조하는 재미란 만물의 영장인 인간만이 할 수 있는 일이다. 단식을 마이너스의 영향이라고도 한다. 10일을 단식하면 10년은 수명을 연장할 수 있고 평생 동안 30일 단식을 할 수 있으면 무병 건강으로 30년은 더 오래 살 수 있다.

신토불이의 원칙을 지켜라 07

먹는 것은 국산이 최고

신토불이身土不二라고 한다. 사람은 땅에서 태어나서 땅으로 돌아가기 때문에 내가 태어난 땅과 내 몸은 둘이 아닌 바로 하나란 뜻이다.

정글에서 사는 원숭이는 죽을 때를 예지하고 자신이 태어나서 신세진 나무 밑에 구덩이를 파고 그 안에 들어가서 고요히 생애를 마감한다고 한다. 죽음이 다가오면 동물은 본능적으로 음식을 먹지 않는다. 장 속에 찌꺼기가 없고 공복 상태에서 죽음을 맞이하면 가장 편안하게 기쁨 속에 최후를 맞게 되는 것이다. 그러한 자연의 본능을 거역하며 죽어 가는 사람에게 위에 구멍을 뚫어 강제 급식을 하여 고통 속에 죽게 만드는 인공적인 연명장치에 의한 종말은 현대 의학의 현황이 되고 있다. 그야말로 이것은 존엄사가 아닌 참혹사를 강요한 것과 같다.

대체로 자연 수명을 다하는 야생동물은 죽을 시기를 정확히 예지하는 본능이 있어 멀리 떨어져 나가 있다가도 죽을 때가 임박하면 자기가 태어난 고향으로 돌아와서 죽는 습성이 있다. 원숭이는 죽어서 흙으로 환원하여 생전에 자기에게 식물을 제공해 준 나무의 비료가 되어 보답하는 것이다.

이와 같이 자연생태계는 상부상조하는 질서정연한 순환의 법칙이 있다.

옛 사람은 식물은 자기가 태어난 주변 백 리 안팎에서 취할 수 있는 것이라야 좋고 되도록이면 하루의 노동에서 거두어들일 수 있는 수확물이 자기 몸의 식성에 가장 알맞다고 했다.

지금은 전 국토가 1일 생활권이 되었으니 한국 사람은 한국에서 산출된 식물이면 가장 식성에 맞는 것이다.

요즘 외제 수입식품이 주부들의 큰 인기를 끌고 있는데 식품의 소재만은 외제에 의존할 것이 아니라 국산을 이용하는 것이 바람직한 지혜이다.

열대 산물의 바나나를 온대지방에서 수입해서 먹는다는 것은 식성에 위배되고 육류가 부족하다 하여 외국에서 들여온 수입고기가 한우만 못한 것은 당연한 이치이다. 식물이란 그를 형성 생육한 토지와 밀접한 관계가 있기 때문에 그 땅에서 생을 받은 주민의 식성에 맞는 것이다.

다음으로 계절에 따라서 식물을 가려 먹어야 하는데 여름에는 겨울 음식을 먹거나 겨울에 여름 과일을 먹는 것은 건강을 손상시킨다. 전천후작물이라 해서 요즈음은 온상재배한 야채 · 과일이 계절의 구별 없이 나돌고 있는데 그 중에서도 제철의 식물을 찾아 먹는 것이 자연식의 옳은 지혜다.

4 · 19당시 데모 군중에 의해 물러난 어느 특권 인사의 집에서 때 아닌 수박이 쏟아져 나왔었다는 소문이 기억나는데 그때 그 정객은 평소에 수박을 무척 좋아했는지 또는 지병인 신장병 치료에 수박이 좋다 하

여 겨울에도 수박을 먹고 있었는지는 모르지만 이는 식생활의 원리를 모르는 무지의 탓으로 해석할 수 있다.

여름의 음식은 몸을 시원하게 하고 겨울의 음식은 몸을 따뜻하게 하는 것이 계절식의 이치이다. 따라서 여름에는 과일이나 엽채류, 메밀이나 콩국수, 냉면 등 담백한 식품이 좋고 겨울에는 근채류나 농후한 저장식품 또는 노루나 멧돼지, 꿩 같은 고기도 간혹 먹는 것이 좋다. 한여름에 보신탕이나 삼계탕이 좋다고 먹는 것은 이치에 어긋난다.

또 산에 올라가서는 고기를 먹어도 바다에 가서는 과일을 먹는 것이 이치이다. 고산지대에서는 공기가 알칼리성이기 때문에 육식 같은 산성 식품은 큰 해가 없으나 바다나 저지대는 공기가 산성이기 때문에 야채나 과일 같은 알칼리성 식품을 섭취해서 체액의 밸런스를 유지해야 하는 것이다.

그럼 점에서 10층 이상 고층 주민은 간혹 고기를 먹는 것도 괜찮겠지만 지하실이나 시장바닥에서 생활하는 사람은 되도록 신선한 야채를 많이 먹는 것이 바람직하다. 또 자라나는 어린이에게 야채가 좋고 활동이 적은 노인은 소량의 고기를 섭취하는 것도 무방하며 농촌에서는 간혹 고기를 먹어도 도시에서는 야채를 먹는 것이 옳다.

운동 선수가 체력과 스태미나에 좋다고 육식을 많이 하는 경향이 있는데 실은 야채를 먹는 것이 진정한 활력의 원천이다. 권투나 레슬링 같은 순발력을 필요하는 경기라면 몰라도 마라톤 같은 장거리 주자는 지구력을 기르는 데는 채식이라야 한다.

현대 영양학에서는 양질의 단백질을 동단백으로 보고 그것도 어패류보다는 사족수, 즉 되도록이면 자기 체단백과 비슷한 고기가 좋다고 하는데, 그렇다면 쇠고기보다 원숭이 고기가 낫다는 결론이 되고 나아가

인육이면 최고 단백질이라고 해야 할 것이다.

자연식의 입장에서는 육류보다는 어패류, 동물단백질보다는 식물단백질, 즉 자기 몸의 구조에서 가장 먼 조단백 원료가 가장 좋은 영양원이 된다고 거꾸로 생각한다.

그런 점에서 콩은 가장 좋은 단백영양식품이기 때문에 콩은 일명 밭에서 나는 고기 또는 밭에서 나는 우유라고도 한다.

고기보다는 된장 · 두부 · 두유 등을 활용하는 것이 가장 경제적이고도 이상적인 식생활이라 할 수 있다. 또 고기를 먹어도 살코기만 먹는 것은 영양의 낭비인 부분식이 되고 기왕이면 내장이나 뼈를 이용하면 풍부한 비타민과 무기질, 칼슘을 얻게 된다. 다만 고기를 먹을 때는 반드시 2배 이상의 생야채를 함께 곁들여 먹음으로써 그 독을 중화시켜야 한다. 그리고 덩치가 큰 고기보다 되도록 작은 고기를 통째로 전체식을 하는 것이 자연식의 지혜다.

한 마리의 생선을 뼈에서 머리까지 버리는 부분이 없이 다 먹는 것을 전체식이라고 한다. 그렇다고 소나 돼지도 통째로 다 먹는다면 전체식이 되겠지만, 그렇게 하려면 며칠을 두고 고기만 먹어야 할 테니 어림없는 노릇이다.

얕은 바다나 민물에서 손으로 잡을 수 있는 굴 · 조개 · 해삼 · 전복 · 새우 · 잔멸치와 미꾸라지 · 자라 · 붕어 · 잉어 · 가물치 등 민물고기는 우수한 영양원으로 어린이나 환자에게도 안심하고 권할 만한 것인데, 다만 요즈음은 농약과 중성세제, 공업용 폐수로 연해와 강물이 오염되어 어패류에서도 카드뮴 등 중금속 잔류 물질이 발견되고 있으니 갈수록 두렵기만 하다.

먹는 것이 피가 되고 살이 된다 08

씨눈의 신비

먹는 것이 피가 되고 살이 된다는 식물 혈액 체세포의 견지에서 볼 때 만성병을 퇴치하기 위해서는 체질 개선을 해야 되고 체질 개선은 식사 개선으로 가능하다. 그 핵심은 현미, 채식에 있다고 단정할 수 있다.

잘못된 식생활의 첫째는 우리가 주식으로 먹고 있는 백미를 들 수 있는데 쌀은 하늘이 우리에게 점지해 준 가장 완전하고도 우수한 주곡이었는데도 이를 백미로 가공하는 과정에서 우리는 천벌을 받고 있다.

쌀의 눈에는 생명력이 농축된 다음 세대의 거점에 있어 현미는 땅에 떨어져도 싹이 난다. 쌀에서 배아와 내피를 벗겨 낸 것이 백미로서 땅에 떨어지면 그대로 썩어 버리는 찌꺼기에 불과한 것이다.

옛 선인들은 사물의 본질을 꿰뚫어 보고 한자를 지었는데 쌀에서 가장 중요하고 건강한 부분, 즉 눈과 내피로 된 겨를 벗겨 낸 것을 백미라 해서 지게미粕 박 자를 썼고, 현미 또는 청미가 정수라 해서 정수정精 자를 지었으며, 오장 육부에서 부는 위 · 장 등을 뜻하는데, 위장 속에 고기가 들어앉으면 썩는다 해서 부腐 자를 지었다.

글자 하나에서도 곡채식 시대의 선인들의 예지가 번득이고 있다. 살아 있는 자는 살아 있는 식물을 먹어야 한다는 것은 자연의 이치로서 살아 있는 자가 죽은 쌀을 먹게 되면 자연의 뜻을 거역하는 결과가 된다. 그러한 당연한 보복으로서 몸의 언밸런스와 질병을 유발하게 되는 것이다.

때문에 미물인 참새도 벼이삭은 쪼아 까먹지만 백미는 먹지 않고 쌀벌레는 쌀눈만 파먹는다. 백미를 비둘기 사료로 15일간 먹이면 비둘기는 비타민 결핍증으로 시들시들해지는데 현미모이를 다시 주면 10분 내로 금세 생기를 되찾게 되니 매우 신기하다.

옛사람은 현미를 먹고 건강했는데 그 후 타락한 왕실에서부터 정백미를 먹기 시작하여 차츰 온 백성에 이르게 되었다. 백미는 먹기에 부드러워 잘 씹지 않아도 소화가 되어 잘못 길들인 혀의 감촉에 그대로 영합이 잘 되는 불완전식의 표본으로서 이러한 현대인의 주식생활이 혈액을 산독증으로 만들어 만성병의 원인이 되는 것이다.

그런데 근래 쌀이 좀 증산되었다고 7분도(3분도까지는 현미, 7분도 이상은 백미나 다름없음)도 마다 하여 선량들은 국회에서 국민에게 9분도 이상의 백미를 먹이라고 호통을 치고 그 말이 옳다고 위정자는 온 국민이 끼니마다 하얀 쌀밥에 고깃국을 먹을 수 있는 풍요한 내일을 비전으로 제시하니 한심하기 이를 데 없다.

우리들 자연식 운동가의 목표는 식사 패턴을 지금 B군(잡식)에서 C군(서구식)으로 끌어내리려는 것(그것은 결코 식생활의 향상이 아니고 타락이다)을 반대하고 다시 선인들이 지켜 온 A군(곡채식)으로 환원하자는 데 있다.

그러나 우리는 지금 현미를 먹으려 해도 구하기 어렵고 많은 밀을 수입한 제분업자는 화학 처리된 정백밀가루만 생산할 뿐 통밀가루는 구경할 수조차 없다.

정부는 마땅히 자연식을 하려는 사람을 위해서, 나아가 진정으로 국민건강의 향상을 위해서 현미 방출과 정백하지 않은 통밀가루 공급 체계를 보장하고 이것을 저극 권장해야 할 것이다.

국민소득이 높은 북구를 비롯한 선전국에서도 요즘 흰빵 아닌 검정빵(통밀빵)과 육류 대신 야채를 먹자는 자연식 운동이 활발하게 전개되고 있다.

백색식품 특히 3백 식품(흰쌀밥이나 흰빵 · 백설탕 · 화학조미료)은 문명병의 원인 식품이고 반대로 흑색식품(현미 · 검정콩 · 검정깨 · 해조류) 등이나 녹색, 황색 야채는 피를 맑게 하는 건강식품이다.

흔히 현미밥은 맛이 없다고 하는데 이는 현미밥을 먹는 방법을 모르기 때문이며 방법을 익히면 백미보다 훨씬 맛있게 먹을 수 있다. 필자 가정에서는 현미로 길들인 초등학교 저학년의 어린아이들이 어쩌다 흰쌀밥이라도 대하면 맛이 없고 싱겁다고 싫어한다. 현미밥은 백미의 3분의 2만 먹어도 오히려 더 든든하다.

현미밥을 맛있게 먹으려면 압력솥이 있어야 하는데 약간의 소금에 검정콩과 팥을 넣어 지으면 더욱 맛이 있다. 물은 일반솥보다 적게 부어 쌀의 1.2배만 넣고 20분쯤 센 불로 끓여서 다시 약한 불로 30분 가량 뜸을 들인 다음에 김이 빠진 후에 뚜껑을 연다. 밥맛은 찰밥처럼 차지고 부식이 많이 필요치 않다.

그 다음에는 씹는 요령인데 현미밥은 50번 이상 백 번까지 저작해야 제맛이 나며 타액에는 아밀라제라는 탄수화물 분해효소가 많다. 오래 씹는 것이 난치병 치료의 비결로서 병원에서 버림받은 말기 암환자와 당뇨병 환자도 필자의 지도하에 6개월 동안 철저히 현미식과 네거티브 요법으로 체질 개선이 되어 기적적으로 자연치유된 예가 많다. 암 치료에는 율무를 3할 가량 밥에 넣는다.

현미에는 백미보다 농약의 잔류 물질이 많다는 반론도 있지만 배아에는 노폐 물질과 유독 물질을 중화 배설시키는 신비한 힘이 있어 현미를 먹는 사람의 머리칼에서는 백미만 먹는 사람보다 수은이나 카드뮴의 중금속 잔류 물질이 적게 검출되고 있다.

배아는 인체를 노화시키는 젖산을 용해 배설시킬 뿐만 아니라 체세포를 강화시키는 작용이 있다.

따라서 현미를 먹고 자란 어린이는 체질만 튼튼한 것이 아니라 두뇌 활동의 회전이 빠르고 우수하다. 머리 나쁜 어린이를 억지로 과외공부시키는 것보다 현미밥을 1년만 먹이면 반드시 성적이 향상될 것을 보장한다

침묵의 봄 09

카슨 박사의 증언(식생활의 황폐화)

"국가발전은 눈부신 템포로 고속도로를 달리고 있는데 국민건강은 식생활의 황폐로 지옥으로 달리고 있다."

이는『침묵의 봄』이란 세기의 명저를 저술하여 벌, 나비도 날지 않는 고요한 봄이 되었다고 현대산업 공해를 고발한 미국의 여류과학자 카슨 박사가 외친 말이다. 당시 케네디 대통령도 그 책에서 충격을 받고 환경정책의 전환을 결정했을 정도이다.

70년대 후반부터 우리가 바로 그러한 절박한 상황에 직면하게 되었다.

조국근대화와 증산이란 이름 아래 농약과 화학비료의 무책임한 대량 투입, 공업폐수로 인한 수질 오염, 매연 등으로 말미암아 우리의 강산에는 기계 소리만 요란할 뿐 봄이 와도 봄의 곡예사 벌 · 나비가 눈에 띄게 줄어들었으며 전야에서는 개구리 우는 소리가 그치다시피 했고 벼멸구의 천적인 땅거미가 멸종단계에 와 있다.

이제 우리는 선진 공업국가의 시행착오를 거울 삼아 성장을 약간 늦

추는 한이 있더라도 자연환경을 되살리기 위한 전 국민적인 노력이 그 어느 때보다도 절실히 요구된다. 더불어 우리 몸의 자연 질서를 지켜 공해 시대를 슬기롭게 대처해 나가지 않으면 안 된다.

토양이 산성화하면 작물이 잘 안 자라듯 인체도 체질이 산성화하면 면역력을 잃고 만다. 피는 생명활동의 원동력인데 백미와 육류 · 가공식품 · 화학약제 등의 상용은 혈액을 오염시켜 만성병의 원인이 된다. 반대로 현미 · 야채 · 해조류 등은 혈액의 PH를 약알칼리(수소이온 농도 7.4)성을 유지하여 정혈, 정장이 되어 자연치유력을 강화시킨다.

고단백, 고칼로리 식사가 생명력을 활성화시키는 것이 아니라 배아 · 엽록소 · 효소가 건강의 3대 강화식인 것이다.

식물성만 먹고 자란 초원의 들짐승은 푸른 풀만 뜯어 먹고도 싱싱한 붉은 피와 탄력성 있는 근육을 자랑한다. 엽록소만 섭취하고도 체내에서 고급의 단백질을 합성해 내는 것이다. 엽록소의 화학구조는 인체의 적혈구와 흡사하여 그대로 피가 되고 살이 되는 것이다.

녹황색 야채는 태양 에너지로 엽록소를 광합성하기 때문에 생야채나 청즙을 마시면 태양 에너지를 그대로 흡수하는 격이 된다.

양배추 · 케일 · 상추 · 셀러리 · 무청 · 시금치 · 미나리 등 엽채류는 양성 체질(비만증 · 고혈압 체질)에 좋고 홍당무 · 우엉 · 연근 · 양파 · 마늘 등 근채류는 음성 체질(위장병 · 암에 잘 걸리는 체질) 등에 매우 좋다. 생야채는 한 종류만 먹는 것보다 이파리류와 뿌리류를 5가지 이상을 함께 혼합해서 먹는 것이 이상적이다. 그렇게 하려면 생야채를 짓이겨 곤죽처럼 해서 먹거나 녹즙으로 만들어 마시면 된다. 음성 체질이 녹즙만 마시면 더욱 음성화되는 수도 있기 때문에 그때는 근채류를 주로 익혀 먹도록 한다.

미역 · 김 · 다시마 · 톳 등 해조류도 칼슘과 무기질이 풍부하여 정혈 작용이 잘 된다.

과일만을 너무 많이 먹는 것은 좋지 않다. 과일은 식물의 생명이 성숙된 단계에 있어 맛이 좋고 색깔도 좋아 먹음직스럽게 보이지만 그는 종족번식을 위해서 동물에게 먹힘을 당하기 위한 존재이고, 야채는 한창 자기 생명을 형성하고 뻗어가기 위한 존재이기 때문에 자기보존을 위해서 과일보다 맛은 없지만 뻗어나가는 힘이야말로 생명력에는 도움이 되는 것이다.

과일만 많이 먹으면 위하수나 빈혈을 일으키기 쉽다. 따라서 자연식에서는 과일보다 야채 먹기를 권장한다.

야채 재배에 있어서도 농약의 대량 살포가 가장 문제점인데 먹을 때 몇 번이고 잘 씻어야 되지만 씻을 때 중성세제를 사용하는 것은 농약독에 못지않은 위험 부담이 된다. 될 수 있으면 자기 집에서 조그만 채소밭을 가꾸고 무농약으로 재배를 하는 것이 가장 바람직하다. 자연농법에 의한 무농약 재배 작물이 뜻있는 사람들에 의해서 수년 전부터 시도되고 있는데 정농회正農會가 바로 그러한 생산자의 모임이다.

정농회는 자연농법에 뜻을 같이한 농민 백여 명이 주축이 되어 일본 애농회愛農會와 결연 관계를 갖고 매년 자연농법 세미나를 개최하면서 연구에 정진하고 있다.

정농회에서 무농약 현미가 연간 5백 섬 정도 생산되고 있는데 아직은 생산량이 많지 않으나 무농약 청정 야채도 회원제에 의한 계약 재배를 하면 회원에 대한 공급이 가능할 것이다.

주부들이 시장에서 야채나 과일을 고를 때 모양이 매끈하고 크고 색깔이 좋은 것보다는 모양이 볼품없고 작고 벌레 먹은 쪽이 도리어 안심하고 먹을 수 있는 자연식품인 경우가 많음을 알아야 한다. 벌레도 먹지 못한 야채나 과일이라면 색깔과 모양이 아무리 좋아도 그는 농약이 배어 있을 혐의점이 있는 것이다.

야채 중에서도 무의 가장 좋은 부분이 무청이다. 무청은 뿌리보다 영양이 몇 배가 많다. 비타민이 풍부하여 가장 권장할 만한 건강식품이다.

무청은 야채시장에 가면 거저 얻다시피 헐값으로 구할 수가 있으니 김장 때 주부들이 머리를 조금만 쓰면 가장 적은 비용으로 가장 좋은 자연식을 김장용으로 이용할 수 있는 것이다.

김치는 유산균의 발효에 의한 효소식품으로 우리 선인들이 창안한 자랑할 만한 건강식품이다. 그러나 요즈음 김장할 때 화학조미료를 넣는 주부들이 있는데 이것은 어리석기 짝이 없는 일이다.

토양이 죽어 간다 10

자연농법을 지키는 정농회正農會

토양이 죽어 가고 있다.

자연보호 운동이 전국적으로 고조되어 각계 인사들이 동원되어 산에 가서 쓰레기를 치우는 모습이 신문이나 TV 화면에 자주 소개되고 있다. 이것은 매우 좋은 일이다.

그러나 자연보호가 그 정도로 이뤄진다고 생각한다면 크나큰 오산이다.

토양이 원천적으로 죽어 가는 메마른 땅을 생각해야 한다. 농토는 메말라 가고 있다. 대지는 숨을 쉬어야 하는데 숨이 막히고 대기와 하천은 오염되었으며 토양의 황폐화는 가속화 일로에 있다.

1g의 토양에도 수천만 내지 수억에 이르는 미생물이 있어 땅 속은 지상보다 더 다양한 생명의 교향곡을 연주하면서 미생물은 부단히 호흡하고 분해하여 식물을 키우고 식물은 또 동물을 먹여 주는 엄연한 생태계의 질서가 순환하고 있는데 그 연쇄법칙의 고리가 벗겨지고 있는 것이다.

자연의 본질은 끊임없는 자정력과 복원력의 되풀이에서 오는 조화라고 볼 수 있다. 그런데 오늘날 인간의 엄청난 과오로 인하여 자연은 자기회복력을 상실하고 조화가 깨뜨려지고 있는 것이다.

이대로 나아가면 농토는 수십 년이 못 가서 작물을 생육할 수 없는 황량한 사막처럼 되고 말 것이다.

그 가장 큰 원인은 현재의 잘못된 영농방법에 있다. 농약과 화학비료의 무책임한 대량 투입에만 의존하는 무기농법은 토양의 자정 기능을 파괴하고 토지의 재생불능을 초래한다. 화학농약을 많이 뿌리지 않으면 농사를 망친다는 생각이 어느 때부터인지 우리 농민들을 지배하고 또 다수확을 위해서는 그래야만 되는 줄 강요당하고 있다.

이로 인한 사태는 매우 엄중하여 농약이 해충을 없앤 것이 아니라 그를 잡아먹는 천적만 멸종시켜 내성이 강한 새로운 병충이 출현하여 해를 거듭할수록 더 독한 약을 더 많이 살포해 몇 년 전에 문제가 됐던 노풍 피해의 원인도 화학비료와 농약의 대량 남용의 결과인 것이다.

해방 후에 항생제가 처음 나왔을 때 페니실린이 온갖 병에 잘 들어 만능약의 효과가 있었으나 지금은 몇 백만 단위의 고단위 항생제도 잘 듣지 않는 신종 내성균에 의한 악성 질환과도 흡사하다.

대지 본연의 기능을 되살려 토양을 활성화시키는 유일한 해결책은 지금과 같은 화학약제만 의존하는 무기농법에서 하루 빨리 탈피하여 예전과 같은 유기농법 또는 자연농법으로 돌아가는 길 뿐이다. 퇴비를 증산하고 효소비료와 제충국, 니코틴산 같은 식물성 유기농약을 개발 공급, 장려해야 한다.

자연식 운동에는 유기농법에 필수조건이 된다. 여기 뜻을 세우고 역경 속에서도 오로지 신념에 불타 묵묵히 박토를 일궈 자연농법을 꾸준히 실천하고 있는 갸륵한 일꾼들이 있다. 앞에서도 언급한 정농회라는 선구적인 농민들이 그 일을 하고 있는 것이다.

필자는 현장을 가 보고 그분들의 노고에 감사와 격려를 보내는 뜻에서 그 중의 한 농장을 소개하고자 한다.

의정부에서 북쪽으로 8km쯤 가면 경지도 양주군 회천면 옥정리 181의 1에 '풀무원'이라는 자연농장이 이다. 독실한 기독교 신자인 원경선 장로가 정농회 '풀무원' 원장인데 그는 10여 년 전에 신앙심에서부터 자연농법에 뜻을 세우고 야산 4만 평을 매입하여 자연농법에 뜻을 같이하는 동지 10여 가구, 30여 명과 함께 정착하여 야산을 계단식 밭으로 일궈 집단농장을 운영하고 있다.

여기서는 일체 농약을 쓰지 않는 무농약 작물 재배를 하고 있다. 비료는 퇴비 · 계분에 효소균을 발효시킨 유기비료를 사용하고 있다. 예외적으로 극히 적은 양의 화학비료를 혼합할 경우도 있다. 아직은 채산이 맞지 않는 유기농법을 하고 있기 때문에 그들의 생활은 윤택하지는 않지만 모두 건강하고 밝은 표정으로 자연에 감사하는 속에서 공동 작업과 공동 의식에서 현미, 채식의 공동 취사를 하고 있다.

정농회에서 생산되는 무농약 작물로는 콩 · 율무 · 고구마 · 당근 · 케일 · 무 · 마늘 등이 있고 풀무원에서는 자연식을 희망하는 회원에게 무농약 현미와 야채를 주문 배달해 준다.

자연농법을 신조로 하는 생산자단체인 정농회 회원이 전국에 1백여 명이 되는데 매년 농한기에 풀무원에 모여 2, 3일 합숙하면서 세미나를 열고 각자의 체험 교환과 외국에서의 자연농법의 실례들을 공부하고 있다. 뜻있는 분들의 관심과 정부 당국의 지원 격려를 당부하고 싶다.

주변 농가에서 화학농법을 하는 가운데 유독 그들만이 자연농법을 지키기란 힘드는 일이었으며 눈물겨운 시련이 많았다고 한다. 한 번은 수천 평에 이르는 콩밭에 온통 진딧물이 달라붙어 전멸의 위기에 놓이게 되어 다소라도 수확을 건지기 위해 주변 농가처럼 농약을 뿌리자는 주장과 전멸되는 한이 있어도 자연의 섭리에 맡기고 자연농법을 끝까지 지키자는 주장이 엇갈려 농장원의 의견이 양분되었으나 밤새 토론 끝에 농약은 안 뿌리는 쪽으로 정하고 열심히 기도를 드렸더니 다음날 큰비가 와서 진딧물이 물러난 기적이 있었다고 한다.

그 후부터는 어떠한 일이 있어도 이 농장에서는 농약을 쓰자는 주장이 다시는 없게 되었다고 한다.

복합 오염시대 11

전 국토가 화학공장처럼 되고 있다

마산 만이 죽음의 바다로 변했다고 한다.

시인이 노래한 「내 고향 남쪽바다」가 이제는 어패류도 서식할 수 없는 독수대毒水帶로 변하여 썩은 냄새 풍기는 바닷가에서 갈매기 우는 소리도 무척 처량하게 들려 오고 있단다.

주민들은 어느 때부터인지 피부병, 목병 등 원인 모르는 병들에 시달리면서도 대책을 모르고 지내 오다 마침내 마산 만의 사형선고에 충격을 받고 내 고향을 되살리자는 운동에 나섰다고 한다.

그러나 이러한 사태는 비단 마산 만에 한한 일이 아니다. 복합 오염의 심각한 결과는 이제 아름다운 조국 강산의 전 국토를 위협하기에 이른 것이다. 서울의 하늘은 아황산 가스로 뒤엎여 연중 잿빛으로 흐려 청명한 날이 없고 오염도가 세계에서 가장 높은 곳이 되고 있다고 한다. 이 때문에 목이 아프고 두통을 호소하는 사람이 늘고 있다.

'봄이 와도 이제는 새 소리도 들리지 않는다. 과수원에는 벌, 나비도 날지 않으며 논에서는 개구리 우는 소리도 그쳐 무거운 침묵이 온누리를 뒤덮고 있다. 목장의 소와 말도 병들었으며 암탉은 알을 품었으나 병아리를 부화하지 못하고 마을의 어린이들은 이상한 병에 걸려 시름시름 앓고 누워 있다. 개울에서는 가재도 잡을 수 없고 고기들은 냇물에서 자취를 감추었다 사과나무에 꽃은 피어도 열매를 맺지 못하고 시들어만 간다.'

이상은 미국의 해양생물학자 카슨 여사가 쓴 유명한 『침묵의 봄』에 나오는 복합 오염의 상상도이다.

그런데 그러한 가공할 사태가 바로 우리 앞에 그대로 전개되고 있는 것이다. 카슨의 주장에 대해서 농약회사들은 증산을 저해하는 잠꼬대 같은 소리라고 일류 과학자들을 동원하여 일제히 공격을 퍼붓고 〈타임〉지까지 『침묵의 봄』은 사실에 의거하지 않는 선동적인 유해한 글이라고 메이커의 앞장을 섰지만 당시 케네디 대통령은 카슨 박사의 충고를 받아들여 환경정책을 일대 수정하고 DDT · BHC · 도린계 농약의 사용금지를 결정하면서 저독성 살충제의 개발을 명령한 바 있었다.

DDT · BHC는 물에 녹지 않는 성질이 있어 몸 안에 한 번 들어가면 분해 배설되지 않고 체내에 축적이 된다. DDT는 미국인의 경우 일본인에 비해서 2배를 체내에 보유하고 있다고 하지만 그보다 독한 BHC나 수은농약을 미작지대에서 다량으로 사용하고 있는 일본인이 미국인보다 수십 배의 농약 잔류 물질을 체내에 축적하고 있는 것으로 알려지고 있다.

그런데 최근 우리 농가의 농약 사용량은 일본을 따라 잡고 앞지르고 있다. 농민들은 마치 더 독한 농약을 더 많이 뿌리는 경쟁이라도 하는 것 같다.

35년 전(1964년) 도쿄 올림픽에 참가한 각국 선수들의 머리카락에서 수은 잔류 물질의 함량을 조사한 바에 의하면 서독 0.1PPM, 영국 1.5 PPM, 미국 2.57 PPM에 비해 일본 선수는 6.5 PPM이 검출되어 한때 큰 물의를 일으킨 적이 있었는데 현재의 한국인의 머리카락에서는 아마 그보다도 몇 배의 중금속 물질이 검출되리라 짐작된다.

덮어 놓고 경제제일주의와 다수확만을 목표로 하는 농약 · 화학비료의 대량 살포는 이제 도를 넘어 전 국토를 화학공장처럼 만들었고 체내에는 중금속의 잔류 물질이 누적, 농축되어 암 · 간경화를 비롯한 가공할 현대병의 소지를 조성하고 있다.

BHC 같은 유기염소제는 제1차 세계 대전 당시 열세에 몰린 독일군이 대량 살육을 위한 독가스용으로 처음 개발한 것인데 그와 같은 살인무기를 지금 농약으로 전용하여 대량 사용하기에 이른 것이다. 유기염소나 수은제는 분해가 잘 안 되기 때문에 농경지에 한 번 뿌리면 그 유독성이 완전히 제거되기까지는 20년 이상이 소요된다.

지금 우리 농토에는 독성이 강한 살충제 · 살균제 · 제초제 · 화학비료 등이 맹목적으로 마구 뿌려지고 공업단지에서 대량 배출되는 산업쓰레기와 함께 중금속 물질의 상승 작용에 의한 복합 오염이 극에 이르고 있다.

그 결과는 작물의 병충해에 앞서 토양과 하천의 재생불능을 초래하여 천적을 전멸시키고 대자연의 자정회복기전을 여지없이 파괴하고 있다.

복합 오염 속에서 생산되고 있는 쌀은 이제 쌀벌레도 없는 화학미로 되었다. 몇 년을 보관해도 부패하지 않고 벌레도 먹지 않는 무서운 쌀을 우리가 지금 먹고 있는 것이다. 비닐 하우스에서 재배된 전천후 야채나 과일은 농약으로 절이다시피 하고 있다.

재배한 사람들 자신은 스스로 재배한 작물은 겁이 나서 먹지 않는다고도 한다. 소비자는 이를 모르고 매일같이 농약을 먹고 있는 셈이다. 자연을 원천적으로 파괴하면서 이룩되는 경제성장이 과연 누구를 위한 것이며 무엇을 얻으려는 것인가? 우리는 모두 크게 각성하지 않으면 성장 뒤의 자멸을 초래하고 말 것이다. 준엄한 심판이 다가오고 있는 것이다.

정부는 자연보호를 구호로만 외칠 것이 아니라 농약에 의존하지 않는 유기농법, 자연농법을 농민들에게 적극 권장 · 보급하는 과제를 신중히 검토해야 한다.

요즘 일부 지방에서 자연식 식당이 붐을 이루고 있다고 한다. 반가운 일이다.

외국에는 어디를 가나 자연식 식당을 찾을 수 있고 일본 도쿄에만도 1백여 군데나 자연식 전문 레스토랑이 있으며 자연식품 판매점은 전국적인 조직을 갖고 있다. 다른 유행에는 민감한 우리나라가 아직 자연식 운동은 황무지나 다름없다.

그러나 앞으로 건강산업은 가장 각광을 받는 업종이 되리라 전망된다. 자연식 식당을 비롯, 매실 농축액 · 천연식초 · 효소 · 배아 · 엽록소 등 건강식품을 개발하면 기업적으로도 반드시 성공하리라 믿는다.

무국적 요리시대 12

청소년의 체질이 무국적화되어 간다

주부들을 위한 요리교실, 요리강습이 붐을 이루고 있는데, 요즘 텔레비전 화면이나 여성잡지에 소개되는 것을 보면 한식도 양식도 아닌 국적불명형의 요리가 많이 등장하고 있다.

육류 · 생선 · 계란 · 야채를 재료로 하여 설탕 · 조미료를 마구 뿌려 지지고 볶고 조리고 튀겨서 마요네즈, 케첩 등을 발라 이른바 영양가 높은 신식 요리라는 것을 거침없이 만들어 낸다.

보는 사람도 영양가만 높으면 으레 좋은 현대 요리로 알고 그대로 영합한다. 경제성장이 되었다고 쇠고기까지 수입하여 육류 소비량이 급증하고 있는데 아직도 단백질 섭취량이 부족하다고 현대 영양학자들은 더 많은 고기를 먹으라고 권장한다.

이리하여 칼로리 위주의 무국적 요리가 등장하고 그러한 음식을 먹고 자란 2세들은 건강 상태도 차츰 무국적화하여 체구는 커졌지만 질병에는 약하고 성질은 사납고 잔인한 호랑이새끼 같은 육식 선호의 딴 인종처럼 되어 가고 있다.

육류의 과잉 섭취는 체질의 악화를 가져오는데 그 해독은 다음과 같다.

① 동물성 단백질이 분해될 때는 프트마인이란 독소가 발생하고 또 프린 염기라는 흥분성 물질이 있어 체내에 흡수되면 흥분이 잘 되고 머리가 무거우며 만성 식곤증을 일으켜 체세포가 나른해진다.

② 장내 부패와 변비를 일으켜 요산 · 유산 · 인산 · 초산 · 염산 등의 강산류를 만들어 혈액의 산독증을 가져온다.

③ 노폐 물질이 점막을 자극해서 담 같은 점액을 많이 분비시키고 조직세포에 대한 혈액 순환 부전의 원인이 된다.

④ 육류의 강산류는 성선性腺을 자극하여 성적 흥분을 잘 되게 하여 성적인 소모의 결과로 산아율을 저하시킨다.

⑤ 육류의 습관화는 장내에서 탄수화물에서 단백질로 전환시키는 생리 기능을 퇴화시킨다.

동단백질의 과잉 섭취는 체질의 악화뿐만 아니라 정신의 황폐까지도 가져와 매사에 충동적이고 단순하며 이기적이고 기계적이며 피상적인 이른바 저PH(산혈증) 사고형의 인간으로 만든다.

우리 몸은 본디 화분과 식물을 섭취하기에 알맞게 되어 동단백질에 대한 체내 처리가 익숙하지 못하게 되어 있다. 때문에 곡채식 민족이 동단백질을 과잉 섭취하면 육식 민족인 백인의 경우보다 더 많은 해독을 얻는다.

바른 식생활을 위한 진정한 요리란 자신의 고유의 식성을 알고 자연의 이치에 알맞게 조절한다는 의미에서 조리調理라고 하는데 요즘의 현대 영양학은 조리가 아니고 자연의 원리에서 벗어난 괴리壞理를 일삼고 있다.

영양학 교실이나 요리학원에서 우리 민족 고유의 식성을 도외시한 칼로리 중심의 국적불명의 요리강습만 하고 있으니 한심한 일이라 아니할 수 없다.

고등교육을 받았다는 주부들이 양식의 에티켓은 알면서도 간장 · 된장 하나 제대로 담그는 방법은 모르고 심지어 김치 · 깍두기에도 으레 화학조미료를 듬뿍 넣으면 되는 줄 알고 있으니 현대는 요리 부재의 시대가 되고 있다.

화학조미료는 식품이 될 수 없는 약품으로 보아야 하며 그러한 화학물질이 체내에 축적되면 암을 비롯한 온갖 만성병의 원인이 된다. 화학조미료 같은 것이 없던 시절, 할머니에서 어머니에게, 어머니에서 딸과 며느리에게 대를 이어 전승된 주부의 손맛에 의한 알뜰한 정이 담긴 음식범절이 사라지고, 개성도 없고 풍미도 없는 규격화된 인스턴트 식품 같은 살벌한 무국적 요리가 판을 치고 있다.

우리의 식성을 되찾고 옛맛을 살리는 올바른 조리 연구와 자연식 운동이 전국 도처에 활발하게 전개되면 건강사회는 저절로 될 것이다. 공해 시대를 살아남기 위해서는 의료보험의 확대보다도 식생활 개선이 급선무인 것이다.

우리 몸은 고기를 전연 안 먹고는 살 수 있어도 야채를 전연 안 먹고는 살지 못한다. 야채의 엽록소에는 세포의 부활 작용과 조혈 작용이 있어 현미의 배아와 더불어 생명활동에 절대 필요한 요소가 되는 것이다.

여성은 탄수화물성이고 남성은 단백질성이라도 하는데 식생활에서 식물성의 비중이 컸던 원시 시대에는 모권우위사회였고 그 후 단백질 시대가 되면서 부권우위 시대로 전환되었다고 볼 수 있다.

또 여성이 육식을 좋아하면 딸을 낳고 식물성을 좋아하면 아들을 낳는 확률이 높다. 그래서 부잣집에 손이 귀하고 가난한 집에 아들 복이 많게 되는 법이다.

체질은 양성과 음성으로 대별되는데 기초체온이 높고 매사에 적극적인 양성형과 기초체온이 낮고 매사에 소극적인 음성형으로 구분한다. 양성 체질에는 엽채류가 좋고 음성 체질에는 당근 · 우엉 · 연근 같은 근채류가 좋다.

그 이치는 지구의 표면에서 태양을 향해서 성장하는 식물 즉 원심 작용을 하는 푸른잎이나 과일은 몸을 차게 하는 힘이 있고 반대로 태양에 등을 돌리고 땅 속을 향해서 뻗어가는 구심 작용을 하는 뿌리류는 몸을 따습게 하는 힘이 있기 때문이다.

육아의 비결 13

아기는 굶겨 가며 키워라

소비절약 운동이 일고 있는데 전후에 태어난 요즘 2세들은 확실히 과소비 · 과보호 상태에서 결핍을 모르고 성장하고 있다. 문명생활이란 것이 전반적으로 생명활동에는 과보호가 되고 있지만 포화 상태에서만 생활하는 것은 체세포의 해이를 가져오고 조숙 · 조로의 원인이 된다.

전쟁당시 결핍 시대에서 뼈저린 체험을 해 온 1세들은 자신의 고통스러웠던 과거를 생각하면서 2세들만은 되도록 고생을 시키지 않는 것이 부모의 도리로 알고 자녀들을 과보호하는 그런 경향이 더욱 심한데 문제아들은 그런 가정에서 나오게 마련이다.

이리하여 요즘 청소년들은 전반적으로 체구도 크고 조숙하는 경향에 있지만 나약한 체질로 되고 있다.

외국에서 생쥐를 실험한 보고에 의하면 동일한 조건의 생쥐군을 2개 군으로 갈라 따로 가두어 한쪽의 쥐는 사료를 무제한으로 공급하여 언제나 포식 상태로 길렀는데 영양 과잉의 쥐들은 처음엔 성장이 빠르고 덩치는 컸지만 1년이 못 되어 모조리 병으로 죽었고 다른 쪽 쥐에게는 배고픔을 항시 느낄 만큼씩 사료를 조금씩 부족하게 주어 길렀더니 몸집은 작아도 체세포는 건강하고 모두 오래 살았으며 번식률도 높았었다고 한다.

필자도 열대어를 기르면서 유심히 관찰해 보니 먹이를 자주 주어 포식을 하게 하면 고기들은 병에 잘 걸리고 반대로 적게 주면 성장은 느리지만 건강하다는 사실을 발견하였다. 열대어는 수온 조절과 산소 공급만 잘해 주면 한 달 정도는 먹이 없이도 아무렇지도 않았다.

모든 생물에게 영양이 과잉 상태가 된다거나 조숙 · 조달한다는 것은 생명활동에 결코 플러스 요인이 될 수 없고 속성발육의 결과는 생명활동의 단축을 가져오는 마이너스 요인이라고 보아야 한다.

그런데 요즘 주부들은 현대 영양학을 너무 믿고 성장기의 자녀에게 으레 영양가 높은 음식을 되도록 많이 먹여야 좋다는 고정관념에 사로잡혀 귀여운 자녀가 한 끼라도 거르는 날이면 당장에 병이라도 나는 줄 알고 영양과잉 상태에서 과보호를 일삼고 있는 것이다.

더욱 임신 중에 영양을 많이 섭취해야 태아가 튼튼해진다고 보다 많은 육식에 보약까지 곁들이면서 운동은 별로 하지 않는 여성이 늘고 있는데 임신 중에 영양을 많이 섭취하면 태아는 과숙아가 되어 정상분만이 어렵게 되어 제왕절개를 하지 않으면 안 되는 경우도 생긴다.

아기는 작게 나아서 크게 키우라는 속담이 있는데 예전에 농촌의 어머니들은 임신 중에 된장 · 김치에 꽁보리밥만 먹고도 만삭이 되도록 힘겨운 들일도 할 수 있었으며 조산원도 없이 혼자 힘으로 수월하게 분만하는 능력이 있었다. 자연 상태에서는 동물이나 사람이나 모두 그와 같이 힘 안 들이고 분만할 수 있어야 한다.

모체가 영양 과잉으로 포화 속에 있게 되면 태아의 혈액은 모체와 함께 산성화되어 체세포가 이완하여 저능아가 되기 쉽다. 나폴레옹과 처칠도 미숙아였다고 하며 아인슈타인도 소년 시대에는 낙제생이었다고 하는데 자고로 포식 속에서 자란 과숙아가 큰 인물이 된 예는 드물고 조달한 어린이는 요절하기 쉽다.

때문에 옛말에도 가난한 집안에 효자가 나고, 귀여운 자식에게는 고생을 시키라는 격언이 있는데 요즘처럼 모태에서부터 과보호 속에 과잉 섭취로 자라고 있는 세대들의 장래는 암담하기만 하다.

2세들을 보다 알차고 싹수 있게 만들려면 어린 시절부터 얼마간 고생도 하게 놓아 두고 헐벗고 배고픈 경험을 갖게 하는 것도 도리어 현명한 배려가 된다.

그래서 어려서 하는 고생은 사서도 한다는 말도 있지만 성장기에 매사 풍족한 조건보다는 어느 정도의 결핍조건의 자극이 보다 강인한 생명력과 무한한 잠재력을 일깨워 줄 수도 있을 것이다.

부모에 대한 애정이나 이해심, 난관을 극복할 수 있는 끈기도 그러한 유년기의 환경에서 형성될 수 있는 것이다.

그런데 요즘 굴레 벗은 망아지처럼 부족함이 없이 제멋대로 자라 비육돈처럼 되고 있는 2세들 중에는 자제심이 부족하고 부모를 마치 뿌리 아닌 껍데기로 아는 경향이 늘고 있다. 그 책임은 오로지 1세들의 잘못된 과보호와 식생활의 혼란에서 연유한 것이다.

수유할 때의 비결

아이가 배고파 보챈다고 울자마자 엄마가 젖을 물리는 것은 좋지 않다. 유아는 배가 고파 울지만 울다가 지칠 때까지 그대로 방치해 두면 아기에게는 성대 · 폐 · 복강 등의 전신 운동이 된다.

엄마는 안쓰럽더라도 지그시 참고 젖을 주지 않으면 아기는 한참 울다가 그치고 졸음이 와서 잠들려 하지만 배가 고파서 다시 눈을 뜨고 자지러지게 큰 소리로 울게 된다. 이때를 기다렸다 찬스를 맞춰 젖을 물리면 아기는 정신없이 흡족하게 먹는다.

결핍의 자극을 준 다음에 충분한 수유를 하면 아기는 참으로 맛있게 엄마에 대한 고마움과 애정까지도 남김없이 흡수하게 되는 것이다. 아기가 갓 낳았을 때부터 부족이라는 것을 모르고 포화 상태에서 자라게 되면 자라서도 주의가 산만해지고 엄마에 대한 고마움도 모르게 되는 것이다.

1일 2식주의 14

아침밥은 거르는 것이 좋다

현대인의 건강을 위해서 되도록 소식, 감식을 하고 조반을 거르는 2식주의가 바람직하다고 평소 필자는 권장하고 있다. 그러나 대부분의 영양학자들은 3식을 꼭 하되 아침은 더욱 잘 먹어야 한다고 반대의 주장을 하고 있어 독자 쪽에서 볼 때 상당히 곤혹스러우리라 짐작된다.

언젠가 일요 텔레비전 프로에서 조반 폐지 찬반론을 가지고 〈터놓고 얘기합시다〉에 필자도 초청되어 평소의 지론을 말하였지만 반대편에서 조반 먹기를 적극 주장한 세 분은 모두 영양학을 전공한 분들이었다. 그 중에 유명한 교수 한 분은 자신은 아침 식사에 1천 5백 칼로리를 섭취한다고 하였으며 독일에 유학 가서 보니 독일 사람들은 하루 세 끼의 식사만 하는 것이 아니라 오전 · 오후 한 번씩의 티 타임까지 합하면 모두 다섯 끼니를 먹는 것이 보통이더라고 덧붙이면서 조반 폐지가 비과학적이라고 주장하였다.

그러나 이른바 과학적임을 내세우면서 충분한 영양을 섭취해야 건강하다는 영양학 교과서를 그대로 실천하고 있는 사람들의 건강이 아침을 거르면서 하루 섭취하는 총열량이 1천 4백 칼로리의 기초 대사량에도 못 미칠 듯한 필자에 비해 결코 나아 보이지 않은 경우를 종종 보아 왔다.

필자 가족(초등학교 저학년 포함)은 10여 년 전부터 아침을 거르는 것을 실천하여 정오까지는 생수미네랄 워터만 마시고 두 끼니의 식사도 현미, 채식을 주로 하는데 건강이 그전보다 향상되었을 뿐더러 어린이들은 아직 어떤 병에 결려 본 적이 없다.

계란 · 우유 · 설탕 · 육류는 거의 안 먹이다시피 하고 있기 때문에 우리 가족이 섭취하는 1일 평균 칼로리는 현대 영양학이 권장하는 기준량에는 훨씬 미달한다고 할 수 있지만 아직 한 번도 영양 부족 현상을 일으키지 않았다.

칼로리보다는 그 대신 생명 물질로 즉시 전환할 수 있는 완전식 · 전체식에 주력하고 있다. 주식인 현미 외에도 콩과 깨 · 해조류 · 작은 어패류 등 배아 엽록소 · 효소식품을 풍부하게 섭취하여 먹는 일보다 배설에 항상 유의한다. 배설만 잘 되면 중성세제 기타 화학첨가제 같은 공해 물질이 체내에 약간 흡수되어도 그 해독은 대단치 않게 된다고 판단된다.

그리고 조반 폐지의 효능은 나머지 두 끼의 식사의 완전소화 흡수를 가능케 하여 영양의 낭비나 장의 부담을 덜게 하여 배설 기능을 완전 가동시킬 뿐더러 수면 시간도 단축이 된다.

생체 리듬은 오전은 배설에 적합하고 오후는 흡수가 잘 되게 되어 있어 조반을 거르면 자연생리의 리듬에 따라 배설 기능이 활발해져 몸 안의 노폐물과 유해독소의 배출이 잘 되지만 반대로 아침부터 만복 상태가 되면 머리는 띵하고 사고력은 저하되며 체세포는 이완되어 전신이 나른해지는 식곤증을 일으킨다.

아침 식사 폐지 건강법의 주창자인 웨버 박사가 실험한 요중 독소 함유량 조사에 의하면 아침 · 저녁 2식에서는 66%, 1일 3식 75%, 점심 · 저녁 1백%, 1일 1식(하오 3시) 127%의 독소가 오줌으로 배설된다고 하였다. 독소의 배설량은 많을수록 체내는 깨끗하다는 뜻이 되겠으니 그 점으로 미루어 보아 가장 이상적인 식사법은 하오에 1식만 하는 것이 좋다고 할 수 있다.

만일 점심을 거르면서 아침 · 저녁 2식을 한다면 독소가 체내에 가장 많이 남게 된다.

아침을 거르고 점심, 저녁 2식을 하게 되면 1일 1천 4백 칼로리를 섭취해도 완전 흡수가 되어 3식에 2천 1백 칼로리 이상을 먹고 불완전하게 흡수하는 것보다 훨씬 경제적이고 자라나는 어린이들의 발육에도 아무 지장이 되지 않은 뿐더러 도리어 체질을 강화하는 가장 합리적인 방법이 되리라 생각된다.

조반 폐지의 이점은 첫째 상오에 공복 상태가 되면 정력이 두뇌로 저장되어 정신이 맑고 결단력이 빠르며 능률적인 활동을 할 수 있다. 둘째 점심, 저녁을 맛있게 먹을 수 있고 노폐물의 체내 축적이 감소된다. 셋째, 배변이 원활하여 변비가 낫고 불필요한 발한을 않게 되며 단기간에 단식 효과를 얻게 되어 체질 개선이 된다. 일정한 공복감의 경험 속에서 체세포는 언제나 활성화되어 질병에 대한 저항력이 높아지는 것이다. 특히 오전 중에 중요한 결정을 많이 내리는 경영자나 시험을 치르러 갈 때의 학생은 조반을 거른 공복 상태에서 임하는 것이 가장 효과적이다. 일단 조반 폐지의 습관을 한번 들이게 되면 어쩌다가 아침을 먹으면 퍽 부담스럽고 거북하여 기분이 깨끗하지가 않다. 요는 습관에 달려 있는데 옛 선인들은 해 뜨기 전에 들에 나가서 일을 하고 해가 중

천에 떴을 때 집에 돌아와서 조반을 들었다 한다. 조반, 석죽의 2식을 했다는 것은 궁색한 생활을 한 것이라기보다는 저생산성하에서의 곡채식 민족의 생활의 지혜라고 볼 수 있고 그때 조반을 드는 시각은 정오를 의미하고 있었다.

조반을 거르면서 오전 중에 커피를 드는 것은 가장 해롭고 생수 이외에는 일체 안 드는 것이 가장 이상적이지만 즉시 폐지가 어려울 땐 아침을 먹되 되도록 가볍게 유동식 정도로 하는 것이 좋고 정혈, 정장의 가장 효과적인 방법으로서 동양 고래의 물리 요법인 부항으로 하는 네거티브 요법을 조식 폐지와 함께 곁들여 하면 어떠한 난치병·불치병에도 놀라운 효과가 있다. 요는 영양을 많이 섭취하여 내 몸에 무엇을 보태려는 노력보다 체내에서 나쁜 것을 덜어 주는 방법이 현대병 치료의 요체임을 알아야 한다.

암의 자연요법 15

암환자가 격증의 추세에 있다. 이웃나라 일본의 경우 암이 드디어 사망 순위 1위를 마크했다는 보도가 있었는데 우리나라도 경제의 고도성장과 더불어 그 뒤를 바짝 뒤쫓고 있는 형편이다.

지금 우리나라에서 암에 걸려 있거나 그 전구 증상에 있는 잠재적인 암 인구가 약 1백 20만 명을 훨씬 넘을 것으로 추산되고 있다. 그래서 〈시빌리제이션〉 이즈(is) 캔설리제이션〉이라는 등식이 성립되기도 한다. 문명해질수록 암환자는 늘고 암환자가 증가하는 것이 마치 문명화의 척도나 되는 양 여겨지고 있다.

암을 미시적으로만 관찰할 때는 그 원인과 대책이 쉽게 잡히지 않지만 현대의 문명적 상황이란 것을 반성하는 거시적 입장에서 보면 해답은 저절로 나온다. 경제발전과 더불어 발생하는 환경 오염 등 공해 요인으로 인한 반자연적인 생활환경이 현대인의 생명조건을 현저히 악화시키고 있다.

그 중에서 특히 식생활의 황폐화로 인한 미식의 과잉 섭취 즉 칼로리에만 편중한 잘못된 영양개념이 암 발생과 밀접한 관계에 있는 것이다.

3백식(백미 · 설탕 · 화학조미료 등)의 과다 섭취, 육류 · 계란 · 우유 · 치즈 등 동단백식품 기타 화학 물질이 첨가된 가공식품, 농약의 잔류 물질, 약물의 과용 등이 바로 캔설리제이션의 원인이 되고 있는 것이다.

미국의 유명한 암 연구가 셜턴 박사는 진작부터 '육식의 과다 섭취 등 절름발이 영양은 암 발생의 유력한 조건이며 문명의 발전과 함께 암 환자는 늘어난다' 고 경고한 바 있는데 최근 미국 암학회에서도 정식으로 그러한 견해를 지지하는 태도를 표명하기에 이르렀다. 암 극복을 위한 자연 요법으로는 다음과 같은 방법들이 있다.

정신 요법

암의 발병에는 심리적인 요인이 큰 비중을 차지한다. 심한 충격을 받았거나 마음의 불안 · 갈등 · 절망 · 증오에 사로잡혀 과로가 겹치면 혈액성상의 언밸런스를 초래하여 암 발생의 소지를 만든다. 암환자의 성격은 대체적으로 공통점이 있는데 너무 외곬 성격, 아집과 자만심이 강하고 감정처리가 미숙한 내성적인 사람, 책임감은 남달리 강하면서도 병적일 만큼 결벽성이 있거나 하는 사람으로서 혈액형은 A형, AB형에게 많은 편이다.

암을 유발시켜 온 자신의 생활을 반성하면서 평온하고 매사에 감사한 마음으로 대자연에 순응하는 자세를 가져야 한다. 평화로운 마음, 기쁘고 충족된 감정은 암 극복을 위한 첫째 조건이다. 매일 감사한 마음을 갖고 언제나 미소 지으며 깔깔거리고 박장대소하는 일을 만들면 엔도르핀의 분비가 왕성해서 면역력이 활발해진다.

자연식 요법

암환자는 대부분 편식이 심하고 설탕 · 백미 · 육류 · 가공식품 · 술 · 담배 · 약물을 상용하는 사람에게 많다.

철저히 현미, 채식을 하는 저칼로리식이 좋고 일정 기간의 단식 같은 기아 요법을 하면 암세포는 정상세포보다도 빨리 붕괴되지만 동물성 식품이나 고칼로리 영양식을 하면 암세포가 먼저 영양을 섭취해 급속하게 성장한다.

주식으로는 현미 5 · 율무 3 · 검은콩 1 · 팥 1의 비율로 밥을 짓거나 미음을 만들되 밥을 먹을 때는 적어도 백 번 이상 오래 씹어 먹는 요령이 비결이다. 부식으로는 미역 · 김 · 다시마 · 버섯 등이 좋고, 당근 · 우엉 · 연근 · 생무즙 · 된장 · 양파 · 마늘 · 캐비지 기타 배아엽록소 · 효소식품 등을 골고루 갖추어 먹되 절대 과식은 하지 말아야 한다. 장을 깨끗이 청소하기 위하여 효소단식을 3일간 하면 황금색 쾌변을 보게 된다.

네거티브 요법

부항으로 하는 물리적인 정혈 요법이 매우 효과적이다. 위암이나 간암 등 환부에 딱딱한 부위가 만져질 때도 환부에 네거티브 요법을 반복하면 딱딱한 부위가 말랑말랑해지기도 한다. 부항을 붙인 자리에는 흑자색의 어혈 반점이 나타나기도 하는데 이것은 체내의 노폐물과 유해독소를 강력한 흡인력으로 체외에 배출시킨 증거이다. 강한 자극의 발포 요법(수포를 만드는)을 환부에 하면 자연퇴축이 된다.

암은 어떤 경우에나 국소병이라기보다는 전신병으로서 오직 철저한 정혈, 정장으로서 전신적인 체질 개선을 하지 않으면 안 된다. 몸의 자연성이 파괴되었을 때 암 발생이란 신체의 이변이 일어나는 것이다. 때문에 치료를 위해서는 무엇보다도 몸의 자연성을 회복하고 향상시켜야 한다.

암세포를 내 몸과는 별개의 적대적인 공격 상대로만 여기고 그를 외과적인 방법이나 화학약제 · 방사선 조사들로 강압적으로 제압하려는 방법으로는 결코 암 극복에 성공할 수 없는 것이다. 생명에 내재하는 자연치유력의 부활에 의해서만이 암의 자연치유가 가능한 것이고 그러한 기적은 얼마든지 실현되고 있다. 항암제는 도리어 세포독이 되어 면역력을 떨어뜨리는 증암제가 되기도 한다.

고혈압 · 당뇨병의 자연요법 16

고혈압이나 동맥 경화, 당뇨병 같은 성인병은 옛날에는 50~60대 노년기 질환이라고 했는데 지금은 30~40대의 성인은 물론 심지어 20대 전후의 청소년 층까지도 잘 걸리는 전인병의 생활습관병으로 되었다.

요즘 대도시의 중 · 고등 학생의 신체 검사에서는 약 12%의 학생이 비만증 · 고혈압 · 동맥 경화증 · 심장병 등으로 밝혀졌다.

또 최근 의보공단에서 지난 1년간 피보험자에 대한 검사 결과를 분석해서 보건복지가족부에 제출한 보고서에 의하면 9세 이하 어린이 10만 명 중에 성인병으로 판명된 암환자가 4백27명, 만성신장병이 2백21명, 그 밖의 뇌혈관 질환 · 간경화증 · 심장병 · 고혈압 · 당뇨병 등이 모두 4백33명이라는 충격적인 발표가 있었다.

이렇게 격증하는 생활습관병은 전쟁 때나 결핍 시대에는 많지 않았는데 경제성장과 더불어 풍요가 몰고 온 산물의 하나다. 즉 생활의 여유가 생기면서 미식의 과잉 섭취, 동단백식품과 설탕의 대량 소비, 과보호로 인한 인조병 시대에 접어든 것이다.

현대 의학으로서 고혈압이나 당뇨병을 고치는 특효약이란 원래 있지 않고 다만 그때그때 증상을 완화시키는 대증 요법으로서 혈압강하제나 또는 당뇨병의 경우 혈당치를 떨어뜨리는 인슐린 투여 등이 시도되고 있지만 그러한 약물 의존의 치료법은 원인을 제거하는 방법이 아니기 때문에 장기 투여의 결과는 도리어 부작용을 수반하게 된다.

생명활동의 근본은 혈액 순환 작용에 있는데 생리적 기능이 저하되면 피가 탁해지고 점착성이 높아 끈적끈적하여 순환 장애를 일으키며 육류 등에서 섭취된 포하성 지방산이나 콜레스테롤, 석회질 등 물질이 혈관 벽에 달라붙게 되면 혈관이 막히거나 좁아져서 혈압은 자연히 높아지게 마련이다. 혈압강하제를 쓰는 것은 일시적으로 혈압을 떨어뜨리게 할 수는 있지만 혈액 순환을 더욱 완만하게 하는 것이기 때문에 조직 장기 등이 필요로 한 충분한 산소공급을 저해하여 간장 등에 큰 부담을 주어 다장기 부전의 원인이 된다.

뇌졸중을 일으키는 것은 대부분의 경우 변비, 숙변 등으로 인해 장관이 막혀 장내에서 독소가 발생하여 뇌혈관이 터지거나 마비되는 데서 연유한다. 뇌졸중의 전구 증상으로는 혀가 잘 안 돌아가고 손발에 가벼운 마비 증상이 나타나기도 하지만 그 정도가 경미할 때는 자각 증상을 못 느끼고 넘어갈 때가 많다.

복부대동맥(배꼽 좌측 상행선) 부위를 손으로 눌러 보아 동맥이 비후하여 팽창감이 있으면 촉진으로 판단할 수 있다.

동맥이 굳으면 하체의 혈액 순환이 잘 안 되어 하체 쪽은 빈혈이 되어 발이 차고 반대로 상체는 충혈이 되어 뇌출혈이나 혈전의 원인이 되는 것이다.

고혈압이나 동맥 경화증은 대부분 변비를 수반하고 있는데 혈압이 상당히 높아도 배설이 잘 되고 있을 동안은 뇌졸중의 위험이 많지 않다. 흔히 소금을 고혈압의 원흉처럼 지적하는데 육식을 많이 하는 사람에게는 염분의 과다 섭취가 치명타가 될 수도 있으나 곡채식 위주의 자연식을 할 때는 크게 염려하지 않아도 된다. 칼륨이 많은 식물성에는 소금의 나트륨이 들어가서 중화가 되지만 본디 나트륨이 많은 동물성에는 소금이 조금만 들어가도 넘치는 것이다.

따라서 고혈압의 원인이라는 소금 유해론은 육식 위주의 식생활에 대한 경고이고 곡채식 중심의 자연식을 하는 입장에서는 그렇게 염려되는 것은 아니다. 염분 섭취를 너무 제한하면 도리어 탈염상태에서 무기력하고 면역력이 떨어지기도 한다.

고혈압이나 당뇨병 등에 가장 효과 있는 자연 요법으로 옛날부터 전해 오는 부항으로 하는 네거티브 요법을 들 수 있다.

이 방법은 물리적인 방법으로 진공 상태에 의한 피부 표면에 대한 음압 충격으로 체내 가스 교환, 혈관 청소, 독소 제거 혈액 순환 촉진의 정혈 작용으로 약물을 일체 사용하지 않고 고혈압, 간염은 1개월, 중증의 동맥 경화도 2개월, 당뇨병이나 뇌졸중에 의한 반실불수도 3~6개월에 완치되는 사례가 많다.

네거티브 요법은 부작용이 없고 또 특별한 기술이나 전문성을 요하지 않아 가정 요법으로 활용할 수 있다. 부항기 20여 개를 준비하면 되는데 마땅한 부항 용기가 없을 때는 술잔 크기의 유리컵으로 대용할 수도 있다. 시술 방법으로는 전체 요법과 국소 요법이 있는데 전신의 요소요소 70~80개소에 매일 1회씩 부항을 붙이되(전체 시술 시간 20~30분 정도) 피를 뽑지 않는다.

시술 받는 즉시 기분이 상쾌해지고 피로가 해소된다. 혈액 순환이 잘 안 되는 병소부 주변에는 반드시 짙은 색소 반응이 나타나고 건강한 부위에서는 안 나타나기 때문에 치료 즉시 진단 효과도 있다.

만성병을 근치하기 위해서는 네거티브 요법을 하면서 자연식을 꼭 병행하는 것이 효과가 확실하다.

고혈압, 동맥 경화증의 자연식 메뉴는 주식=현미 8, 율무 1, 팥 1의 비율로 밥을 지을 것, 메밀 · 감자 · 고구마도 좋다.

부식=된장 · 청국장에는 리놀산, 레시틴 효소가 많아 장내 세균을 정상화해 주며 미역 · 김 · 다시마 등 해조류와 참깨 · 들깨 · 배아 등 식물류를 사용할 것, 케일 · 청즙 · 솔잎 · 쑥 · 무 · 양파 · 시금치 · 당근 · 우엉 · 연근 · 호박 · 미나리 · 콩나물 등 야채와 과일(제철에 난 것이라야 한다) 섬유질이 많은 식물성을 섭취하면 배설이 잘 되고 피가 맑아진다. 보다 단시일에 효과를 보려면 4~5일간 단식을 해도 혈압은 10 이상 떨어진다. 당뇨병에는 호박 · 율무 · 옥수수 · 버섯 등이 좋고 생야채식은 3주일 이상 실시했더니 혈당치가 정상으로 되었다는 예도 있다. 네거티브 요법은 고혈압, 당뇨병뿐만 아니라 온갖 만성병에 해당된다.

장수의 조건 17

인간은 얼마까지 살 수 있는가

건강, 장수는 공해 시대를 사는 현대인들에게 더욱 절실한 소망이 되고 있다. 의학의 발달에 의하여 평균수명이 연장되었다고는 하지만 이것은 곧 개개인의 평균 여명의 신장을 뜻하는 것은 아니다.

또 예방의학과 항생 물질의 발전에 의하여 많은 전염병과 세균성 질환이 제압되기는 했지만 만성병의 증가 현상은 또한 현대인들에게 큰 고민을 안겨 주는 것이라 하겠다. 예전에 없던 새로운 형태의 기이한 질병과 공해병들이 속출하고 있는 현상도 결코 가볍게 넘길 수 없는 것들이다.

평균수명의 수치에 현혹되어 흔히 자신의 수명도 연장되는 줄 착각하게 되지만 평균수명이란 어디까지나 전체 인구의 생존년의 평균치이기 때문에 약년弱年 사망률이 감소하면 상대적으로 높아지는 것이다.

우리나라도 전후 가족계획과 예방접종 등의 보급으로 유아 사망률이 현저히 저하되기는 했지만 그렇다고 해서 건강, 장수자가 증가하고 있는 것은 결코 아니라고 보아야 할 것이다. 오히려 그 반대의 추세를 엿

볼 수 있으니 최근 발표된 조사에 따르면 서울 인구 1,000만 명 중 1백세가 넘는 고령자는 수십 명에 불과하다고 한다. 이는 장수국(히말라야 산록 훈자국, 남미의 발카밤바, 소련의 코카서스 지방의 세계 3대 장수국이라 함)에 비해서 우리나라에 장수자가 매우 드물다는 것을 알게 해 준다.

경제발전 속에서 국민건강이 전반적으로 향상된 것은 사실이나 한편으로는 환경 오염으로 말미암아 성인병이 늘어날 수 있는 열악한 환경에 처해진다는 점도 간과할 수는 없을 것이다. 이른바 경제건설이란 이름 아래 인간의 손이 닿은 곳마다 자연이 파괴되고 있는 현실로 인해 이 같은 결과를 초래했다고 할 만한 일이다. 국민소득이 아무리 높아진다 해도 서울의 하늘이 지금처럼 잿빛으로 가려 있고 한강이 중금속으로 오염된 사수死水로 되고 있는 한 시민의 건강, 장수를 바라는 것은 넌센스에 불과하다.

거듭 말하거니와 현대의 만성병은 문명생활에서 연유하고 또한 만연되고 있다.

그를 반성할 줄 모르는 현대인의 타성과 덮어 놓고 약에만 의존하는 의약만능의 질병관이 더욱 문명병에 박차를 가하고 있다 할 만하다. 동물의 자연수명은 성장기의 5, 6배로 보기 때문에 인간의 자연수명도 1백20~50세라고 보아야 하겠는데 문명국에서 이 같은 일은 바랄 수 없게 되었다.

현대인의 사망 원인은 한결같이 질병사가 아니면 사고사가 되고 있는데 현대인은 모두 타고난 천수의 반도 못 산다 해도 과언이 아닐 것이다.

죽음을 가장 두려워하는 원인도 따져 보면 자기 수명을 다하지 못하는 아쉬움 때문인 것이다.

자연의 질서 속에서 질병이 없는 육체와 전신을 그대로 유지하면서 주어진 천수를 다할 수 있다면 죽음에 대한 두려움이나 미련은 없을 것이고, 생명을 완전히 연소한 다음 영원한 휴식에 대해서 황홀한 기쁨과 만족을 갖게 될 것이다. 자연사를 하는 동물은 자신이 죽을 때를 본능적으로 감지하여 그에 대한 대비를 한다.

임종이 다가온 코끼리는 무리로부터 떨어져 나와 홀로 옛 고향을 찾아가서 조상들이 대대로 묻힌 신비의 늪에 빠져 형해를 사후에 남기지 않는다고 하며 밀림의 원숭이는 살아생전에 신세를 진 나무 밑에 구덩이를 파고 들어가서 자기 몸으로 비료가 되어 자연의 은혜에 보답한다고 한다.

사람도 자연사를 할 때는 최후가 깨끗하고 스스로 이승을 떠날 날을 예지할 능력을 갖게 된다. 고승들이 흔히 임종할 때 그러한 일화를 남기는 예가 있다.

장수국의 주민들은 백 세가 넘어도 노쇠로 인한 은퇴라는 것을 모르고 죽기 직전까지도 평소와 다름없이 일을 하면서 주위를 깨끗이 정돈해 놓고 잠자듯 임종하는 사람이 많다고 한다. 마치 하나의 촛불이 남김없이 다 타고 난 다음에 스스로 꺼지듯 생명의 불길이 완전히 연소된 다음 죽음을 맞는 것은 가장 복되고 환희에 찬 승리의 순간인 것이다.

장수하기를 바라는 것은 누구나의 소망이지만 그러나 병고에 신음하면서 오래 살기를 바라지는 않을 것이다. 늙어서 병들어 반신불수가 되거나 식물인간이 되어 목숨을 부지한다면 본인과 가족을 위해서 매우 불행한 일일 뿐더러 생명의 존재로서는 가장 비참하고 추한 모습이 될 것이다.

자연에 순응하는 생활을 할 때 그러한 불행을 미연에 방지할 수 있고 오래 사는 것보다 질병이 없는 건강한 일생을 갖는 것이 중요한 일이다.

장수의 조건으로서는 장수촌이 모두 물 좋고 공기 좋고 약간 고지대에 위치하고 있음을 유의할 필요가 있다. 오염되지 않은 자연 환경 속에서 유연하고도 낙천적인 마음을 가지고 늙어도 스스로 늙었다는 생각을 하지 않으면서 평생을 쉬지 않고 일정한 노동이나 운동을 하면 육체와 정신의 노화가 예방이 된다.

그리고 장수자들은 예외 없이 소식자들이고 육식을 하지 않는다.

그런 까닭에 도시의 매연 속에 살고 있는 현대의 제한된 조건하에서나마 1주일에 한 번씩이라도 교외로 나가거나 등산을 하여 자연의 생기와 접하고 차를 타는 것보다 되도록 많이 걷는 생활을 하여 각력을 기르고 집에서는 현미, 채식을 하면서 네거티브 요법으로 정혈, 정장에 일상적으로 노력하면 가능한 범위에서 질병예방과 건강, 장수에 최선의 조건이 될 것이다.

질병으로부터 배운다 18

동양의 질병과 자연건강법

동서양의 질병관에는 서로 다른 점이 있다. 현대 의학의 관점에서는 내 몸은 아무런 잘못이 없어도 외부에서 나쁜 병균이 침입하면 질병을 일으킨다는 2원론적인 세균병리학설이고, 자연의학의 관점은 질병이란 언제나 본인에게 1차적인 책임이 있는 것으로서 자연의 섭리에서 벗어난 왜곡된 생활을 하면 몸의 자연성이 망가져서 피가 오염되고 적응 반응으로 발생한다는 1원론적인 체액병리학설体液病理學說의 주장이다.

그러한 견지에서는 질병은 나를 이유 없이 괴롭히는 내 몸과 별개의 악(세균)의 소산이 아니고 내 몸의 잘못된 반자연의 누적 현상이 어느 한계점에 이르렀을 때 자동경보장치로서 왜곡된 생활을 바꾸도록 일깨워 주는 대자연의 신호라고 생각하는 것이다.

병원균의 정체를 철저히 규명하여 그에 대한 대책에 부심해 온 현대 의학은 각종 감염성 질환에 대한 예방접종이나 특효약 등 화학치료제를 발견하여 종래 인류를 위협하던 역질은 거의 자취를 감추었고 여러 가지 감염성 질환을 제압하는 데 큰 진전이 있었다.

그러나 문명국에서 격증하는 현대병의 추세는 세균성이 아닌 각종 퇴행성 질환이 되고 있다. 그러한 성인병에는 특효약이 없는 것이다. 그 이유는 성인병이란 모두 신체 내부의 기능 장애 · 대사 장애 · 혈액 오염 등으로 인한 내인성 질환이기 때문이다.

현대병은 식원병

암 · 동맥 경화 · 고혈압 · 심장병 · 당뇨병 · 간경화 · 류머티즘 · 신부전증 · 근위축증 등 난치병은 대부분 지금과 같은 과보호의 문명생활 자체에 그 원인이 있다 하여 문명병을 이른바 인조병이라고 부른다.

또 요즘 미국과 유럽 등 선진국에서는 문명병의 대부분이 현대인의 부자연한 식생활 즉 육류 · 유제품 · 설탕 · 화학 · 첨가된 가공식품의 대량 소비 경향과 야채 등 섬유질의 부족, 미네랄의 결핍 등에서 연유한다 하여 현대병은 모두 식원병이라고 주장하는 학자도 있다.

그런데서 요즘 선진국에서는 채식주의자가 늘고 동양의 자연건강법이 세계적인 붐을 이루고 있다. 최근의 보도에 의하면 영국에서만도 채식주의자가 300만 명에 이르고 그러한 자연식의 추세는 날이 갈수록 확산되고 있다는 소식이다.

현대 의학으로는 잘 낫지 않는 난치병이 동양 전래의 자연 요법으로 거뜬히 낫는 예가 많아 고대의술이 다시 각광을 받고 있다.

부항은 인류가 최초로 발견한 동양 고래의 이학理學 요법으로서 수천년의 역사를 가지고 있다.

한방 고전인 『황제내경』을 볼 것 같으면 침이나 부항이 유래한 최초의 기원이 한반도로 추정될 만한 전거가 나와 있다.

그런데 이 부항이 최근 중국에서 맨발의 의사들에 의해 광범위하게 활용되고 유럽, 미국 등지에서도 피로회복이나 스트레스 해소 · 미용 건강에 좋을 뿐 아니라 정혈 작용에 의한 현대병 치료에 탁월한 효과가 있는 자연 요법으로 밝혀지고 있다.

부항이란 우리말 고유명사가 일본 · 중남미 등지에서 보통 명사로 통용되기 시작하고 있다.

자연의학의 알파이며 오메가

부항의 원리는 매우 간단하다. 컵같이 생긴 부항단지의 내부를 진공 상태로 만들어 피부 표면에 흡착시키는 방법이다. 진공의 힘으로 피부 표면을 통해서 체내 가스 교환을 일으켜 정혈 작용을 하는 것이다. 피부 표면에 진공흡압을 하면 그 부분의 체세포를 기존의 압력세계로부터 탈출시키는 충격 효과가 있어 마치 그 부분이 달세계나 다른 천체를 여행하는 때와 같은 무중력 상태의 전연 다른 세계에 대한 경험과 충격을 받는 것이다.

그렇게 해서 침체되었던 체세포는 다시 활성화되어 전신에 파급 효과가 있게 된다.

흐르지 않고 고인 물이 썩는 것처럼 병이 있는 곳에는 반드시 혈액 순환이 잘 안 되고 묵은 피가 고여 있는 곳이다. 그러한 병소부에 부항을 붙이면 막힌 곳을 뚫어 주어 혈관이 청소되고 독소를 제거하여 치유의 기전이 열리는 것이다. 몸을 깨끗이 보링하는 것과 같다.

부항으로 하는 네거티브 요법으로 간염은 20일 정도에 완치되고 고혈압, 동맥 경화도 30일이면 현저히 호전되는 사례가 많다. 신경통이나 두드러기 등은 즉시 효과가 있으며 위암이나 간경화의 경우도 환부 일대에 부항 요법을 계속하면 딱딱했던 부위가 말랑말랑해질 정도로 신기한 효과를 나타내기도 한다.

현대병이란 모두 몸의 자연성을 상실한 데에서 비롯된다. 자연식은 몸의 자연성을 회복하는 길이며 식생활을 개선하면 성인병의 대부분을 예방할 수가 있다. 그러나 일단 병에 걸리면 자연식만으로는 금세 치유되지 않는다.

그런 때 정혈 요법이 필요하며 동양 고래의 부항으로 하는 네거티브 요법은 뚜렷한 효과를 기대할 수 있다. 그리고 이 방법은 일체 부작용이 없고 전문적인 기술이 필요하지 않기 때문에 가정 요법으로 누구나 활용할 수 있는 이점이 있다.

문명은 양(+)이고 자연은 음(−)에 해당한다. 양에 치우친 생활 속에서 신체의 조화가 깨지고 과식 · 과로 · 과보호 등으로 말미암아 현대인은 여러 가지 질병을 앓고 있다.

질병을 다스리는 데는 두 가지 방법이 있다. 하나는 보태는 방법으로 약물투여 · 주사 · 수술 · 고단백영양식 따위로 병을 직접 공격한다는 포지티브(+) 요법이고 다른 하나는 덜어 주는 방법으로 자연식 · 단식 · 부항 등으로 정혈 작용에 의하여 생명 본래의 자연치유력을 고무시켜 조정해서 스스로 낫게 하는 네거티브 요법이다.

지나치게 보탠 생활 속에서 탈이 난 현대병 치료에 또 보태는 치료는 병을 더욱 가중시키는 것과 같은 넌센스에 불과하다. 현대인은 모름지기 덜어 주는 데서 방법을 터득해야 할 때가 왔다.

혈관 손상을 보수하는 모습

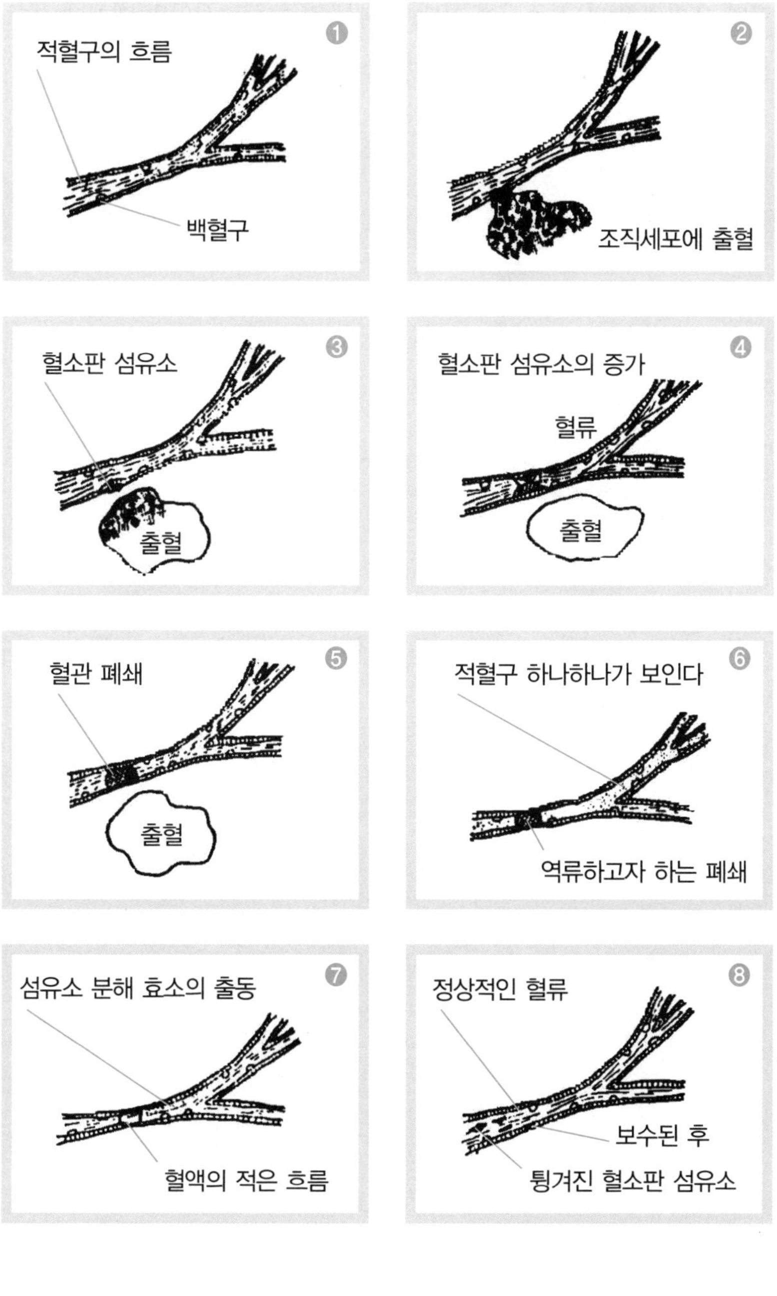

부항은 바로 우리 조상들이 질병에서 벗어나기 위해 최초에 발견한 자연 요법의 알파인 동시에 현대 속에서 격증하는 성인병 대책에 새로운 돌파구가 될 만한 오메가라고 할 수 있다.

제2장

부항 요법, 민중해방 원리

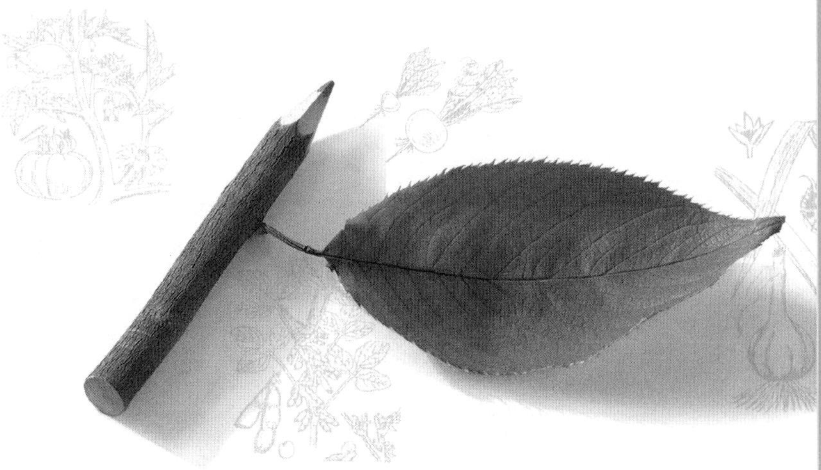

해방解放의학의 원리 01

부항은 인류가 최초에 발견한 고대의술古代醫術로서 선사 시대부터 지구촌地球村 도처에서 널리 애용해 온 자연 요법이다. 한방 고전인 『황제내경黃帝內經』 〈소문편素問篇〉을 보면 동쪽 주민들은 삼면이 바다가 되어 어염魚鹽을 상식常食하여 피부 질환이 생기면 환부를 돌촉으로 터뜨려 사기邪氣를 뽑아내는 부항법이 중원中原으로 전래했다는 전거典據가 있어 부항의 최초 발상지가 한반도였음을 시사하고 있다.

태초에 사람들은 상처가 나면 입으로 환부를 호호 불어 주고 돌멩이를 불에 달궈 온열溫熱을 쬐여 주기도 하고 대나무통이나 물소뿔로 빨아내는 부항법을 발견하였는데 부항은 약초나 침, 뜸보다도 선행된 원초의술原初醫術로서 의醫란 글자는 바로 부항을 뜻하고 있다.

당시의 의술은 모두 무당巫堂이 주관하여 医의 옛글자는 毉라 썼고 그 후의 의술의 변천사를 살펴보면 医→毉→醫→毉 으로 되어 가고 있음을 알 수 있다.

글자 풀이 : 匸은 부항단지를 옆으로 한 모양이고 그 속의 矢는 화살촉으로 환부를 터뜨려 殳 그 밑에 酉자는 알코올이나 약단지를 상징하며 앞으로는 육체를 물질화해서 장기매매나 이식 등 고가의 의료수가

가 요구되는 오로지 황금만능의 장기병 의술이 주류가 되는 醫의 시대가 되리라 예견된다.

의술이 그렇게까지 타락하면 현대 의학은 스스로 붕괴하고 자멸할 것인데 그 부분에만 집착하여 생명체의 통일된 전체상을 망각하는 현대 의학의 한계라고 할 수 있다.

서양에서도 의학의 원조로 알려진 히포크라테스가 가장 애용한 물리요법이 부항이었음을 나타내는 기록이 아테네의 그리스 신전의 부조도浮彫圖에 지금도 남아 있다.

부항의 원리는 한마디로 말해서 막힌 곳을 뚫어 주고 독소를 제거하며 혈액 순환을 잘 되게 하는 효과가 마치 자유를 잃었던 사람이 억압으로부터 풀려날 때 느끼는 황홀한 해방감解放感과 같다고 나의 파란많은 인생역정의 체험을 통해서 말했더니 그 말이 매우 감동적이라면서 일본의 젊은 벗들이 온갖 시련 속에서 터득한 한국 민중의 해방의학으로 보급하면 좋겠다는 공감대共感帶가 생겨 그러한 취지가 라틴 아메리카의 민중운동가에게 알려져 그쪽의 해방신학解放神學과 더불어 전설적인 슈퍼 닥터 Atom(본명 이노우에 마코도井上眞)의 바이오 헬스 운동에 해방의학解放醫學으로 접목되기도 하였다.

필자는 젊은 시절 해방 전후의 격동기에 대단한 애국심의 발로가 아니었는데 그저 불의不義와는 타협하지 않는 성격으로 일제로부터는 불령선인不逞鮮人이란 사상범으로 낙인이 찍혀 핍박을 받았고 해방 후에는 민주화 반체제 운동 정치범으로 총계 11년간 옥중생활을 하였다. 그래서 8 · 15 해방, 6 · 25 한국전쟁, 4 · 19 혁명, 군사독재정권의 횡포 등 가열苛熱한 역사의 현장을 옥중과 음지에서 체험하고 지켜보는 산 증인이 되었다.

일제 식민지체제의 온갖 압제의 굴레로부터 벗어난 8 · 15 해방의 감동과 힘없는 민초民草들이 궐기해서 부패권력을 타도한 4 · 19 혁명의 감격 등은 실로 엄청난 소용돌이였다 모든 사람이 서로 얼싸안고 하나가 된 일체감과 동질감 속에서 무서운 새 역사의 동력動力이 발동된 순간이었다. 자유를 박탈당하고 억압당해 보지 않은 사람은 자유가 얼마나 값진 것인지 모른다. 온갖 마음의 응어리가 말끔히 씻겨지는 카타르시스의 쾌감을 모른다.

한국 사람은 옛날부터 한번 신이 나면 무슨 일이고 해낼 수 있는 무서운 저력을 갖고 있다. 그러한 해방의 감격 속에서 우리 민족은 온갖 시련을 극복하였고, 근대화를 완성하는 데 영국은 산업 혁명 후 300년이 걸렸다면 일본은 명치유신 후 150년이 걸렸고 우리는 한국전쟁 후 전 국토가 잿더미가 된 폐허 위에서 불과 50년 만에 세계 10위권의 경제 기적을 이루었다. 앞으로 남북통일이란 또 한번의 해방의 감격을 맞이하게 되면 지금은 낙후되고 피폐한 북한 경제도 통일된 민족의 저력에 의하여 15년이면 능히 선진국 대열에 진입할 것으로 예상한다.

부항은 모든 생리적 억압으로부터의 해방이란 점에서 건강면에서 막힌 것을 뚫어 주고 신진대사를 활성화시켜 생명에 내재하는 치유력에 점화시킨다는 점에서 해방의 원리와 똑같다. 따라서 부항은 한민족의 오랜 시련의 역사 속에서 얻어진 진주처럼 찬란한 보물인 것이다.

그와 같이 부항은 인류가 선사 시대부터 활용해 온 알파原點 의술이며 미래 우주 시대의 무중력 시대에서 더욱 빛날 수 있는 오메가終點 의술이 되리라 자신한다.

02 고대古代의술의 재발견再發見

60여 년 전 필자는 20대의 황금기를 병약한 속에서 골골거리며 암담한 세월을 보냈다. 원래부터 알레르기 체질로 인한 천식에 관절염·위궤양·좌골신경통·치질 등 갖가지 병을 번갈아 앓으면서 어느 해 겨울에는 심한 기관지염에 폐렴·늑막염까지 앓게 되어 사경을 헤맨 때도 있었고 한 가지 병이 좀 나은가 하면 또 다른 병이 잇달아 찾아오고 하여 연중 병고에 신음하면서 좌절에서 헤어나지 못하고 있었다.

평소에 몸에 좋다는 약이나 보약을 늘 복용하고 있었지만 약이란 본디 그때그때의 응급적인 치료효과는 있어도 체질을 좋게 하는 것은 아니므로 계속적인 투약 결과는 약효를 감소시킬 뿐더러 부작용을 수반하여 도리어 질병의 악순환과 고질화를 초래했던 것이다.

필자의 성장기는 일제의 전시체제 하에서 식량 부족의 배급시대에 속하지만 가정적으로는 부유한 환경이 되어 일반에서는 구경하기 힘든 설탕·우유·계란·육류·보약 등을 많이 먹고 자랐다. 성장기의 그러한 미식 습관과 과보호가 편식의 습관을 갖게 하였고 도리어 질병에 약한 선병질 체질이 된 가장 큰 원인이었던 것이다.

요즘 청소년들의 대부분이 체구는 크지만 알레르기 체질로 되어 있는 것도 따지고 보면 우유 · 계란 · 설탕 · 약물 등을 성장기의 어린이들에게 많이 먹인 결과가 아닌가 한다. 알레르기 체질은 암을 유발하는 조건도 되는데 암이 격증하는 원인에 대해서도 자신들의 식습관을 한 번 반성해 볼 필요가 있을 것이다.

필자의 가계에서는 부친은 고혈압, 모친은 위암으로 돌아가셨는데 그러한 환경에서 본인 또한 천식으로 고생하던 시절에 우연히 어느 노인으로부터 옛날의 부항 요법을 소개받고 그 방법으로 완치하게 되었다. 그러한 자연 요법의 신비한 효험을 체험하게 된 것이 그 뒤 고대 의술에 관심을 갖게 된 동기가 되었다.

과거 속에 묻혀 가는 선인들의 방법 중에는 현대과학으로도 따를 수 없는 값진 것들이 더러 남아 있는데 그러한 유산들을 발굴하여 현대생활에 재현해 보자는 집념에서 그간 자연 요법을 전념해 온 지 60여 년이 되었다. 그러한 결과로 지금은 질병이라는 것을 모르고 80 초반에 이르렀지만 정신과 육체적으로 조금도 20대에 뒤지지 않을 정력과 건강을 지니고 있다.

현미식과 채식, 그리고 부항 요법을 일상화하고 있는 우리 가족은 치과 외에는 병원이나 약국신세를 진 일이 없으며 어린이에게는 예방접종 같은 것은 일체 안 하고 있지만 질병을 모르고 건강하게 자라고 있다.

그 점에서 누구보다도 복 받은 가정이 되었다고 자부하고 있는데 그 원인이 일병식재一病息災라는 뜻과 같이 필자가 청소년기에 한 가지 병을 고치려고 노력하면서 거기서 터득한 자연건강 원리에 힘입은 것이다.

반대의 경우 무병단명無病短命이라는 말이 있는데 평소에 병이 없는 것을 자랑하고 무리를 일삼으며 건강을 소홀히 한 사람이 하룻밤 사이에 갑자기 심장 마비 등으로 요절하는 예도 많은 것이다. 그러고 보면 사람은 어떤 나쁜 병에 걸리거나 재난을 당했을 때라도 대상을 두려워하고 절망하기에 앞서 거기에서 자신의 생활을 반성하여 질병에서 배우고 무엇인가 깨달음이 있으면 반드시 길이 있고 전화위복의 계기가 될 수도 있는 것이다.

질병현상이란 나를 이유 없이 괴롭히는 외적의 침입이 아니라 나의 왜곡된 부자연스런 생활을 바로잡도록 경고하는 신호이며 자연의 신비로운 메시지와 같은 것이다. 때 늦기 전에 감사한 마음으로 자연에 순응하는 생활을 하면 질병이란 감히 범접이 안 되는 것이다.

그러한 자연건강의 원리를 널리 알리고 싶은 마음에서 그간 주위에서 만성병으로 고생하는 분을 만나면 자연식을 권하고 손쉬운 가정 요법으로 네거티브 요법을 가르쳐 왔다. 그러한 방법으로서 기적 같은 일이 많이 나타났고 이러한 간단한 방법으로 고질병에서 거뜬히 나은 사람들이 서로 권하고 전하여 그간 십여 년간에 수만 명이 필자를 찾아와서 네거티브 요법을 전수받아 애용하는 가족이 되었다.

그 중에는 암 말기의 중증으로 도저히 회생의 가망이 없어 보였던 분이 기적적으로 치유된 후 네거티브 요법을 널리 알리는 것이 재생에 대한 보답이라고 만나는 자리마다 자신의 체험을 간증하는 분도 있다. 부항의 역사는 오래이지만 그를 실용화하여 네거티브 요법이란 이름으로 필자가 가정 요법으로 보급하기 시작한 것은 얼마 되지 않았다. 따라서 아직도 이 방법을 모르는 사람이 많고 부항이라고 하면 으레 환부 등에서 악혈이나 고름을 뽑는 따위의 재래적인 침술의 보조수단으로 여기고 있는데 사실은 피를 한 방울도 뽑지 않고 전신의 요소에 음압충격을 주어 자연치유력을 부활시키는 방법으로서 여기에는 전문가가 따로 없고 누구나 손쉽게 할 수 있을 뿐더러 효과가 확실하여 현대인의 만성병 치료와 예방에 가장 알맞은 건강법이라 할 수 있다.

따라서 부항이야말로 인류가 최초에 질병에서 벗어나기 위해서 생각해 낸 원점原點 의학인 동시에 격증하는 공해시대에서 성인병대책에 다시 각광을 받을 수 있는 마지막 도달한 정혈 요법, 즉 종점終點 의학이라고 할 수 있는 것이다.

03 부항의 역사

부항은 선사시대의 동굴벽화에도 나오고, 기원전부터 한반도가 처음 발상지로 추정되고 있는데 이러한 원초적인 방법이 문명생활 속에서 격증하는 각종 성인병대책에 새로운 돌파구가 되는 자연의학으로 각광을 받고 있다.

부항이야말로 인류건강을 위한 알파이고 오메가라고 할 수 있다.

부항을 중국에서는 빠후콴火罐, 일본은 스이따마吸玉, 영 · 미에서는 커핑글라스Cupping-glass, 독일에서는 슈레프코프Sohropf-Kopf, 프랑스는 방투즈Ventouse, 러시아에서는 반키라고 부른다. 세계 각국에서 널리 사용되는 부항용기들이 아직도 원시성을 탈피하지 못하고 있는데 한국에서 개발한 동의東醫부항기는 세계에서 최초로 고안한 가장 완벽한 것으로서 부항 종주국의 면목을 과시하였다.

부항이란 우리말이 일본과 라틴 아메리카 등지에서는〈プハン, PUHANG〉 등으로 알려져 한민족이 역사적인 오랜 시련 속에서 찾아낸 민중해방 원리라 해서 가톨릭 참여하의 해방신학과 더불어 민중 운동의 새로운 도표가 되는 해방의학으로 회자되고 있다.

의성 히포크라테스도 부항을 가장 애용했었다는 기록이 있고 그리스

시대에는 부항과 메스가 의사의 심벌이 되고 있다. 나폴레옹도 위통 치료에 이를 애용하였고, 현재는 독일 등 유럽에서 전승의술로서 많이 활용하고 있다. 그리고 일본과 독일에서도 요즈음 적극 권장하는 자연 요법이기도 하다. 이에 대한 연구는 한국에서 필자에 의해 새로운 이론체계로 정립한 것이 네거티브 요법이다.

04 부항의 놀라운 효과

나폴레옹의 사진에 나오는 장면 중 오른손을 가슴에 대고 심각한 표정으로 멀리 응시하는 모습이 있다. 상승의 전략을 구상하는 정복자의 멋진 폼으로 보이지만 사실은 나폴레옹은 평소에 심한 위통으로 그 아픔을 참기 위해 무의식적으로 손을 항상 가슴에 올려놓고 있었다.

나폴레옹의 가계에는 암 환자가 많았다고 하는데 그의 마지막 사망 원인도 위암으로 추정되고 있다. 그는 평소에 통증이 심할 때 시의(侍醫)로 하여금 국소에 커핑(부항)을 했다는 기록이 있다. 18세기 유럽에서는 부항 요법이 건강회춘법으로 매우 성행하였고 1880년에 프랑스는 외국에서 수입한 유리제품의 커핑글라스가 무려 4,500만 개에 이른 적도 있었다고 한다.

독일 하이델베르크 의과대학 병원에서는 지금도 커핑 요법을 만성병 치료에 많이 활용하고 있는데 그 1회 시술료는 약값보다도 훨씬 고가를 받는다.

커핑 요법(네거티브 요법)의 효과는 무엇보다도 정혈 작용이 있는데 체내의 병적인 어혈(병든 피) 또는 산독화한 노폐한 혈액을 강력한 흡인력으로 피하에 끌어내서 분해 청소하여 자가혈청 또는 단백체로 재생하

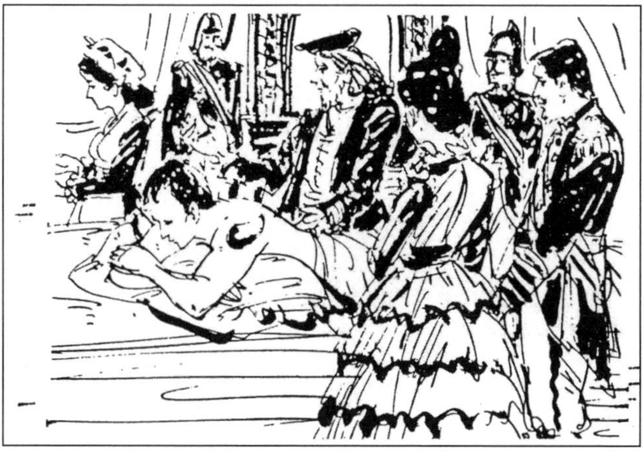

물소뿔 부항으로 치료받는 나폴레옹

여 정혈淨血하는 요법이다.

노폐한 혈액이라도 자기 피를 한 방울도 소실하지 않고 재생하는 데 의미가 있으며 피부 표면을 강력하게 흡압하여 막힌 각 모세 혈관과 기공氣孔을 열어 주어 체내에 정체되어 있는 유해독소를 체외로 배출시키고 체세포에는 신선한 산소로서 가스 교환을 하여 전신의 혈액 순환을 촉진하는 것이다.

05 네거티브 요법의 원리

성인병에는 원래 특효약이 없는 것으로 알려지고 있다. 그 이유는 현대의 성인병이 세균 등에 의한 감염성이 아니고 신체 내부의 기능 장애나 대사 장애 등 내인성內因性 질환이기 때문이다.

암 · 동맥 경화 · 고혈압 · 심장병 · 당뇨병 · 간경변 · 류머티즘 · 근위축증 등 난치병의 대부분이 감염성이 아니고 지금과 같은 과보호의 문명생활 자체에 그 원인이 있다 하여 문명병을 이른바 인조병人造病이라고 한다.

또 요즘 미국 등에서는 문명병의 태반이 현대인의 잘못된 식습관(육류 · 유제품 · 설탕 · 화학 가공식품의 섭취 및 야채 등 섬유질의 부족과 미네랄의 결핍)에서 연유한다 하여 문명병을 식원병食原病이라고 부르기도 한다(미국 상원 영양문제 특별위원회 보고서).

현대 의학으로 잘 낫지 않는 성인병이 동양 전래의 자연 요법으로 거뜬히 낫는 예가 많아 고대 의술이 다시 각광을 받고 있다. 부항은 인류가 최초로 발견한 동양 전래의 이학理學 요법으로 수천 년의 역사를 가지고 있다.

그런데 이 부항이 최근 중국에서는 물론이고 미국과 유럽지역에서도 피로회복이나 스트레스 해소, 미용과 건강에 좋을 뿐 아니라 정혈淨血 효과에 의한 만성병 치료에 빼어난 효과가 있는 것으로 밝혀져 각광을 받고 있다.

병원에서 버림받는 말기 암을 자연 요법으로 기적적으로 극복하여 완치한 사례들이 많이 있는데 그런 경우 동의東醫부항으로 하는 네거티브 요법은 놀라운 효과가 있다.

부항의 원리는 매우 간단하다. 컵같이 생긴 부항단지를 이용하여 내부를 진공상태로 만들어 피부 표면에 흡착시키는 것인데 요령만 알면 소주잔이나 우유병 같은 것으로 간단히 할 수 있다.

컵 안에 종이나 알코올을 넣어 불을 붙여 피부에 부착하면 그 즉시 불은 꺼지면서 용기 안은 진공이 되어 피부에 착 달라붙는다. 조금도 뜨겁거나 아프지도 않으며 여러 개를 척추에 따라 붙여 나가면 기분이 상쾌하여 잠이 잘 오기도 한다.

종래의 부항은 침의 보조수단으로 환부에 침을 쪼아 부항을 붙여 피를 뽑는 방법이었는데 이를 습항법濕缸法이라 한다. 네거티브 요법은 침술과는 달리 피를 한 방울도 뽑지 않고 신체의 요소요소에 음압陰壓 충격을 주어 그 자극으로 체내 가스교환 · 모세 혈관 청소 · 혈액 순환 · 대사 촉진 등에 의하여 물리적인 정혈 작용을 하는 방법인데 이 방법을 건항법乾缸法이라고 한다.

네거티브 요법은 전문가가 아니라도 누구나 손쉽게 할 수 있어 요즘 가정 요법으로 널리 보급되었고 외국에서 더욱 각광을 받고 있는데 일체 부작용이 없는 것이 특징이다. 이 요법에는 부항으로 마사지하는 주항법走缸法도 있는데 군살을 빼고 주름살을 없애는 효과가 있어 물리적인 미용법으로도 매우 좋다.

처음 부항을 붙인 자리에는 일시적인 색소 반응色素反應이 나타나는데 그 반응을 보고 내부 질환에 대한 진단도 한다. 건강한 사람은 색소 반응이 잘 안 나타나나 질병이 있는 환부의 표면에서는 흑자색의 짙은 반응이 나타난다.

이 요법은 혈관 장애나 염증성 질환에 효과가 있지만 특히 고혈압 · 부인병 · 간염 · 위염 · 폐렴 · 늑막염 · 관절염 · 두드러기 등에 탁월한 효과가 있다. 간경변증이나 위암 같은 경우도 환부일대에 부항 치료를 계속하면 딱딱했던 부위가 말랑말랑해질 정도로 호전되기도 한다.

병이 있는 곳에는 반드시 혈액 순환이 잘 안 되고 있기 때문에 거기에 신구 혈액을 교환하는 물리적인 작용이 계속되면 회복이 되는 것이다. 고혈압이나 간염의 경우 대개 한 달 정도에 완치되는 사례가 많고 신경통이나 두드러기는 즉시 효과가 있다.

그의 기전機轉을 살펴보면 현대병이란 대부분 몸의 자연성의 상실에서 비롯되는데 일상 생활에서 자연식을 하면 몸의 자연성을 회복하는 것이 되어 대부분의 성인병을 예방할 수 있으나 일단 병이 생겼을 때는 자연식만으로 금세 치유의 효과를 기대하기는 어렵게 된다. 그럴 때 물리적인 정혈 요법으로 부항으로 하는 네거티브 요법을 자연식과 함께 병용하면 뚜렷한 효과가 나타나기 시작한다.

문명은 양(+)이고 자연은 음(−)에 해당한다. 현대인은 너무 양에 치우치는 생활을 하다 보니 즉 과식 · 과로 · 과보호 속에서 질병을 앓고 있다. 그런 문명병을 치료하기 위해서 또다시 무엇을 보태는 치료법, 즉 포지티브(+) 요법은 무의미하고 오히려 몸 안에서 남아 돌아가기 때문에 독소가 되는 잉여 영양분을 효과적으로 제거하여 전신을 보링하는 즉, 자연치유력을 북돋아 주는 네거티브(−) 요법이 효과가 있는 것이다.

네거티브 요법의 특징 06

1. 혈액 정화

건강한 혈액은 PH가 7.3~7.4의 약알칼리성을 유지해야 하는데 이 요법을 계속하면 노폐된 혈액을 정화하고 혈중의 칼슘을 증가시켜 혈액의 약알칼리 상태를 유지시킨다.

2. 체세포의 활성화

정화된 신선한 혈액이 체내에 고루 순환됨으로써 각 세포의 활동이 왕성해지고 영양분이 세포막을 침투하기 때문에 세포는 더욱 활성화되고 신진대사가 활발해진다. 또 호르몬 분비도 왕성해져 노화방지가 될 뿐 아니라 모세 혈관과 피부 기능을 강화시켜 육체적인 젊음을 유지할 수 있게 한다.

3. 자연치유력의 향상

체내의 가스교환과 신구 혈액을 교체시킴으로써 자연치유력을 부활, 향상시킨다. 혈액의 기능이 저하된 상태에서는 아무리 영양식이나 녹용 · 인삼 등 보약을 먹어도 도움이 되지 않고 도리어 부담이 될 뿐이다. 부항은 생명에 내재한 자연치유력을 가장 효과적으로 자극하는 손쉬운 물리 요법인 것이다.

4. 쾌식 · 쾌변 · 쾌면

복부와 척추에 대한 물리적인 흡압 충격은 소화기능을 촉진하고 배변을 잘 되게 하며 신경을 안정시키는 작용을 하여 쾌식 · 쾌변 · 쾌면 등 건강의 3대 조건을 충족시킨다. 그리고 피로회복 · 스트레스 해소에도 즉시 효과가 있다.

5. 통증 제거

치통 · 신경통 · 근육통 · 동통의 해소가 즉시 호전되고 진해 · 거담 · 해열 · 소염효과도 있어 응급 시에 가장 부작용 없는 무약 대증 요법이 된다.

6. 해독 기능

피부 표면을 통한 흡압 충격은 체내 독소를 체외로 배설시킬 뿐만 아니라 체내에서의 해독 · 여과 · 중화 기능을 강화시켜 특히 간장, 신장 질환에 특효가 있다. 각종 중독(알코올 · 약물 · 연탄가스 등) 증상에 매우 효과가 있다.

7. 체질 개선

이 요법의 종합적인 작용은 병적 체질을 근본적으로 개선하여 질병을 자연스럽게 소멸시키고 허약체질을 저항력이 있는 건강 체질로 만들며 건강체질에게는 일체 질병에 대한 예방과 양생이 되게 한다. 천식 · 두드러기를 유발하는 알레르기 체질도 3개월이면 개선된다.

8. 효과가 확실하고 방법이 간단

이 요법은 침 · 뜸 · 지압처럼 전문적인 기술이 필요 없고 부작용이나 금기 장소가 따로 없기 때문에 누구나 안심하고 할 수 있고 효과가 확실하다. 가장 효과가 빠르고 확실한 것은 신경통 · 요통 · 견비통 · 고혈압 · 동맥 경화 · 간염 · 신염 · 피부병 · 산후통 등인데 대개 1개월이면 완치가 가능하다.

9. 치료 즉시 진단

이 요법의 특징으로서 부항으로 흡압한 자리에 색소 반응(어혈 반점)이 나타나게 되는데 건강한 사람은 잘 안 나타나고 질병이 있을 때 많이 나타난다. 색소 반응의 부위와 나타나는 농도에 따라 병소부를 판단할 수 있다. 특히 등쪽의 방광경에 나타나는 색소 반응에 의해 오장 육부의 어느 곳에 이상이 있는가를 선명하게 알 수 있게 된다.

색소 반응의 색깔은 담홍색으로부터 자색, 흑자색까지 혈액의 오염도나 병의 상태에 따라 짙게 나오게 마련인데 수일 내에 반드시 소멸된다. 건강인일수록 안 나오거나 엷게 나오고 병이 심할수록 짙게 나오고 오래 남아 있으나 1주일 전후해서 완전히 소멸된다. 동일한 장소에 계속 흡압하면 대개 1개월 전후해서 색소 반응이 전혀 안 나오게 되는데 전신에서 반응이 안 나올 때는 몸이 깨끗이 보링되어 일단 치료효과가 달성된 것이다.

처음 치료하는 사람은 심한 색소 반응에 놀라 꺼리는 경향도 있지만 실은 그러한 색소 반응은 자신의 체내에 있는 독소를 그만큼 제거시키는 것이기 때문에 환영해야 할 일이고 그 즉시 자신의 상쾌감을 체험할 수 있다. 색소 반응이 많이 나올 때는 소변 색깔도 탁하고 심한 냄새가 나는 경우도 있는데 그만큼 체내의 독소가 오줌으로 배설된 증거이며 건강이 호전됨에 따라 색소도 선명하게 된다.

고질병이나 중환자의 경우, 병소부에 연관된 피부 표면에서 색소 반응 외에 수포(물집) 반응이 나타나는 일도 있는데 수포는 아무 데서나 나타나지 않고, 반드시 체내에 어혈이 많고 심한 이상이 있을 때만 나타나게 된다. 수포 반응이 한번 있은 뒤부터 병세가 호전되는 예가 많은데 필자의 체험으로는 중풍 · 폐결핵 · 기관지천식 환자에게서 그런 예가 종종 있었다. 이를 어혈 발포發疱 요법이라고 한다.

네거티브 요법의 진단법 07

등에 나타난 색소 반응에 의해 오장 육부의 어느 곳에 이상이 있는지 알 수 있는 것이 네거티브 요법의 진단법이다. 부항을 붙인 피부 표면에 나타나는 색소 반응은 병의 진단과 치료에 매우 밀접한 관계가 있다.

左측 반응은 심장이나 위 질환, 右측 어깨에 많이 나오면 간장 질환, 목 부분과 양 어깨에 많이 나오면 동맥 경화 및 체내에 피로 물질이 많이 쌓였음을 의미한다.

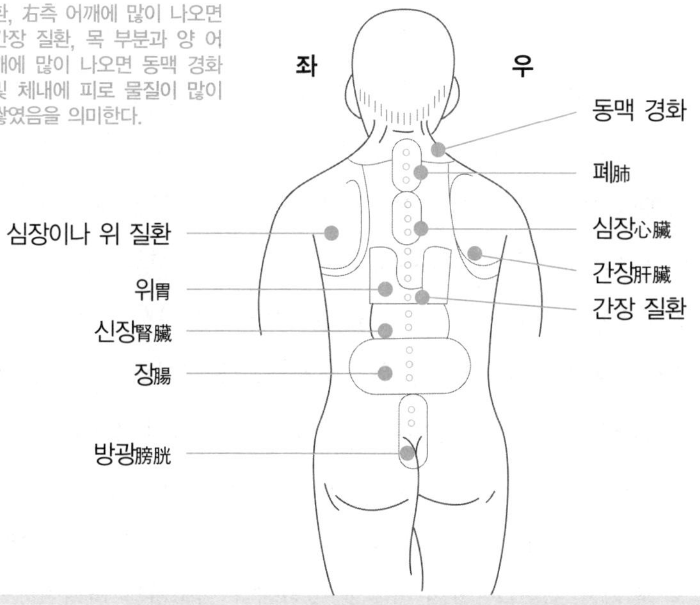

08 네거티브 요법의 치료법

일본에서 80여 년 전 처음 발행된 책으로 가정 요법의 성서처럼 되어 있는 『아카혼』으로 유명하지만 원명은 『가정에 있어서 실제적 간호의 비결』로 쓰키다 카키치築田多吉의 저서가 있다.

초판 이래 한 번도 광고를 내지 않고 그간 80여 년 동안에 무려 1천 6백만 부 이상의 발행기록을 낸 이색적인 장기 베스트셀러가 된 책이다. 저자는 96세까지 장수하다가 타계한 분이지만 어린 시절에는 남달리 병약한 체질이었다고 하는데 스스로 노력하여 건강체가 된 후에 뜻을 세우고 위생병을 지원하여 수십 년에 걸쳐 수많은 사상자들을 돌보면서 각종의 치료법을 집대성하여 기록하였다고 한다. 오랜 체험을 통해 생명 본연의 모습을 파악한 현대의 이인異人이라 할 만하다.

그 내용은 동서고금의 건강법을 비롯하여 각종 민간 요법 · 난치병 · 불치병에 대한 희한한 비방들을 수록하였는데 그대로 실천해 보면 반드시 효과가 있고 어느 것 하나 버릴 것이 없는 값진 체험담으로서 만성병 환자에게는 복음이 될 만하다. 필자도 60여 년 전에 투병생활을 하면서 그 책을 읽고 자연 요법의 신비를 체험했고 부항 요법을 연구하게 된 동기가 되었다. 약의 만능과 병원에만 의존하는 현대인에게 꼭 권하고 싶은 책이다. 우리나라에서도 일본 서적을 취급하는 서점에서 구해 볼 수 있다.

그 책에는 부항 요법에 대해서 어혈 흡압 요법이라 하여 치료법과 효능을 상세히 설명하고 있다.

그 내용을 간추려 보면 다음과 같다.

"어떠한 만성병에도 유효하지만 특히 뇌졸중의 반신불수 · 동맥 경화증 · 부인병 · 만성위장병 · 폐결핵 · 신경통 · 늑막염 · 맹장염 · 복막염 · 치질 · 각기병 등에 놀랄 만한 효과가 있다. 깨끗한 피가 전신에 잘 순환하면 외부에서 어떠한 병균도 침범이 안 되는 것이다.

만성병의 주원인은 대부분 어혈에 있기 때문에 치료의 열쇠는 무엇보다도 정혈에 있다. 요법은 신체 내부의 울혈을 진공력으로 흡인, 피부 표층으로 유인해서 잔재 혈관의 배설 작용에 의해 어혈과 독소를 소변으로 배출시켜 혈액을 정화하기 때문에 혈액의 힘으로 모든 병을 낫게 하는 작용을 한다.

기구만 준비하면 가정에서도 간단히 할 수 있는데 매일 1회씩 실행하면 누구나 그 효험에 깜짝 놀라게 된다. 이 방법으로 동맥 경화는 2개월, 뇌졸중 후의 반신불수도 3개월이면 10중 8,9는 완치된다."

이상과 같은 내용의 요법이 『아카혼』에 소개된 뒤 일본에서 가정 요법으로 폭발적인 붐을 이루는 계기가 되었다.

09 부항법의 종류

습항법濕缸法

습관법濕罐法 또는 사혈瀉血 요법이라고도 하는데 재래식 부항 요법은 대부분이 이 방법을 말해 왔다.

침술의 보조 수단으로 환부를 침으로 쪼아 그 위에 부항을 붙여 피를 뽑아내는 요법인데 타박상이나 뇌졸중 같은 급성 질환에 응급적인 치료법으로 속효를 볼 수도 있으나 경락經絡의 이치에 통달한 전문가라면 몰라도 일반인에게는 권할 만한 방법이 아니다. 흔히 한증막에서 부인들이 피를 뽑는 부항 요법을 하는 경우가 있는데 위험한 일이다.

요즘 습항법인 사혈 요법을 만병통치나 다름없이 주장하고 선전하는 사람이 있는데 이는 매우 위험하고 무책임한 상업주의에 불과하다. 한의사나 침구사 아닌 사람이 할 때는 의료법 위반이 된다.

습항법의 기구로는 펌프식으로 된 흡각기吸角器(공기를 빼내게 된 흡인기)를 사용하는데 환부에 한두 개 붙인다. 지금 시중에 나돌고 있는 펌프식 부항은 모두 플라스틱 화학수지로 만든 것으로 다이옥신 같은 환경호르몬이 검출되어 선진국에서는 사용이 규제되고 있다. 더욱이 소독한다고 더운 물에 팔팔 끓이는 것은 매우 위험하다.

건항법乾缸法

건관법乾罐法이라고도 하며 이 책에서 권장하는 동의부항기로 하는 네거티브 요법은 바로 이 건항법을 말한다. 피를 한 방울도 뽑지 않고 몸의 급소에 네거티브 충격만을 주는 요법으로 전문가가 아니라도 누구나 안심하고 할 수 있다. 질병별 국소 요법보다는 체질 개선을 위한 전체 요법을 중요시 하며 동시에 20~30개의 부항기를 전신에 붙여 나간다. 시술에는 꼭 동의東醫부항기를 사용하되 이 부항기가 없을 때는 유리 술잔으로 대용할 수도 있다. 펌프식 흡각기吸角器로는 압력이 약하고 고르지 못하여 한 군데서 피를 뽑는 습항법으로는 쓸 수 있지만 동시에 수십 군데에 붙이는 네거티브 요법은 부적합하다.

주항법走缸法

건항법의 한 방법으로서 부항 마사지법이라고도 한다. 중국에서는 주관법이라 하여 마비·근육위축·근육통증·불면증·소화 불량증 등에 많이 쓰인다.

몸에 털이 많은 곳에는 로션을 충분히 바르고 하면 피부가 튼튼해지고 군살이 빠지며 얼굴에 매일 하면 주름살도 펴진다. 이 마사지법은 어디가 아플 때만이 아니라 보건이나 미용에 효과가 크므로 운동 선수나 특히, 여성들이 체중감량의 미용법으로 사용할 만한 방법이다.

〈주의〉 시술 부위나 온몸에 로션을 충분히 바르면 침대나 이부자리가 더럽혀지므로 목욕용 타월을 준비해서 깔고 한 장은 시술 부위 외에 덮는다.

시술 후에 로션을 닦아 내야 하는데 사람에 따라서는 목욕탕에 가서 비누로 깨끗이 씻어야 하는 경우에는 목욕 준비를 해 두어야 한다.

시술하는 사람은 손을 깨끗이 씻고 손톱을 짧게 깎아 두어야 한다. 그리고 방 안의 온도는 일정하게 섭씨 20도, 습도는 약 섭씨 50도 정도다.

수포水疱 요법 또는 어혈瘀血 발포 요법

환부 또는 환부와 관계되는 경혈經穴점에 부항기를 흡착하여 30~40분 이상 강한 자극으로 붙여 두면 어혈이 있는 곳에서는 반드시 물집〔水疱〕 반응이 생기는데 이를 발포發疱 요법이라고 한다.

어혈이란 묵은 피, 더러워진 피, 병든 피로서 한의학에서는 만병의 원인이라고 한다. 정혈淨血이 되면 모든 병이 일단 좋아지는 계기가 된다.

수포현상은 화상을 입은 것처럼 피부 표면이 부풀어오른 물집인데 이쑤시개로 살짝 찔러 수포액을 뽑아낸다. 그 내용물은 불그스름한 액체형 · 거품형 · 끈적끈적한 젤리형 · 하얀 비지형 · 피고름형 · 거머리 같은 혈병血餠형 등 갖가지 여러 형태로 체내의 불순물이 빠져 나오기도 한다. 그때 고약한 냄새가 나기도 하고 소변 색깔이 탁하기도 하지만 체내 독소가 빠져 나가는 일시적인 현상이기 때문에 걱정하지 않아도 된다.

그렇게 매일 또는 2~3일 간격으로 계속 수포水疱를 뽑아내면 중증의 질환도 한결 호전된다. 수포水疱액은 강알칼리성의 체내 독수毒水로

발포 요법을 할 수 있는 주요 장기 부위

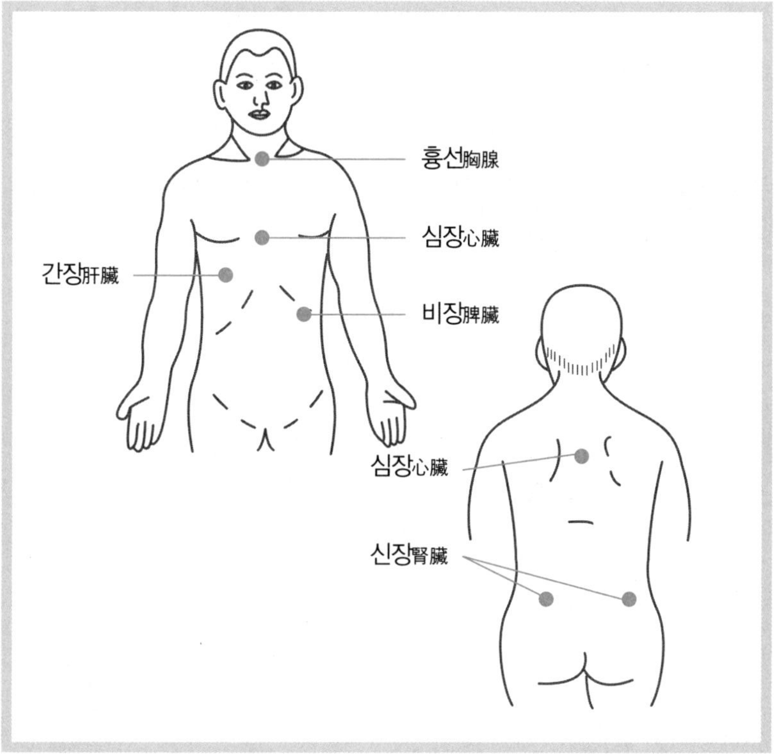

서 한 달 정도에 걸쳐 수포가 안 나올 때까지 계속하면 중증의 만성 질환이나 난치병에도 효과가 있다. 그런 것이 배출되고 나면 때로는 고질적인 피고름 같은 암 종양 덩어리도 빠져 나오기도 하고 몸이 개운해지면서 신기할 정도로 자연치유가 되는 것이다.

다만 중증의 환자라도 항암제, 방사선 치료를 받았거나 또는 극도의 빈혈상태에서는 말초혈액공간이 막혀 있으면 처음에는 반응이 안 나타나지만 계속하면 말초혈액공간이 열리면서 차차 수포 반응이 나타나게 된다.

수포 반응이 있는 환부에는 일체 소독할 필요가 없다. 수포가 난 자국은 따고 나면 처음에는 까만 딱지가 생겨 흉터처럼 남으나 시간이 경과하면 딱지가 떨어지고 차츰 정상의 피부처럼 회복된다.

수포현상을 모르면 흔히 화상을 입은 것으로 오인한 경우도 있는데 부항을 붙인 자리의 수포현상은 화상을 입은 자리와는 전연 다른 호전 반응으로 걱정하지 않아도 된다.

수포 요법을 할 수 있는 주요 경혈점

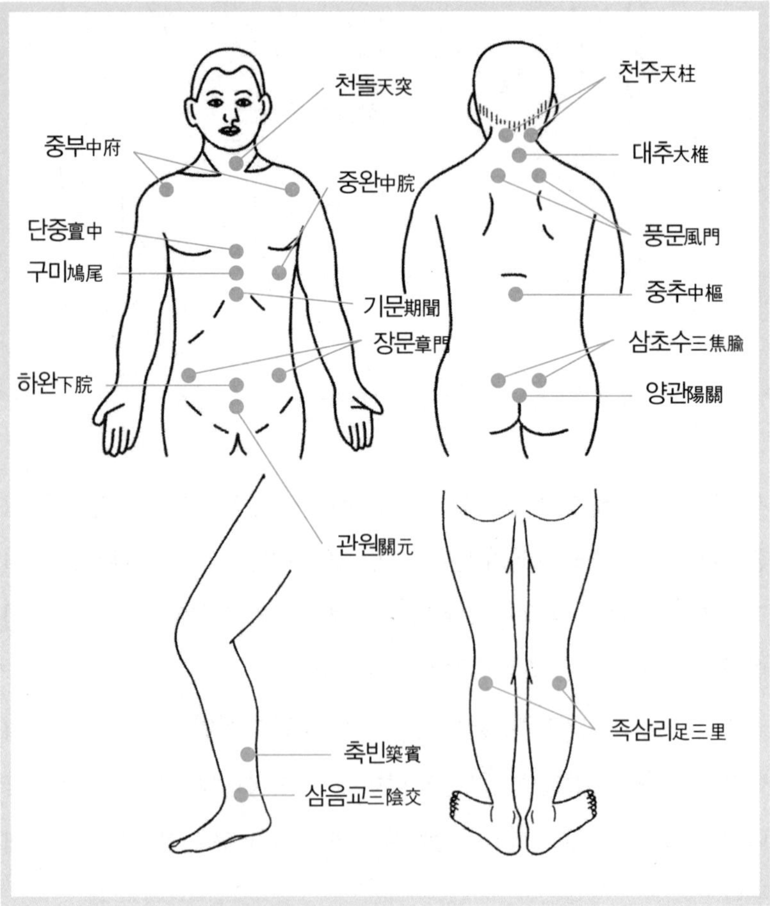

사용법 순서 10

1. 시술 방법

① 분무기에 알코올(95% 이상 순도)을 넣고, 부항컵 내부에 분무기를 이용해서 2번~3번 정도 뿌려 준다.

② 알코올을 적신 부항컵은 입구를 바닥으로 놓고 1분 정도 놔둔다.

③ 부항컵 입구 부분(투명한 안쪽)을 수건으로 닦아 준다.

④ 붙이고자 하는 피부면에 로션을 바른다.

⑤ 알코올 램프에 불을 붙여 옮겨 붙인다.

⑥ 피부에 붙인 컵은 1분~3분 정도 붙여 놔둔다.

⑦ 사용이 끝난 컵은 입구만 닦아서 입구가 위로 향하게 보관한다.(* 부항컵을 사용한 후에 몸에서 나온 노폐물과 알코올이 부항컵 안에 남아 있으면 그 다음날 사용할 때 알코올을 흡수하지 못해서 화상의 원인이 되므로 꼭 부항컵 입구가 위로 향하게 보관해야 한다.)

2. 사용할 때 주의 사항

① 알코올을 뿌려 주고 입구는 꼭 확인하고 닦아 준다.

② 부항컵을 붙일 때는 수평으로 붙여 준다. 옆이나 위로 붙이면 뜨거울 수가 있다.

③ 인화 물질인 알코올을 사용하기 때문에 어린이가 있는 곳에서는 각별히 주의 요망.

④ 부항을 사용할 때는 꼭 쟁반에 놓고 사용하여야 한다(알코올 램프가 불이 붙은 상태로 쓰러지면 위험하므로 꼭 쟁반에 놓고 사용해야 한다.).

⑤ 부항컵의 내부는 알코올을 흡수할 수 있게 원적외선 다공질 물질을 분말 처리를 해서 내벽에 부착하여 처음에는 일시적으로 떨어질 수 있으나 불량은 아니다.

⑥ 알코올과 불을 이용하기 때문에 별도의 소독은 필요 없고, 입구만 닦아서 보관하면 된다.

⑦ 너무 장시간 피부에 붙이면 피곤할 수 있기 때문에 최고 10분은 안 넘겨야 한다(*특히 노약자나 어린이는 가볍게 해 줘야 한다.).

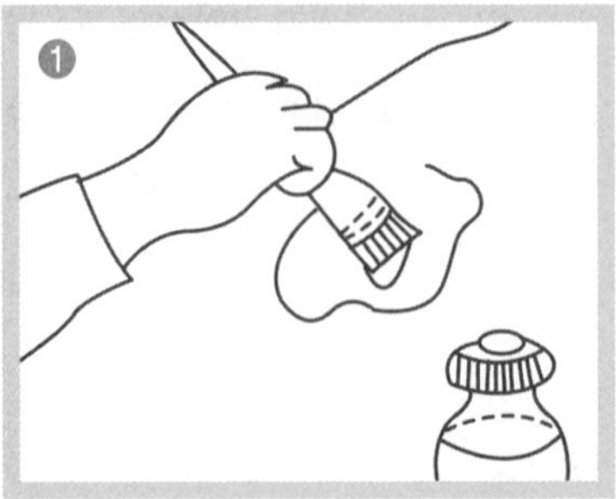

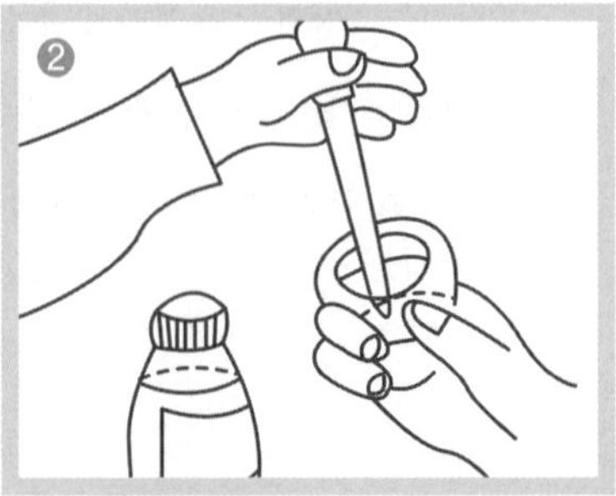

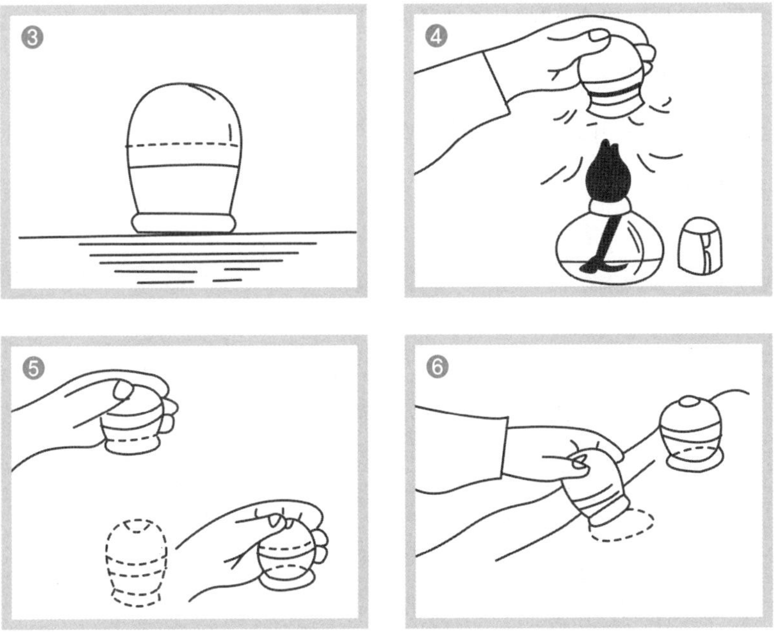

이상과 같은 요령으로 요소마다 흡착하는데 치료법으로는 전체 요법과 국소 요법이 있다.

3. 전체 요법

등과 배에 하는데 등에는 등뼈를 흐르고 있는 중추신경을 따라 목뼈부터 허리뼈에 이르기까지 10개의 부항을 붙이고 난 다음에 다시 등뼈에서 한 치 양 옆 방광경(자율신경계통)을 따라 위에서 밑으로 세 번 나누어 붙인다.

등 치료가 끝난 다음에 배를 치료하는데 처음 배꼽을 중심으로 상하좌우로 5개를 붙이고 난 다음에 다시 복부 양 옆으로 밑에서 위로 8~9

개를 붙인다. 가슴 위에도 5개를 붙인다. 붙이는 시간은 1분을 표준으로 하여 비만체나 고혈압 체질은 2~3분, 중환자나 어린이에게는 20~30초씩 붙이고 특별히 색소 반응이 많이 나온 부위나 환부에는 반복 시술한다.

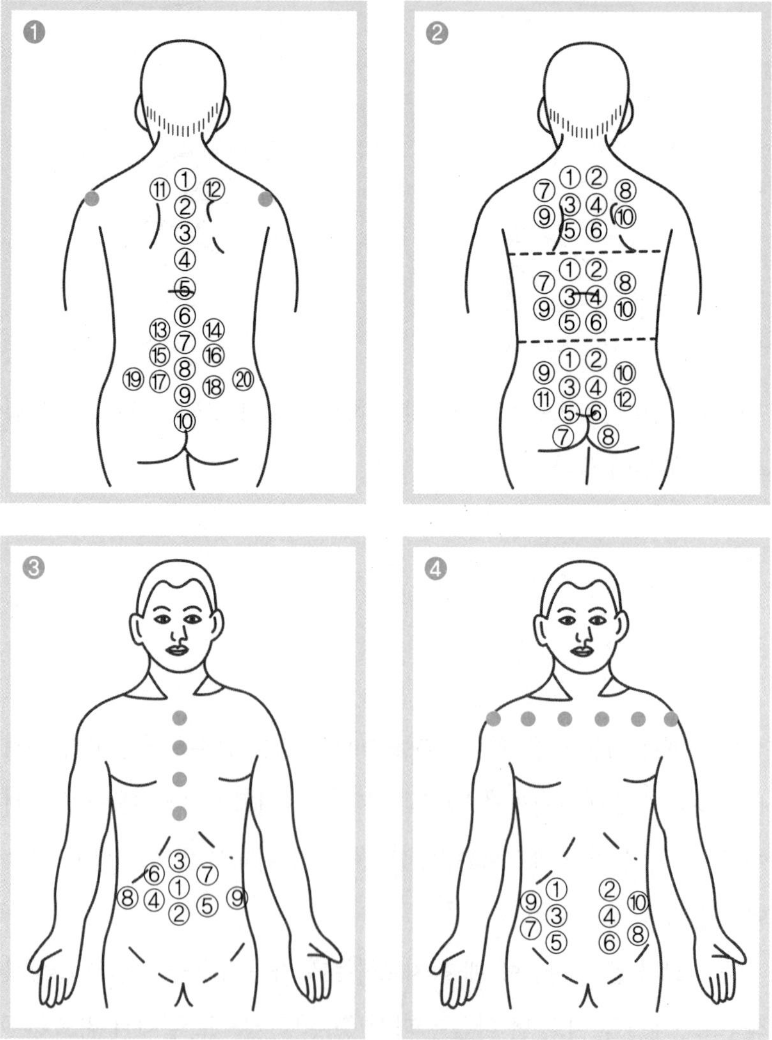

4. 국소 요법

환부를 중심으로 5~6개의 부항을 4~5분씩 강한 자극으로 반복 시술한다.

동맥 경화에는 배꼽 좌측에 흐르고 있는 대동맥 부위와 목뒤 · 가슴 · 손바닥 · 발바닥 등에 강한 자극의 국소 요법을 전체 요법과 함께 실시하고 반신불수는 못 쓰는 쪽에 집중적으로 반복 시술한다.

11 동의부항기의 특징

① 용기 내벽을 음陰이온과 원적외선 방사 다공多孔 물질로 화학 처리하여 점화용 액체 알코올을 기화시켜 순간의 폭발력을 이용하므로 흡인력이 매우 강하다. 평균 내압 진공도 400mmHg 1/3 기압.

② 부항기의 내벽에는 원적외선 방사 물질과 음이온 방사 물질이 부착되어 있어 원적외선 방사효과가 있어 발명특허를 취득하였다.

③ 알코올을 한 번 점적하여 엎어 놓아두면 10여 회를 계속 점화 사용할 수 있고 수 시간 후에도 그대로 사용할 수 있다.

④ 스이타마吸玉(일본) · 빠후콴拔火罐(중국) · Cupping-glass(영 · 미)보다 사용이 간편하고 전동 진공펌프에서 얻을 수 없는 온열 자극 효과를 아울러 갖는다.

⑤ 제품이 아름답고 견고한 투명유리이기 때문에 시술 중에 색소 반응을 수시로 검사할 수 있다.

⑥ 체격이 큰 외국인용으로 도자기로 된 동의東醫부항은 매우 우아하고 한국적인 멋을 살려 외국에서 호평을 받고 있다.

동의東醫란 개념은 민족의학이란 뜻에서 중국의 중의, 일본의 한의

와도 구별되는 독자성을 가지고 있으며 부항附缸이란 말은 상고 때부터 우리 겨레가 사용해 온 고유 언어로서 중국의 빠후관拔火罐이나 일본의 흡각자吸角子보다 오랜 역사를 갖고 있다.

17세기(1613년)에 발간된 허준許浚의 『동의보감東醫寶鑑』에서의 동의란 개념은 당시 서의西醫를 의식하기 전에 벌써 중국의 동방이란 뜻에서 신토불이身土不二에 입각한 민족적 긍지와 독자적인 이상이 표명되어 있는 것이다.

동의부항기는 바로 이러한 선인들의 정신의 계승에서 발상된 옛것을 현대 속에 재현한 외국에 없는 한국의 독자적인 민족적인 작품임을 자부할 수 있다.

고래로부터 전승되온 동의부항의 원류는 화착식火着式의 불부항으로서 압력이 비교적 강하면서도 아프지 않고 온열 자극효과도 있어 매우 쾌적한 감촉을 준다. 요즘에는 시중에 화착식이 아닌 값싼 수동 펌프식의 플라스틱 제품이 나돌고 있는데 다이옥신 같은 환경 호르몬이 녹아나오는 화학제질로서 선진국에서는 의료용구나 식품용구의 소재로서 사용이 규제 금지 되고 있다.

동의부항에서는 외국 소비자의 엄격한 요구의 사양 주문에 입각하여 환경 친화적인 무독성 소재를 엄선하여 음이온 방사와 원적외선이 조사가 되는 제품으로 출시하여 일본, 미주 등지에서 동의부항이 민중해방의학으로 회자되어 호평을 받고 있다. 외국에서도 puhang으로 표기되어 우리말 동의부항의 고유명사가 보편화되어 가고 있다.

최근에는 국내 한방병원 등의 주문에 의하여 펌프식을 일회용 부항용기(연식軟式 콘돔형)를 친환경 소재로 개발하여 한방 전문병원용으로 대호평을 받고 있다.

마크로비오틱 부항 특집

일본 유명잡지 《Macrobiotique》 2004.11월호에 발표된 '부항 효과' 특집

발표자 : 모리시타 게이이치森下敬一 박사, 혈액생리학자, お森の水클리닉 병원장
질문자 : 모치즈키 사치코望月佐知子, 건강 카운슬러 동의부항보급회 Depol 사장

무투약 식생활 지도 중심의 진료 클리닉

질문 : 제일선에 선 서양의학의 대가로서 박사님은 환자들에게 일체의 투약을 하지 않고 식생활 지도 중심의 진료를 하는 것으로 유명한데 암 같은 악성 종양에 걸려 현대 의학으로 가망이 없는 중증의 환자들을 많이 진료하고 계신 줄 알고 있습니다. 본 취재에 앞서 실은 전번에 나가노 가츠코中野勝子란 분으로부터 연락을 받았는데 그분은 항암투여 후 머리카락에 손만 닿아도 한 움큼씩 빠져서 여간 기분이 언짢고 마음이 상했었다고 하는데 부항을 하고부터 머리칼이 다시 싱싱하게 나기 시작했다고 합니다. 그간 마크로비오틱(정식 건강법)을 열심히 실천하는데도 건강이 좀처럼 좋아지지 않고 있던 차에 엎친 데 덮친 격으로 우환이 겹쳐 남편마저 대장암으로 입원하여 체중이 5kg나 빠지고 있을 때 한국의 동의부항을 병용하고부터 2개월 만에 체중도 늘고 머리카락도 다시 나기 시작했다는군요.

이처럼 중증에서 몸이 점점 좋아지는 쪽으로 변화가 있는 사람과 자연식을 아무리 열심히 해도 좋아지지 않는 사람이 있는데 어떻습니까, 낫는 사람과 낫지 않는 사람의 차이는 어디에 있습니까?

박사 : 그런 질문을 하는 생각부터 바꿀 필요가 있겠습니다. 원래 낫지 않는 병이란 존재하지 않습니다. 어떤 병이라도 낫게 돼 있어요. 낫는다는 것은 원상으로 회복되는 것으로 누구나 그러한 복원능력을 갖고 있는데 지금의 현대 의학은 특정한 만성병이나 암, 교원병 같은 난치병에 대해서 불치병이라고 하고 절대 낫지 않는 병으로 단정하기도 하지만 살아 숨 쉬는 한 원상으로 돌아가려는 힘을 누구나 가지고 있어요. 그러한 조건만 조절해 주면 반드시 낫게 됩니다. 사실 그렇게 해서 우리 병원에서는 많은 사람이 좋아지고 있어요. 조금만 공부를 하고 열심히 실천하는 정도로도 상당히 중증의 암도 거뜬히 극복하고 있습니다.

우리 병원을 찾는 환자는 대부분 다른 대학병원이나 종합병원에서 포기한 말기 암이나 전이암 환자들이 찾아오는데 그중 70%는 자연치유로 완치되고 있습니다. 나머지 30%는 현대 의학의 통상치료법에 의해서 환자의 몸이 형편없이 망가졌을 때 효과를 못 보더군요. 따라서 낫는 사람과 낫지 않는 사람보다는 낫기 쉬운 사람과 낫기 어려운 사람이 있을 뿐이지요.

부항의 원리는 폐기의 프로세스를 활성화하는 네거티브 요법

질문 : 그렇군요. 그렇다면 낫기 어려운 사람은 어떻게 해야 됩니까?

박사 : 낫기 어려운 사람은 식생활에 의해서 먹거리가 체세포를 만드

는 프로세스만 관심을 갖지 말고 몸을 구성하는 체세포가 용도가 끝나 폐기되어 가는 프로세스에도 주의를 기울일 필요가 있습니다. 그 양쪽의 기능이 원활하게 잘 돌아갈 때 병이 낫는 것이지요.

질문 : 체세포를 폐기해 가는 프로세스란 처음 듣는 말씀인데 바른 먹거리의 중요성에 대해서는 누구나 알겠는데 반대쪽 기능인 체세포를 폐기하는 프로세스에 대해서 좀 더 알기 쉽게 설명해 주시기 바랍니다.

박사 : 병을 낫기 어려운 사람이란 그때까지 그 사람이 먹어 온 열악한 식사에 의해서 장내腸內 환경이 매우 악화되고 있다는 것이 문제지요. 그 사람의 적혈구, 백혈구 또는 조직세포는 질적으로 열악한 상태가 되어 그 결과 체조직의 세포에 이상이 생겨 체세포는 엉성하여 조숙조로早熟早老하는 원인이 됩니다. 그 사람이 살아온 먹거리 습관의 당연한 귀결이라고 할 수 있겠지요.

여러분도 잘 아시겠지만 육식이나 가공식 등 열악한 식사에 의해서 만들어진 체세포는 그 원료가 나쁘기 때문에 좋은 먹거리에 의해서 만들어진 체세포보다 빨리 붕괴됩니다. 그러한 세포로 구성된 신체의 생리 기능 전반이 저조하게 되어 장애를 일으키게 됩니다. 그것이 바로 질병의 상태가 되는 것이지요.

말초혈액공간이론

그러한 상태에서 세포간극(세포와 세포 사이의 틈새)을 누비고 흐르는 힘이 남아 있으면 그 작용에 의해서 붕괴된 조직을 처리하는 장소로서 말초혈액공간에 운반이 됩니다. 때문에 몸이 좋아지는 과정에는 반드시 폐기된 프로세스가 충분한 기능을 작동하지 않으면 안 되지요.

질문 : 그렇군요. 모자란 영양소를 보충한다는 생각만 하는 현대 의학이나 영양학의 입장에서는 지금 말씀하신 보태는 것보다 덜어 주는 쪽의 폐기의 프로세스란 단계는 생각이 미치지 않겠군요.

박사 : 모든 것이 상업주의에 빠지게 되면 진실을 보지 못하지요. 우리들은 지금 눈을 똑바로 뜨고 진실을 보지 않으면 안 됩니다. 일반적으로 서양 의학은 화학약제를 투여할 뿐이고 동양의학은 우선 나쁜 것을 배출한다는 발상에 서 있습니다. 자기 역할을 끝낸 체세포가 폐기되어 가는 흐름을 그치게 하지 않고 촉진하는 것이 중요하지요. 그러한 힘을 증가시키는 방법이 침, 뜸이나 부항입니다. 특히 부항은 폐기 프로세스를 활성화하는 데 최적입니다. 부항에 관해서는 여러분도 잘 아시지요? 부항이란 한국말인데 한국에서 기준성奇埈成 선생이 반생을 바쳐 연구 보급해 온 자연 물리 요법입니다.

부항은 컵 안쪽을 진공 상태로 만들어 피부표면에 자극을 주는 것인데 침이나 뜸은 점자극이기 때문에 경혈經穴 중심의 즉, 서양의학에서 말하는 각종 신경의 집합점을 정확히 찾아내지 않으면 효과가 반감되고 때로는 부작용도 있습니다. 그러나 부항은 시술 부위가 점이 아니고 면이기 때문에 그 안에는 여러 개의 감각 수용기가 자극을 받게 되는 셈이지요. 간단히 말해서 하나의 수용기보다 복수의 수용기에 동시에 자극을 주기 때문에 보다 효과적입니다. 그리고 면을 자극하는 데에는 점자극 때보다 부작용이 없습니다.

아까 말씀하신 나가노 씨의 경우도 식사만이 아닌 부항을 병용한 결과 불필요한 체세포를 폐기시키는 프로세스를 활성화한 결과이지요.

고대사회에서는 부항이 세계 각국에서 널리 애용된 가정 의술이었는데 지금 같은 환경 오염과 공해가 많은 현대생활 속에 더욱 수요가 많아질 수밖에 없지요. 현대인의 체조직은 불필요한 것을 스스로 폐기 처리할 수 없을 정도로 포화 상태가 되고 있습니다.

질문 : 박사님의 병원에서도 부항 시술을 많이 하고 계신 모양인데 환자 중에는 부항을 붙인 자리에 어혈 반점이 나오는 것을 싫어하지는 않습니까?

박사 : 그런 사람은 없습니다. 병을 낫기 위해서는 그런 것을 두려워해야 할 이유가 없어요. 부항의 음압陰壓은 최고라도 400mmHG이기 때문에 건강한 사람은 혈액 순환이 좋아져서 상쾌감을 느끼게 되고 건강한 혈관에는 아무 이상이 없어요. 다만 재생이 필요한 약한 모세 혈관에는 미세한 자극으로도 적색 반응이 나타나는데 그러한 곳은 피가 탁하고 혈관이 약한 반응이지요. 그러나 혈액이 나쁘고 빈혈인 경우에는 전연 반응이 없을 때도 있습니다. 자극이 수일 내에 반드시 없어지기 때문에 걱정할 것은 없어요. 피부의 신진 대사가 정상적으로 되면 적색 반응은 다음날 없어집니다. 피부가 더욱 깨끗해지고 윤기가 나면서 즐겁게 건강해지는 것을 체험할 수 있습니다. 우리 병원에서는 부항 시술을 환자들에게 해 주고 있습니다마는 부항 치료는 회원들 자신이 자기 배나 발 같은 데는 직접 하고 손이 닿지 않는 곳은 가족이 도와주는 식으로 매일 하게 되면 아무리 낫기 어려운 사람도 매일매일 좋아지는 것을 알 수 있게 됩니다.

현대 의학의 대가께서 그렇게까지 부항의 공덕을 극찬해 주시니 부항을 보급해 온 사람으로서 큰 보람을 느끼게 됩니다. 대단히 감사합니다.

제3장

불치병不治病은 없다

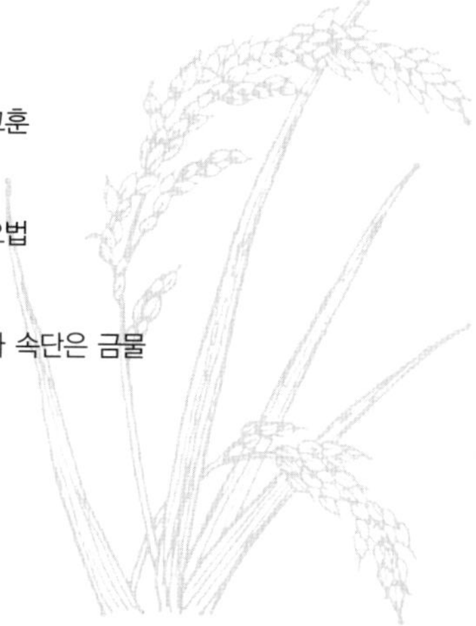

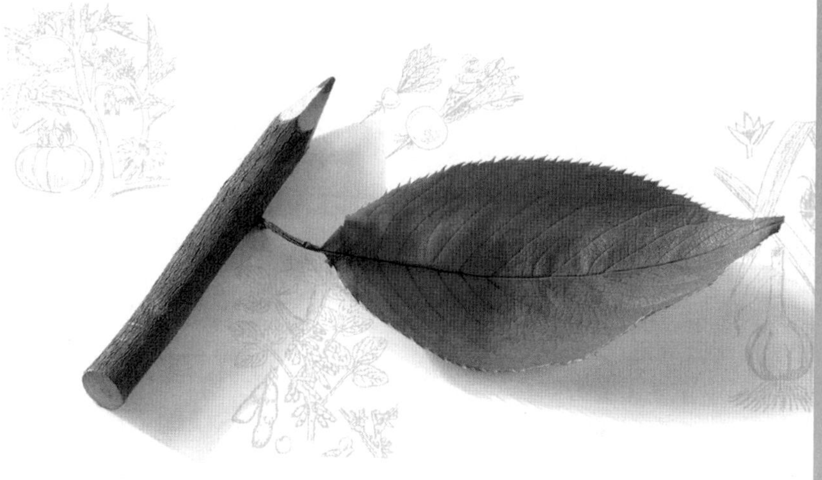

〈암이 내게 행복을 주었다〉

저자가 감수한 책의 프롤로그

'암은 낫는다. 어느 정도 진행된 암이라도, 이미 손을 쓰기엔 너무 늦어 버린 말기암이라도 반드시 낫는다.'

이 한 가지 사실을 많은 사람들이 알아 주었으면 하는 바람으로 이 글을 시작합니다. 세상 사람들의 일반적인 믿음보다, 또는 전문의들이 발표하는 사례보다 암은 훨씬 더 치유 가능성이 높으며, 실제로 치유되고 있기도 합니다.

이처럼 단정적으로 말할 수 있는 것은, 일본을 비롯한 세계 각국의 연구 사례를 통해서 의사도 포기해 버린 악성 말기 암조차도 훌륭하게 치유된 사례를 많이 볼 수 있기 때문입니다. 필자가 실제로 그들을 만나 확인한 사례 또한 적지 않습니다.

그런데 그들은 결코 기적의 치료법이나 특효약, 유명한 의사 덕분에 치유된 것이 아니었습니다. 아무런 치료 없이 말기 암으로부터 살아난 경우도 있습니다. 이를 암의 '자연퇴축自然退縮'이라 부릅니다. 이런 예가 과거에는 10~20만 명 중의 한 사람 정도였다고 하는데, 지금은 5백 명 중의 한 사람이라고 합니다.

암은 치유되지 않는 것이라고 잘못 알고 있는 사람들에게는 이 사실이 갑작스럽게 믿기 어려울지도 모릅니다. 그러나 미국에는 국가적 규모의 자연퇴축 연구를 요구하는 시민들의 움직임이 있습니다.

'암은 낫는다.' 이 사실을 사람들은 이제야 겨우 깨닫기 시작한 것입니다.

또한 자연퇴축까지는 못 가더라도 수술이나 방사선, 항암제를 거부하고 자신들이 선택한 몇 가지 편안한 치료법을 잘 조합함으로써, 이미 치료의 때를 놓친 절망적인 암으로부터 살아 돌아온 사례는 더욱더 많이 존재합니다. 이 모든 사례는 마음가짐을 새롭게 하고 스트레스 대처 방법을 발견하며 인생의 의미를 되새겨 본다거나 혹은 식이 요법을 병행하는 등 환자 자신이 다양한 노력을 한 끝에 인간 한 사람 한 사람이 가지고 있는 본래의 자연치유력을 일깨운 결과입니다.

최근 들어 드디어 전문의들 사이에서도 암은 치유되는 것이라는 생각이 늘어가기 시작했습니다. 그러나 거기에는 조기 발견, 조기 치료라는 조건이 따릅니다. 결국 아직까지도 암 전문의나 대다수 의사들은 어느 정도 진행된 암이나 말기 암은 현대 의학으로 치유하기 곤란하다는 생각을 가지고 있는 것입니다. 그로 인해 암에 대한 일반적인 이미지는 다음처럼 대단히 부정적이고 절망적입니다.

- 수술 · 방사선 · 항암제로 대표되는 치료들은 매우 괴로워서 환자에게 커다란 고통과 통증을 안겨 준다.
- 그러나 환자는 그저 잠자코 이를 참는 일 이외에 다른 방도가 없으며 자기 자신을 위해 할 수 있는 일이 없다.
- 모든 암의 말기에는 극도의 고통이 따른다.
- 그리고……. 유감스럽게도 결국은 죽음에 이른다. 즉, '암은 곧 죽음'이다.

이러한 부정적이고 패배적인 암의 이미지는 암환자를 절망으로 몰고

가며 급기야는 '내 인생은 실패했다'는 자책감마저 불러일으킵니다. 나아가 이와 똑같이 부정적인 이미지에 휩싸인 주위의 눈길 또한 그러한 생각을 더욱 강하게 부추깁니다. 그 결과 병에 대한 고통은 한층 더 견디기 힘들어지고 결국에는 환자의 인생 전체를 빼앗아 버리는 지경까지 이르는 것입니다.

암에 걸렸음을 알리지 않는 편이 좋다고 하는 잘못된 생각 역시 이 같은 패배적인 이미지에 뿌리를 두고 있습니다. 그러나 위의 일반적인 이미지가 잘못되었다는 것은 이미 확실해졌습니다. 서양의학이 포기했을지라도 갖가지 다양한 방법으로 멋지게 암을 치유한 사람들이 많이 존재하기 때문입니다.

필자가 접한 그 어떠한 사례에서도 결코 '암=죽음'이라는 결과는 없었으며, 의지를 갖고 생활습관을 개선함으로써 환자 본인도 암 치료를 위해 큰 힘을 발휘할 수 있음을 증명하고 있습니다.

더더욱 멋진 일은 암으로부터 되살아난 사람들 모두가 한결같이 암이라고 하는 끔찍한 체험을 계기로 병을 얻기 이전보다 훨씬 기쁨에 충만한 인생을 살고 있다는 사실입니다. 암에 걸린 사실을 인생이 실패로 생각하기는커녕 오히려 암이 인생 최고의 선물이었다고까지 감사하고 있습니다.

한 남성은 다시 재발한 말기 암을 이겨 낸 지 십 수 년이 지나 "내게는 무엇 하나 장점이라고는 없지만, 암에 걸렸다는 사실 하나만은 자랑할 만하다"고 말하며 쾌활하게 웃었습니다. 암 투병을 통해 많은 것을 배우고 자신의 인생을 진정으로 빛나게 할 수 있었다는 것입니다.

다시 한번 말하지요. 암은 낫습니다!

만약 당신이 그래도 암은 낫지 않는 것이라고 고집한다면, 그것은 확신이 없는 의사들과 불행히도 치유되지 못한 환자들과 그 주변 사람들로부터 부정적인 이미지만을 받아들인 탓은 아닐까요.

물론 모든 암이 낫는다는 것은 아닙니다. 다른 대부분의 치료가 그러하듯이 병이 낫는 경우가 있는가 하면 그렇지 못한 경우도 있습니다. 불행하게 죽음에 이르는 사람이 있는가 하면 죽지 않는 사람도 있습니다. 중요한 것은 아무리 절망적인 상황이더라도 희망은 존재한다는 사실입니다. 그리고 암 때문에 죽을 것인지 아니면 암을 퇴치하기 위해 꿋꿋하게 살아갈 것인지 그것은 당신 자신의 결의와 행동에 달려 있습니다.

그러면 대체 어떻게 하면 되는가. 그 구체적인 이야기는 지금부터 소개하는, 암으로부터 살아 돌아온 이들이 몸소 말해 줄 것입니다.

1990년 5월, 저 자신도 신장암 수술을 받았습니다. 조기에 발견했음에도 불구하고 불안과 공포, 그리고 내 운명을 나 자신이 컨트롤할 수 없다는 견딜 수 없는 무력감에 시달렸습니다. 아마도 저 자신이 가장 약한 암환자 중 한 사람이 아니었나 생각합니다. 그리고 그러한 자신을 치료해 보고자 수소문하다 보니 어느덧 책꽂이 한 편은 암에 대한 책으로 가득 차 있더군요. 희망과 용기로 이끌어 주는 그 수많은 새로운 지식들, 그리고 실제로 만나 본 암치유자들로부터, 두툼한 손바닥으로 툭툭 어깨를 두드려 주는 듯한 위로를 받기도 했습니다.

그러던 1993년 2월, 그 감동을 수많은 사람들과 공유하기 위해 TV 프로그램으로 제작하여 방송하기에 이르렀습니다. 암과 싸워 이긴 자들의 멋진 육성 덕분이었을까요. 반응은 실로 대단했습니다. 대부분은 암이 낫는다는 사실을 처음으로 알았으며, 더러는 어렴풋이 느끼던 바를 확인할 수 있는 계기가 되었고, 무엇보다도 큰 희망을 얻었다는 데 그 의미가 있었다고 하겠습니다. "암이란 게 정말 맞는 거로군요!" 이러한 놀라움의 목소리도 있었습니다. 그 중에는 방송이 나간 후 실제로 증세가 호전되었다는 편지를 주신 환자분도 있습니다.

절망에서 살아 돌아와 자신의 인생을 치료한 이들이 그 체험을 이야기함으로써 더욱 많은 이들을 치료해 나가기 시작한 것입니다.

이때였습니다. 발병 직후 거듭 겁에 질린 나 자신의 모습을 보며 한 가지 생각이 떠올랐습니다. 암을 낫기 힘들게 하는 것은 낫지 않을 것이라는 잘못된 신념 때문은 아닐까라는.

의사, 대중매체, 환자 본인과 주변 사람들……. 그들에 의해 굳어진 잘못된 신념이 암을 낫기 힘들게 하고, 또한 그로 인해 잘못된 신념을 더욱더 강건하게 키워 나가는 것이 아닌지. 그 끝없는 악순환이야말로 암을 공공연히 고치기 힘든 것으로 만드는 것은 아닌지.

이 책을 쓰는 목적은, 지금까지 제가 애써 찾아온 그 길을 이번에는 당신과 함께 좀 더 멀리까지 걸어 보고자 하는 것입니다. 바른 신념을 키워서 당신과 당신 주변 사람들이 암을 치유함은 물론, 새로운 인생을 빛내 암에 감사할 수 있게 되도록 아주 작은 도움이 되고자 합니다. 다행스럽게도 암과 싸워서 살아 돌아온 많은 사람들이 우리를 위해 더할 나위 없이 소중하고 멋진 이야기들을 준비하고 있습니다.

그들은 한마디로 잘라 말합니다. "암은 낫는다"라고. 자신의 힘으로 낫게 할 수 있는 것이라고. 지금의 나는 그렇게 해서 살아 돌아왔노라고. 그리고 얼핏 보기에는 서로 다른 것 같은 각자의 체험담에서 확고한 보편성을 끌어 낸, 숨겨진 깊은 의미를 보여 줄 수 있는 선구자적인 학술적 연구 또한 앞으로 우리 앞에 펼쳐질 것을 기대합니다.

여기 마음으로 암을 치유한 그들의 강력한 가르침에 따라, 마지막까지 당신과 함께 걸어 나가고 싶습니다.

가와다케 후미오川竹文夫

『암이 내게 행복을 주었다』 저자

암의 자연 요법自然療法 01

잘못된 식생활과 환경 오염이 정상세포를 죽인다

암환자가 격증하고 있다. 현대인은 누구나 자신도 언젠가 암에 걸리지 않을까 하는 공포심으로 전전긍긍하며 살고 있다. 만약에 당신이 암이라고 선고를 받았다 해도 하루 한 공기의 밥을 먹을 수 있고 2킬로미터 이상의 거리를 혼자 걸을 수 있으면 아직도 때는 늦지 않다. 다음과 같이 자연 요법을 실천하면 회생할 수 있는 희망과 가능성은 언제나 있다. 낙담하지 않아도 된다.

병원에서 버림받은 말기 암 환자가 자연 요법을 실천하여 기적적으로 완치된 예는 많이 있다. 필자의 지도를 받고 암을 완치한 분들의 얘기가 [건강다이제스트]에 취재, 보도되어 그간 애독자들로부터 문의가 쇄도하였기에 집에서 할 수 있는 암에 대한 자연 요법을 차례차례로 소개하고자 한다.

멀쩡했던 사람이 차츰 기운을 잃고 식욕이 떨어지면서 체중이 줄고 피부가 거칠어지고 원인불명으로 시름시름 앓게 되어 종합병원에서 정밀 검사를 했더니 위암 또는 간암 등 뜻밖의 선고를 받는 경우가 있다.

암으로 일단 판명되면 그날부터 중환자로 취급되어 주위에서는 쉬쉬하면서 가족들은 절망과 비통에 빠지고 환자 자신에게는 병명을 사실대로 말해 주지 않는 것이 하나의 불문율처럼 되고 있다.

병원에서 암환자를 치료해서 5년 생존하면 성공했다고 보지만, 그러나 암은 결코 수술이나 항암제와 방사선 치료 등으로 완치되는 병이 아니다. 그 실체를 알면 조금도 두려워하지 않아도 되고 불치병不治病은 더더욱 아니다. 암세포가 발생하는 배경에는 반드시 피가 몹시 오염되었다는 것을 전제로 하기 때문에 암은 어떤 경우나 국소병이기 이전에 전신적인 혈액 질환임을 우선 명심해야 한다.

잘못된 식생활과 환경 오염 등 왜곡된 문명생활로 인해 혈액이 탁하게 되어 어느 한계에 이르면 혈액이 본래의 기능을 상실하여 세포가 부분적으로 죽게 된다. 이때 생체의 위급 상태로부터 스스로 모면하려는 자위수단으로 비상돌파구로 선택된 곳이 바로 암종양 등의 발생 부위가 되는 것이다.

암이야말로 위험에 처한 내 생명을 연장시켜 주는 정화조나 구명대 역할을 해주는 지극히 고마운 필요악과 같은 것이다. 암 발생의 원인과 배경을 도외시하고 그저 국소에 자리잡은 종양만을 불구대천의 원수 대하듯 재빨리 도려내고 박멸하면 된다는 현대 의학의 기계론적 방법론으로는 결코 완치할 수는 없다.

자연식이나 단식 상태에서는 암세포의 증식이 억제된다

암으로 판명되었다 하더라도 당황하지 말고 차분한 심정으로 이제까지 잘못된 생활습관을 하나하나 개선하는 노력을 하면 의외로 전화위복의 기적을 만들 수 있다.

암은 함부로 건드리지 않으면 금세 악화되는 것이 아니고 비교적 오래 견디는 만성염증성 질환인데 흔히 서둘러서 악화시키는 일이 많다. 유명 인사나 돈 많은 사람이 암에 걸렸을 때 빨리 손쓴다는 것이 도리어 조기 발견에 조기 치료하여 조기 사망을 재촉하는 경우도 왕왕 있는 것이다.

암은 한번 잘못 건드리면 걷잡을 수 없이 흉포해지기도 하지만 자기를 진실로 알고 순리로 다스리는 자에게는 다시없이 온순해지는 면이 있다. 그 특성은 육식과다나 고단백 영양식을 섭취하면 빨리빨리 자라는 반면, 자연식이나 단식 상태에서는 정상세포보다 암세포의 생명이 약화되어 증식이 억제된다. 그래서 영양공급을 차단하는 기아 요법 같은 방법이 암 치료에 효과적인 것이다.

자연 요법이란 몸의 자연성을 회복하기 위한 가장 자연스런 방법으로서 일체의 부작용이 없는 것들이어야 한다. 다음의 3원칙을 필수적으로 실행하는 것이 필요하다.

마음가짐

암의 발병에는 심리적인 요인이 큰 비중을 차지한다. 심한 충격을 받았거나 마음의 불안 · 갈등 · 절망 · 좌절 · 증오감 속에 과로가 겹치면 혈액성상性狀이 언밸런스를 초래하여 암 발생의 소지를 만든다. 암환자의 성격은 대체적으로 공통점이 있는데 너무 외곬적인 성격, 아집과 자만심이 강하고 감정처리가 미숙한 사람, 책임감은 남달리 강하면서도 병적일 만큼 결벽성이 있거나 내성적이고 폐쇄적인 성향으로서 혈액형은 A형이나 AB형에게 많은 편이다.

암을 유발시키는 자신의 잘못된 생활과 습관을 우선 반성, 지양하고 평온한 심정에서 매사에 감사하고 대자연에 순응하는 자세를 가져야 한다. 긍정적이고 적극적인 생각으로 기쁘고 충족된 감정으로 마음을 항시 열고 남을 도와 주는 자세를 갖는 것이 암 극복의 첫 번째 열쇠이다. 병을 치료하기에 앞서 인생을 바꾸는 노력을 하는 것이다.

바른 먹거리

현대병은 잘못된 식습관이 그 원인이라 하여 식원병이라고도 하지만 바른 식생활을 실천하면 암에 대한 예방과 치료도 가능하다. 먹는 것이 피가 되고, 피가 살이 되기 때문에 우리가 평소에 먹는 먹거리는 체질을 바꾸고 성격과 운명까지도 좌우하는 것이 된다.

암환자는 대부분 편식이 심하고 설탕 · 백미 · 육류 · 가공식품 · 술 · 담배 · 약물을 상용하는 사람에게 많다. 철저한 현미식과 채식을 하되 일정 기간 단식 같은 기아 요법을 하면 암세포는 정상세포보다 빨리 붕괴된다.

주식으로는 현미 7, 율무 2, 검정콩과 팥 1의 비율로 밥이나 미음을 만들어 먹되, 한 숟가락의 밥을 백 번 이상 씹어 먹는 것이 비결이다. 타액은 암세포를 분해하기 때문에 오래 씹어 먹음으로써 타액의 분비가 많도록 촉진하는 것이다. 부식으로는 미역 · 김 · 다시마 · 버섯 · 당근 · 우엉 · 연근 · 된장 · 생무즙 · 양파 · 마늘 · 캐비지 · 죽염으로 만든 검정깨소금을 이용한다. 그러나 어떤 음식물도 과식은 금물이며 항상 일정한 공복감을 유지하도록 노력하면 암 세포는 결코 자라지 않는다. 기도 드리는 마음으로 식사를 해야 한다.

네거티브 요법

동의부항으로 하는 네거티브 요법은 정혈 작용에 의해 매우 위력적인 효과가 있다. 위암이나 간암 · 유방암 등으로 환부가 딱딱해졌을 때에 그 부위에 동의부항으로 반복해서 시술하면 딱딱한 자리가 신기할 정도로 말랑말랑해지기도 한다.

강력한 진공압력으로 체내에 가스교환을 하여 환부일대에 산소를 공급해 주고 혈액 순환을 촉진하기 때문이다. 부항을 붙인 자리에는 흑자색의 어혈 반점이나 수포 반응이 나타나기도 하지만 이것은 체내의 노폐물과 유해독소를 분해, 배출하기 때문이다.

네거티브 요법에서는 종래의 부항법과 달리 피는 한 방울도 뽑지 않고 전신에 음압충격만 주는 것이다. 일체 부작용이 없다. 1개월~3개월간 매일 계속하면 반드시 효과를 보게 된다. 암은 강압적인 방법으로는 완치할 수 없어도 이상과 같은 자연 요법으로 체질을 개선하여 완치된 예는 수 없이 많다.

02 암은 두렵지 않다

한번은 지방에서 교직생활을 하는 분이 필자의 사무실에 찾아왔는데, 첫 대면의 방문객은 덮어놓고 필자에게 자기 가족의 "생명의 은인"이라면서 선물과 함께 정중한 사의를 표하는 것이었다. 영문을 몰라 혹시 사람을 잘못 찾아온 것이 아닌가 반문했더니 "기준성 선생님이 틀림없지요?" 하면서 다음과 같은 사연을 털어놓는 것이었다.

그는 말하기를 자기 내외는 부부교사로 수십 년간 교직에 봉직하면서 넉넉하지는 못하나 남매를 키우면서 알뜰한 가정을 꾸려 갔는데 1년 전 부인이 뜻밖에 위암으로 판명되었다. 결국은 병원에서 수술까지 했으나 이미 때가 늦어 절제를 하지 않고 그대로 봉합만 하고 가망이 없는 상태에서 절망에 빠져 있을 때 동료 교사 한 분이 『암, 두렵지 않다』를 서점에서 구해 가지고 와서 읽게 되었다는 것이었다.

병원에서는 속수무책이었기 때문에 기대는 하지 않으면서도 지푸라기라도 잡고 싶은 심정에서 그 책을 열심히 읽고 한 가닥 희망으로 필자에게 편지로 문의를 해 동의부항도 주문하여 시키는 대로 그 동안 쭉 해왔다는 것이었다.

가족이 모두 현미식을 하고 환자에게도 오직 현미 · 율무 미음을 떠

먹이면서 환부 쪽에 동의부항 요법을 꾸준히 실시했더니 1개월쯤 지나면서부터 기적이 일어났다고 했다.

처음에는 물도 잘 넘기지 못하고 토해 버리던 환자가 차츰 현미밥을 오래 씹으면 삼킬 수가 있고 소화가 되면서 4개월 뒤에는 직장에도 나가게되었고 6개월 되던 때 병원에 가서 진찰을 한 결과 거의 완치에 가깝도록 종양이 사라졌다면서 담당의사도 어떻게 이런 기적이 일어났는지 모르겠다고 깜짝 놀라더라는 것이었다.

정말 흐뭇하고 반가운 일이었다. 실은 필자는 그 환자나 가족을 직접 만난 일은 없었고 다만 몇 번 서신 왕래를 통해 식생활에 대한 기초적인 조언과 동의부항 요법을 가르쳐 준 것인데 그래도 믿고 열심히 실천한 결과 환자는 오직 자기의 힘으로 거뜬히 회복된 경우이다.

병을 고치려면 우선 잘못된 식습관부터 바로잡고 인생을 거듭나는 노력부터 선행해야 한다. 그렇게 하여 병원에서 가망이 없다는 말기 암 환자까지도 자연치유가 되는 예는 수 없이 많은 것이다.

『암, 두렵지 않다』의 저자인 모리시타 게이이치森下敬一 박사는 혈액생리학의 대가로 현대 의학에서 출발했으면서도 드물게 동양 전래의 자연의학에 접근하여 골수조혈설과는 다른 장관조혈설에 입각하여 기존의 암학설과 현대 의학의 허구를 예리하게 비판했다.

그는 말하기를 "두려운 것은 목전의 암이 아니라 현대 의학 자체가 암처럼 되어 가고 있는 데 있다. 그야말로 기형적으로 무분별하게 증식분열해 온 현대 의학이야말로 하루 빨리 알칼리성의 비옥한 땅 위로 다시 이식되어 진정한 생명과학으로 재건되지 않으면 안 된다. 암이 현대 의학에 의해서 정복되리란 가능성은 절대로 있을 수 없는 망상이고 세기적인 난치병으로서의 암의 등장은 현대 의학을 근본적으로 재건하기 위한 사명을 띠고 출현했다고 할 수 있으며 따라서 암의 연구는 장차 의학 재건과 혁명을 불가피하게 할 것이다"라고 갈파하였다.

이 책은 일본에서 수십만 부가 발행되었고 필자에 의해 한국에 처음 소개되어 많은 암환자에게 희망과 용기를 주었다 시간이 흐를수록 그의 주장이 옳다는 것이 차츰 학계에서도 인정하는 추세이다. 그간 한국에도 여러 번 찾아와서 필자와 함께 순회강연을 한 바 있다.

암의 예방과 치료는 무엇보다도 철저한 정혈 작용이 필요하다. 바른 식생활을 통해 체질을 개선시키지 않으면 안 된다. 주식으로 현미와 율무, 채식을 해야 하는데 환자는 일체 가공식품이나 육식 등을 하지 않아야 하며 무엇보다도 마음가짐을 긍정적으로 갖고 감사한 생활을 해야 한다.

율무의 효과

율무는 볏과에 속한 1년생 초목으로 탄수화물 · 조단백 · 유지방 · 효소 · 미네랄 등이 많고 게르마늄 기타 항암 성분이 함유된 뛰어난 식품이다. 『본초학』에서는 율무가 이뇨 · 해독 · 정혈 작용이 있고 자양분이 많아서 모든 병의 치료식에 좋다고 쓰여 있는데 특히 종양성 질환에 효과가 있어 이를 상식하면 사마귀도 떨어진다. 장기적으로 먹으면 위궤양 · 종양 · 신경통 · 당뇨병 · 신장병 · 간장병 · 부인병 치료에도 도움이 되며 피부미용과 입냄새 제거에도 효과가 있다.

그러나 율무가 건강식품이라 해서 과용하면 발기 부전이 되는 수도 있고 임신 초기의 여성이 과용하면 자연유산이 되는 예도 간혹 있다.

특별한 약효가 있는 먹거리는 그만큼 강한 성분의 작용이 있기 때문에 알맞게 사용해야지 덮어놓고 과용하는 것은 삼가야 한다.

암환자는 현미 6, 율무 2, 검정콩 1, 팥 1의 비율로 밥을 지어 먹되 한 숟갈에 적어도 100번 이상 씹어서 먹는 것이 비결이다. 되도록 소식을 하고 언제나 공복감을 느끼고 있을 동안은 암세포는 결코 진행하지 않는다.

현미와 율무식을 해도 별다른 효과를 못 보았다는 사람은 대개 성질이 급한 사람으로서 제대로 씹지 않고 먹기 때문이다. 밥알 한 알 한 알이 바로 내 몸을 지켜 주는 수호신이라 생각하고 지극히 감사한 마음으로 100번 이상 씹어 먹으면서 환부 쪽에는 동의부항 요법을 매일 하루 한 번씩 한 달간만 실천하면 반드시 놀라운 체험을 하게 될 것이다.

길은 얼마든지 있다. 그리고 뜻이 있는 곳에 길은 열리게 마련이다.

03 암에 잘 걸리는 사람의 성격

즐거운 마음으로 과식하지 않고 꼭꼭 씹어 먹는 것이 자연식보다 더 중요한 일이다

바른 먹거리, 즉 현미식과 채식을 하면 암을 예방하고 치료도 가능하다고 거듭 말해 왔지만, 사실은 자연식을 철저히 하고서도 암에 걸린 사람도 있다.

전에 유럽에서 국제채식주의자협회 회장을 지낸 명망 높은 여류 자연식 운동가가 평생 동안 채식주의를 실천하였는데도 암으로 사망한 일이 있어 유럽의 자연식 운동가들에게 큰 충격을 주어 한때 자연식에 대한 회의론懷疑論이 일기도 한 사건이 있었다.

평소 섭취하는 먹거리가 체질을 좌우한다는 점에서 먹거리가 발암의 직접적인 원인이 되기도 하고 치병治病의 열쇠가 되기도 하지만 그보다도 중요한 점은 그 사람의 마음가짐과 성격이라고 할 수 있다.

필자는 다년간 자연 요법을 연구하면서 동의부항 요법을 보급하는 과정에서 그간 애독자 중에서 찾아온 수천 명의 암환자와 그 가족을 만나 상담, 지도해 왔는데 암에 잘 걸리는 사람의 성격에는 몇 가지 공통점이 있음을 발견할 수 있었다.

암에 걸리는 사람은 대체적으로 외곬 성격에 아집이 강하고 병적일 만큼 결벽증이 있거나 매사에 완벽주의를 추구하는 사람으로 편식하는 습관이 있고 평소에 비타민제나 소화제와 보약 등 약물 복용을 좋아하고 감정처리가 미숙하여 대인 관계가 원만치 못하고 불쾌한 일이 생기면 오랫동안 잊지 못하며 그리고 남에게 모욕을 당하거나 손해를 보면 계속 심화心火를 끓이면서 증오감을 증폭시켜 비관적이고 내성적인 성품이다.

그런 성격의 소유자라고 다 암에 걸리는 것은 아니지만 누구나 있기 마련인 인생항로에서 어쩌다 좌절과 난항에 직면했을 때, 즉 사업실패나 가정불화, 기타 불행 등 갈등이 심화深化되면 처음에는 조그마한 감정의 균열이 응어리가 되어 차츰 커지면서 몸 안에 자리잡게 되면 신체의 가장 약한 부위, 민감한 부위에 그에 대한 적응 반응으로서 암 종양이 생기는 것이다.

암 발생에는 여러 가지 복합 요인이 작용하지만 심리적인 갈등이 가장 큰 몫을 차지한다.

요즘 암환자가 격증하다 보니 어떤 사람은 공연히 암 노이로제에 걸려 암병을 자초하는 경우도 있다. 가령 가까운 친지 중에서 암으로 쓰러진 것을 목격하고 어쩌다 조금만 컨디션이 좋지 않아도 혹시 자신도 암이 아닐까 해서 지레 겁을 먹고 병원 문을 드나들면서 종합 검사를 받는다고 법석을 떤다. 검사 결과 이상이 없다고 하면 그래도 안심이 안 되어 다른 병원을 순례하면서 거듭 정밀 검사를 희망하는 사람이 있는데 그런 사람은 조만간에 십중팔구 암에 걸리게 된다. 암 공포증에서 오는 잠재적인 무의식이 부정적인 자기 암시를 받아 암을 스스로 불러

들이는 것이다.

암에 걸리는 사람은 성질이 깔끔하고 까다로워서 가족이나 주변 사람을 달달 볶고 남을 피곤하게 하는 경향이 있다. 반대로 매사에 낙천적이고 긍정적인 생각을 하고 감사한 마음과 사랑으로 충만된 생활을 하면서 감동적이고 신명나게 남을 편안하게 해주는 성품의 소유자는 암에 잘 걸리지 않는 편이다.

일단 말기 암환자라도 그러한 긍정적인 마음으로 자기 변신을 일으킬 수만 있다면, 즉 인생을 거듭나도록 노력한다면 기적적으로 자연치유되는 예가 많다.

전에 제약회사인 아주약품의 김광남金光南 회장은 췌장암에 걸려 병원에서 손쓸 여지가 없을 때 필자를 만나 동의부항 요법과 자연식을 배워서 기적적으로 완치가 되었다. 회복된 후에도 김 회장은 자연식을 철저히 실천하여 외출할 때는 꼭 현미도시락을 준비하여 손님을 접대할 때도 자신이 지참한 현미도시락을 먹을 정도로 철저하게 자연식을 지켰다.

간혹 필자의 사무실에 올 때도 자신이 마시는 약초차를 꼭 보온병에 담아 가지고 와서 밖에서 물 한 모금도 마시지 않았다. 한번은 홍문화洪文和 · 이명복李明馥 박사 등과 함께 자연식 운동 간담회를 롯데호텔에서 갖게 되어 그분도 필자가 초청하였는데 호텔에는 자연식 메뉴가 마련되어 있지 않아 식사로 생선과 샐러드가 나왔는데 야채에 곁들인 마요네즈와 케첩을 가리키면서 유명한 학자님들의 자연식 모임에서 이런 것을 먹어서야 되겠느냐고 하면서 주스 한 모금도 마시려 하지 않았다. 그분은 여행을 할 때도 자기가 준비한 휴대식품(팔보죽의 원료가 되는 곡분)을 준비하여 가지고 다니면서 먹었다.

자연식과 동의부항 요법으로 기적적으로 자기 병이 낫게 된 것이 모두 필자의 덕택이라며 재생의 은인이라 하여 늘 고마워하면서 자신이 투병기를 써서 꼭 은혜에 보답하고 싶지만 명색이 제약회사의 회장으로 있으면서 약이 나쁘다는 자연식 투병기를 발표할 입장이 아니기 때문에 머지않아 은퇴한 뒤에는 모든 것을 사실대로 밝히겠다고 굳게 다짐까지 하였다. 그런데 그 분이 일본에 여행할 일이 있어 가지고 간 휴대식품이 떨어져서 할 수 없이 현지에서 외식을 한 것이 탈이었다. 예전에 즐겨 먹던 생선초밥을 먹었던 모양인데 일행은 아무렇지도 않았으나 김 회장은 심한 배탈이 나서 설사가 멎지 않았다고 한다. 그전 같으면 필자가 지시한 응급처방으로 매실 농축액이나 죽염과 숯가루 등을 먹으면 금세 설사가 멎었는데 그때는 어떤 방법으로도 멎지 않아 바로 귀국하여 갖은 노력을 다했으나 결국은 급성대장염에 의한 심한 탈수증으로 애석하게 세상을 떠났다.

투철한 투병의지로 말기 암을 완치하고도 그 분의 완벽주의 성격 때문에 자신이 모처럼 먹은 음식물에 대해서 먹은 것이 독이겠지 하는 꺼림칙한 자기 암시에서 헤어나지 못한 결과였던 것이다.

설사 독성이 있는 유해식품을 먹더라도 감사한 마음으로 즐겁게 오래 씹어먹으면 별 탈이 없다. 타액 속에는 신비한 작용이 있어 어지간한 유해 성분도 해독 중화가 된다. 반면 자연식을 하면서도 욕구불만이 쌓여 있거나 짜증을 내면서 음식물을 먹으면 소화도 안 되고 탈이 나기 쉽다.

음식물을 먹을 때의 기분과 마음가짐에 따라 같은 먹거리가 약이 되기도 하고 독이 될 수도 있음을 알아야 한다.

필자는 자연식을 권장하지만 그러나 고집스럽게 거기에 매달리지는 않는다. 더러 회식 같은 자리에서 남과 어울릴 때는 그 분위기에 맞춰 나도 함께 먹어야지 이것저것 가리는 것이 많으면 사회생활에서 모가 나기 쉽다. 다만 어떤 경우에도 과식은 하지 않는다.

건강의 요체는 몸과 마음을 유연하게 자유자재로 대처하는 것이 중요하다. 자연식의 원칙을 고수한다고 하나는 알고 둘은 모르는 식의 경직된 사고와 행동은 불건강의 표현이 된다.

암환자는 대개 성품이 경직되어 있는 분이 많은데 그러한 상황에서는 갖가지 유혹과 함정이 도사리게 된다.

며칠 전에 위암환자 한 분이 찾아왔는데 신문에 난 암 광고를 보고 남쪽 어느 지방에 찾아가서 자기 병을 틀림없이 낫게 해 준다고 장담한 바람에 한 달분 약값으로 이백 십만 원을 지불하고 정체도 모르는 약을 사다 먹었는데 병세가 더 악화되었다고 하소연하였다.

다시 한번 말하지만 암을 고치는 특효약은 절대 없는 것이다. 오직 생활습관을 바꾸고 체질을 바꿔 스스로 낫게 하는 방법뿐이다.

마음의 문을 열고 긍정적인 생활을 하면서 동의부항 요법으로 피를 맑게 하고 장을 깨끗이 해 주면 말기 암에서도 기적적으로 회생回生된 사례가 많은 것이다.

암을 낫게 하는 요법 04

동의부항의 효과

산업사회가 되면서 날이 갈수록 암환자가 격증하고 있다. 암으로 사망하는 사람이 우리나라에서는 연간 약 7만 명에 이른다고 하지만 실은 그보다 훨씬 많은 사람이 암으로 죽어 가는 것으로 추산된다.

일본이 한때 위암 발생률이 세계에서 가장 높다 하여 '위암 왕국' 이라는 타이틀을 보유하고 있었는데, 우리나라 원자력병원에서 그간 각 대학병원의 협조하에 조사한 통계에 의하면 한국인의 위암 발생률은 천 명당 9명으로 나타나 이것은 위암 왕국 일본의 세 배를 웃도는 숫자가 된다.

이를 전체 인구로 환산하면 한국에는 현재 위암 환자가 30여만 명이나 되고 전체 암 인구는 약 150만 명을 넘을 것으로 추산되는 것이다.

이런 추세는 더욱 가속화되어 머지않아 집집마다 암환자가 발생하게 되는 전 국민 개암皆癌 시대가 도래하지 않을까 염려된다. 그래서 흔히 '시빌리제이션(문명화) 이즈(=) 캔서리제이션(암화)' 이라는 등식을 주장하는 학자도 있다.

이에 대해서 현대 의학은 마땅한 대안이 없다. 암 정복을 위해서 막대한 연구비를 물 쓰듯 하여 총력을 기울이고 있지만 아직 암의 원인조차 모르고 해결의 실마리를 찾지 못하고 있다.

기존의 암학설에 의하면 "정상적인 체세포가 어떤 원인에 의해 갑자기 이상세포로 돌변하여 본래의 룰에서 벗어나 제멋대로 자율성과 독립성을 지니고 무분별하게 분열, 증식하는 신생물, 전체를 파괴하고 난 뒤에야 비로소 증식이 끝나는데 그 원인은 불명"이라고 하는 피르호학설이 이제까지의 암에 대한 정의가 되고 있다.

그 대책으로 조기 발견, 조기 수술, 항암제 요법, 코발트 조사 등을 시도하지만 낫는다는 보장은 없고 조기 발견하여 조기 치료가 도리어 조기 사망을 초래하는 경우 또한 없지 않을 것이다.

조그마한 기계 하나를 고치기 위해서도 그 고장의 원인부터 알아야 하는데 하물며 생명체의 이변異變에 대해서 그 원인을 모르고서야 어찌 대안이 있다 할 수 있겠는가.

질병을 오로지 외부 요인에서 오는 악으로만 규정하려는 현대 의학의 입장이 문제를 어렵게 하는 요인이다.

오직 병원균의 정체를 규명한다는 입장인 세균병리학에서 출발한 서양의학은 미시적이고 분석적이며 기계론적인 사물관에서 자연과 인간을 이원론적인 대립관계로 파악한다. 모든 질병은 인류를 괴롭히는 적이라는 개념에서 그를 소탕하고 정복의 대상으로만 연구해 왔는데 그러한 서양인의 자연정복사상에서 발상된 것이다.

그러한 과학사상이 오늘의 산업문명과 과학기술의 기초가 되어 왔지만 진정한 생명과학에 얼마나 기여했는지 다시 한번 반성해 볼 필요가 있을 것이다.

일전에 재벌기업 종합상사의 엘리트 사원으로 미국에서 근무하는 장래가 촉망되는 청년이 있었다. 외국생활로 육식을 많이 섭취한 식생활 탓이었는지 현지에서 대장암으로 판명되어 수술을 받았다고 한다. 그는 필자와 잘 아는 분의 조카였는데 그 삼촌이 조카를 위해서 필자의 저서를 보내 주었다고 한다. 그는 책을 읽고 깊은 감명을 받았다면서 귀국하여 동의부항 요법과 자연식의 지도를 꼭 받고 싶다는 편지를 보내왔다.

그렇게 하여 그가 오기를 기다리고 있는데 귀국 예정일이 지났는데도 소식이 없어 수소문을 해보니 이미 귀국하여 대학병원에 입원 중이라고 했다. 문병을 가 보니 특실 병실에 입원 중인 환자는 아무도 만나기를 원치 않는다는 것이었다. "그렇지 않을 텐데……. 필자를 만나기 바란다고 했는데……."하고 문을 열고 들어가 보니 보기에도 민망할 정도로 참담한 모습이었다.

평소 80킬로그램이 넘는 당당한 체구의 활달한 성격의 소유자였지만 머리카락이 다 빠지고 몸무게가 50킬로그램 정도로 야위어서 괴물처럼 일그러진 모습은 실로 목불인견目不忍見이었다. 그러한 자신의 모습을 남에게 보이고 싶지 않았던 것이다. "이 사람아, 이게 웬일인가? 편지를 받고 기다리고 있었는데 아무 연락도 없이 어찌된 일인가?"하고 그의 손을 잡으니 차디차고 멍한 표정에 절망감만 서려 있었다.

사연을 듣고 보니 기가 차고 어처구니없는 일이었다.

그가 귀국할 때만 해도 건강한 모습이었는데 자연 요법을 해보고 싶다는 본인의 희망과는 달리 고관직에 재직 중인 그의 장인 되는 분이 사위를 위한다는 마음에서 대학병원에 부탁해서 특실 입원실을 마련하고 공항에서 내리자마자 바로 입원을 시켰다는 것이었다.

간단한 검사나 받고 집으로 돌아갈 줄로만 여겼는데 며칠을 두고 정밀 검사를 한 다음 미국에서 한 수술은 잘 되었지만 만약을 위해 항암요법을 해야 한다는 결론을 내렸다는 것이었다.

본인의 뜻과는 상관없이 장인과 직장상사가 협의하여 비용이 얼마가 들어도 자기들이 책임지기로 하고 병원 치료를 받아야 한다면서 그렇게 조치한 결과가 이런 상태가 된 것이다. 항암제를 계속 투여하면 머리카락이 빠지고 심한 구토와 위장 장애가 오며 여성은 생리가 멎기도 하고 손톱과 발톱이 새까맣게 변색되기도 한다.

항암제란 암 세포를 제압하기 위해서 정상세포까지 파괴되는 것을 서슴지 않는 극약처방으로 막다른 기로에서 선택하는 것인데 그야말로 맹독성의 독가스와 같은 화학무기의 공격을 받은 꼴이 된다. 그리고 항암제나 방사선 자체가 가장 유력한 발암 인자가 되기도 하는 것이다.

환자에 대한 인간적인 배려보다는 마치 생체실험의 대상처럼 냉혹한 결과만 있게 된다. 그러한 치료는 환자의 육체를 파괴하는 것만이 아니라 인격까지 송두리째 허물어뜨린다. 머리카락이 다 빠지고 추하게 일그러진 몰골에서는 인간이 가져야 할 최소한의 품위를 지키기도 어렵다. 그러한 모습이 되면 가족까지도 외면하고 싶어지는 것이다.

그 청년은 대학병원의 호화 특실에 입원하여 3개월간 항암 요법을 계속하다가 끝내 인생의 종말을 맞았다.

그러한 결말에 대해서 책임지는 사람은 없다. 그를 아끼고 사랑했던 가족과 장인, 회사의 간부, 그리고 고명한 대학병원의 주치의는 모두 환자를 위해서 할 수 있는 일을 정성껏 다했다고만 주장할 뿐 그러한 선택이 환자를 위해서 과연 옳은 일이었겠는가 하는 의문이나 반성은 하지 않는다. 대명천지 하에 너무도 어처구니없는 일이 아닐 수 없다.

낫는다는 근거도 없이 항암 요법을 고집하는 무책임하고도 인간본연에 대한 배려가 전혀 없는 지금의 암 치료법에 대해서 필자는 심한 분노를 느낀다. 왜 그런 잔인한 시행착오를 계속 되풀이 하고 있는지, 현대 의학의 반성을 촉구하고 싶다.

발상법의 전환이 필요하다

암에 대한 올바른 대책을 위해서는 종래의 고정관념에서 벗어나 발상법을 전환지 않으면 안 된다.

암을 대할 때 나를 괴롭히는 원수를 대하듯 무조건 소탕해야 한다는 강박관념인 적대관계에 서지 말고 나를 찾아온 벗을 맞이하는 여유 있는 자세로 사이 좋게 대화하는 마음가짐이 필요한 것이다.

암에 걸리게 된 원인은 나에게 아무 잘못이 없는데도 이유 없이 찾아든 불청객이 아니라 내 삶이 왜곡되어 피가 극도로 오염되었을 때 그 잘못을 알려 주는 자동경보장치로서 나타나는 생체에 대한 적응 반응인 것이다. 때가 늦기 전에 몸의 자연성을 회복하기 위해 노력해야 하는 것이다. 생활을 바꿔 왜곡된 삶을 바르게 하는 것이 급선무이다.

암 종양은 어떤 경우이거나 국소병이 아닌 전신적인 혈액 질환임을 알아야 한다. 위암은 위의 병이라 해서 위장만 도려내면 낫는 것이 아니고 자궁암은 자궁을 전부 들어냈다 해서 없어지는 병이 아닌 것이다. 이를 단순히 국소의 이변으로만 간주하는 데서 조기 수술·항암 요법·방사선 치료 따위의 방법으로 대처하고 있는 것이 현대 의학의 미봉적彌縫的인 입장이다.

혈액의 생리적 기능이 자기 구실을 못할 정도로 오탁되면 그 사람 신체의 가장 약한 부위에 암 종양 같은 것이 생기게 되는데 이는 혈액의 혼탁에 대한 하나의 적응 반응으로써의 조직 증식이며 그 발생기전은 혈액의 오탁이 어느 한계에 이르러 위기에 직면한 생명에 대한 자기방어수단으로써의 정화조 구실을 하는 정혈장치로써 발생하는 것이다.

집 안에 쓰레기가 넘치는 것을 처리하기 위해서 쓰레기통이 필요하듯이 피가 오탁된 나머지 종양이 생긴 것이므로 그때의 종양은 구명대와 같은 구실을 하는 것이다. 그 쓰레기통이 보기 싫다 하여 없애 버리면 전신에 동시다발同時多發로 오물이 범람하는 것은 자명한 이치가 된다.

그러므로 암 치료법으로는 첫째도 정혈, 둘째도 정혈, 오직 철저한 정혈 작용에 의한 체질 개선밖에 없다. 그러한 자연 요법 중에서 특히 동의부항 요법은 물리적인 진공력을 이용해 종양 부위에 깨끗한 혈액을 순환시키고 가스교환을 하여 신선한 산소를 공급하여 피를 맑게 하기 때문에 딱딱한 종양 주위가 신기할 정도로 말랑말랑해지기도 한다.

암 세포는 한번 잘못 건드리면 걷잡을 수 없이 흉포해지기도 하지만 자기를 진실로 알고 순리로 다스리는 자에게 스스로 제자리를 비켜 주는 특성을 지니고 있다. 암은 결코 두려운 대상이 아니고 죽을병은 더더욱 아닌 것이다.

암으로 쓰러진 암 전문가들이 주는 교훈 05

자연치유력을 활용해야 암을 고친다

일본 국립암센터는 세계적으로 이름난 암 연구기관으로 그 시설과 규모도 크지만 매년 수천 억 원의 연구비를 투자하는 등 암 퇴치를 위해 총력을 기울여 관심을 끄는 곳이다. 그러나 아직 암 퇴치를 위한 뾰족한 대안을 내놓지 못하고 있다.

막대한 국가예산을 암 연구비로 투입하고서도 그 성과는 부진한 것이다. 이에 대해 일본 국회는 그 원인과 책임의 소재를 밝히려고 중의원 과학기술진흥대책 특별위원회를 구성하여 청문회를 열고 암 전문가를 불러 증언을 청취한 일이 있었다.

당시 국립암센터 책임자인 츠카모토塚本憲甫 박사가 의학계를 대표하여 증언하였다. 그는 "암의 연구과제는 조기 발견의 기술에 있다. 조기 발견만 하면 수술을 통해 암을 90% 완치시킬 수 있다"고 자신 있게 말했다.

그런 증언을 한 츠카모토 박사 자신이 얼마 후에 공교롭게도 위암에 걸렸다. 그의 말대로 이를 조기 발견, 완벽한 절제수술을 하여 본인과 치료 팀은 수술 결과에 만족하고 완치를 확신하고 있었다.

그러나 1년이 채 못 되어 간암으로 끝내 사망한 쇼킹한 사건이 있었다. 그런데 츠카모토 박사는 수술 후의 회복기에 영양공급을 위해 육식 등 고단백 영양식을 많이 섭취한 것으로 뒤에 알려졌다.

비단 츠카모토 박사만이 아니고 역대 암센터의 대표를 비롯하여, 수많은 암 전문가들이 속속 암으로 쓰러지는 사례가 흔히 있었다.

우리나라에서도 그런 불행한 사건이 있었다. 원자력병원 초대 원장이었던 이장규李章圭 박사는 권위 있는 암 전문가로 해박한 전문지식을 바탕으로 암 계몽 강연과 임상연구 등 활동을 많이 한 분이다. 그런데 그 분 역시 폐암에 걸려 현대 의학으로 할 수 있는 온갖 치료를 다했으나 끝내 고치지 못하고 아깝게 세상을 떠나고 말았다.

암 전문기관에서는 이런 사실을 되도록 숨기고 있다. 또 부득이 변명을 할때는 "암 전문가들이 대개 고령자였다. 따라서 그들이 암에 걸리게 된 것은 통계상 확률의 문제이고 우연의 일치일 뿐 특별한 의미가 있는 것은 아니다"라고 말한다.

암 전문가들 자신이 암으로 속속 쓰러져 속수무책이었다면, 그것은 암에 대한 현대 의학의 한계를 여실히 말해 주는 것이라 할 수 있다.

일본은 암의 조기 발견 기술이 세계에서 가장 발달했다고 한다. 하지만 그렇다고 암 퇴치가 가능해진 것은 아니다. 선진국일수록 암은 격증일로에 있고 일본은 오히려 암으로 인한 사망률이 가장 높은데도 아직 뚜렷한 암 치료대책을 발견하지 못하고 있다. 그 결과 대안이 없는 조기 발견 때문에 수술이나 항암제 투여 등을 서둘러서 도리어 조기 사망에 이르게 하는 일 또한 없지 않은 게 현실이다. 암 세포는 잘못 건드리면 걷잡을 수 없이 흉포해지는 특성이 있기 때문이다.

현대 의학에서는 암을 아직도 원인 불명의 국소병으로 보고 그저 나쁜 곳을 조기 발견하여 빨리 도려내면 낫는 것으로 쉽게 처리하는 경향이 있다. 하지만 암은 조기 수술로 그렇듯 간단하게 치료되는 국소병이 아니다. 어떤 암이든 그것은 피가 몹시 오염된 나머지 전신적인 혈액 질환으로 나타나는 것이다.

조그만 시계 하나를 고치기 위해서도 고장난 원인부터 알아야 하는 법인데, 하물며 생명체의 중대한 이변인 암 종양 발생의 원인을 모르고서야 어찌 마땅한 대안이 있다고 할 수 있겠는가.

암을 정확히 알기 위해서는 현대 의학의 미시적 방법보다 거시적인 관점에서 접근하는 것이 바람직하다. 발상의 전환이 선행되어야 하는 것이다. 말하자면 오늘의 문명생활 자체가 문명병의 원인이 되고 있음을 간과해서는 안 된다는 것이다.

문명의 타성에 젖어 자연을 파괴하는 것을 서슴지 않으면서 자기 몸의 자연성마저 망가뜨리고 있는 것이 현대인의 모습이다. 그런 잘못된 생활습관과 정서가 바로 암을 유발하는 배경이 된다고 할 수 있다.

따라서 암을 극복하기 위해서는 발병의 배경이 되는 환자의 잘못된 생활 습관부터 고쳐나가야 한다. 바른 식생활과 감사한 마음으로 자신의 왜곡된 삶을 철저히 바꾸는 피나는 노력을 통해서만 그 길은 열리는 것이다. 그러한 노력이 필요하다는 것은 곧 의사의 소관이 아니고 어디까지나 환자 자신이 치료의 주체가 되어야 함을 뜻한다.

이제까지의 잘못된 생활 습관과 아집을 버리고 바른 먹거리로 체질을 개선하여 피를 맑게 하면 말기 암에 이르렀다 해도 아직 희망의 등불은 있는 법이다. 그런데 잘못된 생활 습관 등 병의 원인은 놔둔 채 병원에만 의지하여 전문의가 국소의 병집만 깨끗이 끄집어 내면 모든 것이 해결되는 줄 착각하는 데서 암은 불치병이 되고 마는 것이다. 필자는 암을 치료하는 의사가 아니다. 다만 스스로 체험하고 터득한 자연건강법의 원리를 일깨워 주는 메신저일 뿐이다. 직접 환자를 치료하는 일은 하지 않지만 필자가 가르쳐 준 자연식과 동의부항 요법으로 병원에서 못 고친 말기 암 증세에서 벗어난 사람은 매우 많다.

마음의 문을 열고 자신을 바꾸는 자신과의 싸움에서 승리한 사람은 반드시 좋은 결과가 보장된다. 그리고 한번 나은 사람은 다시 방심하여 과거의 잘못된 생활 습관과 아집으로 되돌아가지 않는 한 재발하는 일은 없다. 인간의 생명에는 스스로 지키고 복원하여 뻗어 나가는 신비한 힘이 있다. 그러한 자연치유력을 회복하고 생명의 기氣를 활성화함으로써 병이 스스로 낫게 하는 것이다.

결코 수술이나 독한 화학약제로 병을 고치는 것이 아니다. 그러한 인공적이고 강압적인 방법은 증세를 일시적으로 없애 주는 것처럼 보이기도한다. 그러나 이는 근본적인 원인은 제거하지 못한 채 도리어 자연치유력을 손상하고 악화시키는 결과를 낳을 뿐이다.

현대병에는 특효약이 없고 오직 환자 자신의 생활 습관을 바꾸는 것만이 병을 고칠 수 있는 길이며, 그 방법은 다름아닌 자연 요법인 것이다.

마음의 갈등이 발암發癌 원인 06

마음을 다스리면 암이 낫는다

병원에서 정밀 검사 결과 위암으로 판명이 난 50대 초반의 부인이 필자에게 상담을 요청해 왔다.

담당의사는 즉시 수술을 하면 희망이 있다고 했다는데 몸에 칼을 대는 것이 두렵기도 하지만 절제수술로 완치가 꼭 보장되는 것도 아니어서 망설이던 중에 우연히 필자가 쓴 『암 두렵지 않다』를 읽고 감명을 받고 지도를 받고자 찾아왔다는 것이다.

자연 요법이란 몸의 자연성을 회복하는 방법으로서 필자가 개발한 자연식과 동의부항으로 하는 네거티브 요법으로 오직 환자 자신이 자기의 잘못된 생활 습관을 바꾸는 노력에서 출발하지 않으면 안 된다.

암에 걸리게 되는 원인은 어디까지나 그 사람의 잘못된 생활습관(먹거리 · 습관 · 성격 등)에 있기 때문에 그 원인을 정확히 파악하여 그 매듭을 스스로 풀면 자연치유의 기적도 있는 것이지 환부만 깨끗이 도려낸다고 원인이 제거되는 것은 아니다.

원인 제공을 자신이 했기 때문에 암이 발생하기까지의 오랜 기간 누적된 잘못된 생활습관을 반성하고 자기 인생을 바꾸는 일대 결단이 있어야 하는 것이다.

현대인의 식생활은 자신도 모르는 가운데 화학 물질이 첨가된 가공식품, 농약 잔류 물질, 동물성 식품의 과다 섭취, 약물 상용 등으로 몸안에 이물질이 축적되면 생리 작용이 흐트러지고 이변을 일으키는 것이 암 종양 등으로 나타나는 것이다.

현미, 채식의 자연식을 하면 피가 맑아지고 체세포가 튼튼해져서 체질이 개선된다. 거기에 동의부항 요법을 곁들이면 딱딱한 환부가 신기할 정도로 말랑말랑해지기도 하는데 매일 계속하면 대개 한 달이면 현저히 호전되고 3개월에서 6개월에 완치되는 예가 많다.

부작용이 없고 특별한 기술을 요하지 않기 때문에 가정 요법으로 누구나 쉽게 할 수 있는 것이다.

그러한 방법들을 필자는 환자에게 상세히 가르쳐 주고 경과를 수시로 연락하도록 일렀다.

그렇게 한 달이 지났는데 환자는 필자가 지은 『마크로바이오틱 건강법』을 교과서로 삼고 자연식을 철저히 실천하면서 동의부항 요법을 매일 하고 있는데도 별다른 차도가 없다는 것이다.

그렇다면 환자의 내면에 무엇인가 말 못할 갈등 요인이 자리잡고 있을 것 같아서 환자의 집을 방문해 보았다.

비교적 부유한 환경의 아파트에는 환자와 신혼의 아들내외가 살고 있었다. 환자는 거실에 불단을 모셔놓고 조석으로 염불하는 독실한 불교신자였다. 일찍이 남편과 사별하고 슬하에 남매를 키우면서 딸은 이미 출가를 했고, 며느리도 스스로 선택하여 짝 지운 지 1년 남짓 되었다고 하는데 아들내외는 보기 드문 효성으로 정성껏 환자를 간호하는 것이 갸륵해 보였다. 그리고 며느리가 시집온 지 6개월 뒤부터 환자가 병이 발생했다고 했다.

그녀는 스스로 간택한 며느리가 하나도 나무랄 데 없이 얌전한데 오직 자녀만을 위해 열심히 살아오다가 이제는 할 일을 잃고 며느리에게 가장 소중한 것을 빼앗겼다는 상실감에서 발병이 되었던 것이다.

그래서 필자는 환자에게 다음과 같은 처방을 일러주었다.

"나는 관상도 좀 볼 줄 아는데 댁의 며느리는 정말 착하고 복이 많습니다. 앞으로 이 집안을 크게 일으킬 수 있는 소중한 사람이니 마음의 문을 활짝 열고 며느리를 고맙게 그저 곱게만 생각하시오. 부처님으로 섬기면 병도 낫고 큰 복이 있을 것이오. 그렇지 못하면 자연 요법을 아무리 해도 효과를 얻지 못합니다."

그 뒤부터 환자는 크게 깨닫고 며느리를 딸처럼 대하게 되면서 차츰 병세가 호전되어 6개월 만에 완치가 되었다.

07 암의 예방과 치료를 위한 네거티브 요법

텔레비전 · 라디오 · 신문 · 잡지 할 것 없이 요즈음 매스컴에서 서로 앞을 다투어 건강문제를 다루고 있는데 현대인에게는 건강이 너나 없이 가장 절실한 관심사가 되고 있기 때문일 것이다, 한국인의 40대 사망률과 간암 발생률이 세계에서 가장 높다는 것도 그러한 적신호의 단면을 말해 준다.

그런데 매스컴에서는 질병과 건강에 관한 일이라면 으레 교수나 박사, 전문의를 등장시켜 이른바 전문가의 의견을 듣게 되는데 그때마다 전문가의 주장은 판에 박은 듯이 어떤 질병의 증상은 어떻고 병에 걸렸을 때는 빨리 전문의를 찾으라는 얘기뿐이다. 마치 전문의는 만능이나 되는 것처럼 암도 조기 발견하면 간단히 해결되는 것으로 착각을 하게 한다.

질문하는 사회자나 대답하는 전문가도 문제의 핵심은 말하지 않고 전문지식만을 내세워 질병 치료는 전문의에게 맡기라는 결론으로 유도하고 있으니 오늘날 성인병의 위협을 받고 사는 현대인은 그저 답답하기만 하다.

현대 의학이 발달했고 과학적이라고 하는데 왜 갈수록 암 같은 난치병이 격증하고 있는지 그에 대한 올바른 대안은 무엇이며 평소에 어떠한 건강관리가 필요하며 식생활을 어떻게 해야 하는가 등 시청자나 독자가 꼭 알아야 하고 실천 요강이 될 수 있는 건강법을 말해 주는 전문가가 별로 없는 것이다.

치료의 전문가가 건강법에 대해서는 몰라서 말을 못 하는 것인지 알고도 말을 않는 것인지 그저 질병에 대한 전문지식의 나열은 시청자에게는 지루하기만 하고 별로 도움이 되지 않는다.

병원에서 가망이 없다는 말기 암환자가 필자의 지도로 자연식과 동의부항에 의한 자가 치료에서 기적적으로 완치한 사례가 많은데 대학병원의 암 전문의는 무조건 병원의 치료에 의하지 않는 비공인 의료는 과학적인 근거가 없어 믿을 것이 못된다고 강변을 한다.

어떤 방법이든 환자가 나았으면 그 사실여부를 과학적으로 규명하여 임상에 응용하는 것이 진정한 인술仁術이 될 텐데 이런 경우 전문의는 대부분 자연 요법에 대한 이해보다는 기존의 의학지식에만 집착하여 도리어 새로운 의학 발전의 저해 요인이 되고 있다.

인체의 질병을 고치는 방법을 포지티브(+) 요법(현대 의학)과 네거티브(−) 요법(자연 요법)으로 나눌 수 있는데 외과적인 수술 · 약물 복용 · 영양식 등 무엇을 보태는 방법은 전자에 속하고 단식 · 자연식 · 동의부항 등 몸에서 노폐물을 덜어 주는 방법은 후자에 속한다.

전자의 방법으로는 많은 병을 치료해 왔지만 암 같은 현대병은 포지티브 요법으로는 치유를 기대하기 어렵다.

현대인은 질병에 걸리면 금세 병원에 달려가고 약물에 의존하다 보니 의원병醫原病 · 약원병藥原病의 폐해도 심각해지고 있다.

현대병은 현대적 시설이 완비된 종합 병원에서는 잘 낫지 않다가도 동의부항 같은 간단한 자연 요법으로 거짓말처럼 나아 버리는 일이 많다.

그 이유는 사람은 누구나 대기압과 중력을 비롯한 온갖 압력의 포지티브 세계에서 살고 있기 때문에 유아기 때 어머니의 젖을 빠는 행위부터 물체에 부딪쳐 다치거나 넘어지거나 먹고 마시고 운동을 하는 등 일체의 경험은 모두 포지티브 세계라고 할 수 있다.

그러한 인체의 항상적인 조건에 일정한 네거티브 충격을 가할 것 같으면 전혀 상반되는 체험을 하게 되니 난치병도 치유될 수 있는 기전機轉을 갖게 되는 것이다.

동의부항에 의한 네거티브 요법은 매우 간단하고 용이해서 심신이 아직 견고하지 않은 어린이들도 기꺼이 응할 뿐더러 기분이 상쾌하고 효과가 빠르기 때문에 컨디션 조절에 의한 최상의 건강법으로 각광을 받고 있다.

동의부항의 원리는 경락상에 있는 국소의 표면을 일정한 진공상태로 만들어 압력 세계로부터 탈출시킴으로써 그 체세포 부분이 달이나 우주천체를 여행하였을 때와 같은 전혀 상반된 세계에 대한 체험과 충격을 받게 되는 것이다.

항공기가 비행 중 에어포켓(진공기류 주머니)을 통과하는 순간에 천식이 나았다는 경우가 있는 것도 말하자면 그러한 네거티브 요법의 원리라고 할 수 있다.

네거티브 요법은 모든 어혈성瘀血性 질환에 효과가 있지만 산소결핍 상태의 암 종양 부위에 계속하면 체내 가스교환에 의해 노폐물을 제거하고 깨끗한 피를 순환시킴으로써 치유의 기전을 열 수 있게 되는 것이다.

필자가 고안한 자연식을 병행함으로써 체질 개선을 전제로 노력하면 3개월 정도에서 반드시 호전되는 계기를 맞을 수 있다.

08 부자는 암을 고치기 힘들다

간암 완치 사례

전에 부산에서 돈 많은 부자가 간암에 걸려 대학병원에서 수술까지 받았으나 말기 증상으로 생명이 얼마 남지 않았다는 분이 있었다.

필자의 책을 읽었다고 그 분 형님 되는 분이 찾아와서 꼭 한 번 와달라며 왕복 항공표까지 예약하여 가지고 와서 간청했다. 그러나 필자는 왕진 같은 것을 하는 의사가 아니다. '병이란 언제나 본인의 잘못된 생활 습관에 원인이 있으므로 잘못을 바로잡으면 스스로의 힘으로 나을 수 있다'는 자연건강 원리에서 그러한 방법을 가르쳐 주는 메신저일 뿐이다. 필자의 저서에 그러한 방법이 모두 나와 있으니 그 책을 잘 읽고 실천할 의지가 있으면 누구나 손쉽게 자가 치료를 할 수 있다.

모처럼 찾아온 분에게는 미안한 일이었지만 집에서 하는 동의부항요법과 자연식의 방법을 자세히 가르쳐 준 것으로 그쳤다.

그런데 얼마 뒤에 부산에서 강연 일정이 있어 전화 연락을 하였더니 환자가 자기 집으로 꼭 한 번 와달라며 차를 보내왔다. 호화별장에서 풍족한 생활을 누리는 50대 초반의 환자는 병색이 완연하였는데 대화해 보니 아집과 교만이 몸에 배어 사람을 얕보는 버릇이 있어 대화가 겉돌고 동문서답東問西答 격이 되어 공연히 왔구나 싶었다.

환자는 자연 요법보다 값비싼 비방약만을 찾고 있는 것이다. 말을 들어보니 몇 백 년생의 산삼과 외국에서 구해 왔다는 사향, 그리고 웅담과 녹용 등 몸에 좋다고 하면 무엇이나 고가의 희귀약을 매일 복용한다는 것이다. 하루 복용하는 약값이 백만 원이 넘는다고 한다. 얼마 남지 않았다는 생명을 돈을 퍼부어서라도 연장해 보겠다는 정상이 참 딱하고 측은했다. 환자의 측근에는 희귀약을 수소문하고 구하러 다니는 전담인이 있어 대화 중에도 그러한 전화가 수시로 걸려 오기도 하였다.

본인의 말에 의하면 이제까지 자신이 하고 싶은 일, 갖고 싶은 것은 무엇이나 얻을 수 있었는데 건강만은 마음대로 안 된다면서 자신의 병을 낫게만 해주면 돈이 얼마가 들든 괜찮다는 것이었다.

대화 내용을 간추리면 다음과 같다.

환자 : "주치의의 말에 의하면 수술은 매우 성공적이었다고 하는데 담도가 막혔는지 황달기가 차츰 더해가고 값비싼 약을 많이 먹고 있지만 호전되지 않고 나날이 악화되고 있소. 선생께서 좋은 비방이나 약이 있으면 가르쳐 주시오."

필자 : "방법이 있기는 합니다마는 선생은 값비싼 약에만 의존하려 하는 생각 때문에 도리어 병을 악화시키고 있습니다. 왜 그 동안 동의부항 요법과 자연식을 해보지 않았습니까?"

환자 : "유명한 박사가 최신의술로 수술해도 못 고친 것을 부항을 붙인다고 무슨 효과가 있겠으며 입맛이 없어 맛있는 음식도 별로인데 소화하기 힘든 현미밥을 먹으라니 그게 무슨 약이 되겠소."

필자 : "선생은 자신이 왜 간암에 걸렸다고 생각하십니까?"

환자 : 의사가 모르는 것을 내가 어떻게 알며 의사가 그 문제를 해결해야 하는 것 아니요. 나는 이때까지 유명한 의사를 여러 분 불러다 만나 봤고 사례도 충분히 했으나 아직 길을 못 찾고 있소."

필자 : "원인을 모르고 어떻게 처방이 나올 수 있겠습니까? 그 원인은 유명한 박사라고 해서 아는 것이 아니라 선생 자신의 잘못된 생활습관 에 있는 것입니다."

환자 : "내가 무엇을 잘못했단 말이오?"

필자 : "죄를 많이 지은 탓이지요. 선생은 자신이 지은 죄 값으로 중병에 걸린 것을 깨달아야 합니다. 속죄하여 인생을 거듭나야 병을 고칠 수 있는 희망이 있습니다."

환자 : "너무 무례하오. 내가 무슨 죄를 지었다는 거요. 환자의 마음은 위로와 희망을 얻고자 하는 것인데 나에게 그런 당돌하고 무례한 말을 하는 사람은 당신이 처음이오."

필자 : "무례함을 무릅쓰고 나는 옳은 조언을 해드리려는 것뿐입니다. 이제부터 내가 하는 말뜻을 이해하신다면 희망이 있을 것이고 그렇지 않으면 인연이 없는 것이니 물러가겠습니다. 원래 좋은 약은 입에 쓰고 바른 말은 귀에 거슬린다고 하지 않습니까. 불쾌하게만 여기지 말고 내 말을 한번 들어 보시겠습니까?"

환자 : (묵묵부답. 한참 뒤에 언짢으면서도 마지못해…….)"말해 보시오."

필자 : "선생은 평소에 남에게는 인색하고 가혹하면서도 자기 몸을 위해서는 온갖 값비싼 보약과 고량진미를 먹어 왔을 것이오. 속담에 꾀를 낸다는 것이 죽을 꾀를 낸다는 식으로 너무 무절제한 미식의 습관이 자신의 소화기관과 간장을 지나치게 혹사한 나머지 발병이 된 것입니

다. 산삼 · 사향 · 곰쓸개즙 같은 것이야 독한 항암제 투여와는 다르지만 그것도 적량을 간혹 필요에 따라 쓴다면 몰라도 그런 비싼 약이라 해서 병을 낫게 하는 것은 아닙니다. 선생보다 더 돈 많은 그리스의 선박왕 오나시스도 세계의 명의들을 마음대로 불러다 좋다는 치료를 다 했지만 결국은 자기 병을 못 고치고 죽었습니다. 돈만 알고 권세가 있는 사람일수록 병을 고치기 힘든 법입니다. 우리나라에서도 유명인사들, 예를 들면 청와대 경호실장을 지낸 박종규 씨나 그 전 IOC위원 김택수 씨도 간암으로 50대에 세상을 떠났고 암의 대가로서 원자력병원장을 지낸 이장규 박사도 자신의 폐암을 못 고치고 죽었는데 그 분들의 권세가 결코 선생보다 못하지는 않았을 것입니다. 그러나 돈 없는 사람은 자연 요법으로 말기 암에서도 낫는 예가 얼마든지 있습니다. 겸손하고 감사한 마음으로 자기의 잘못된 생활 습관을 바꿔서 현미식과 동의부항 요법으로 피를 맑게 하면 기적적으로 나은 예가 많습니다.

마음의 문을 활짝 열고 남을 돕는 마음, 베푸는 여유를 가지면 체내에 엔도르핀의 분비가 잘 되어 피가 깨끗해집니다. 건강을 잃고서 천하의 재물이 무슨 소용이 있겠습니까. 잘못된 생활 습관, 사악한 마음을 그대로 놔둔 채 병을 전문의에게 맡겨 놓고 고치려 하니 안 되는 것이지요."

이상과 같이 극약 처방 같은 직언을 서슴지 않았는데 그래도 인연이 있었는지 환자의 마음이 수그러지면서 내가 시키는 대로 자연 요법을 해보겠다고 했다. 그래서 하룻밤을 묵으면서 동의부항 요법을 시술해 주고 현미식 7호식의 요령대로 일체의 약을 끊게 하고 한 숟가락을 100번 이상씩 씹어먹도록 가르쳐 주고 돌아왔었다.

그 뒤 그 분은 병세가 기적적으로 호전되어 몇 년을 무사히 지내다가 그 후 소식을 들으니 미국에 있는 딸에게 간 뒤 소식이 끊겼다.

또 하나의 예로서 인천 영종도에 사는 이창근 씨는 1981년에 61세 때 말기 간암에 걸려 필자를 처음 만나 지도를 받고 동의부항 요법으로 3개월 만에 기적적으로 완치된 분이다. 이씨의 투병 수기는 본지(1990년 10월호)에도 소개되어 독자로부터 많은 문의가 왔었는데 자연 요법을 널리 알리는 것이 재생의 보답이고 자신의 사명이라 하여 암환자가 찾으면 전국을 다니면서 무료자원봉사를 하여 수백 명의 암환자를 소생시킨 일화가 있는데 이씨는 가난한 생활 속에서도 물욕이 없고 지극히 선량한 성품을 지닌 분이었다.

진정한 이웃사랑으로 70 평생을 봉사활동을 하다가 과로가 원인으로 작고하셨다. 평소에 술을 좋아하고, 남을 돕는 일에 기를 쓰고 무리를 예사로 하면서도 자기 몸을 돌보는 데는 소홀히 하였던 것이다.

암환자를 계기로 거듭난 인생을 값지게 살면서 봉사활동으로 생애를 마친 이창근 선생의 영전에 이 자리를 빌어 충심으로 경의를 표하며 명복을 빌고자 한다.

암은 누구나 완치할 수 있다 09

– 그러나 속단은 금물

완치를 속단한 어느 산부인과 원장의 경우

산부인과 원장 한 분이 간암에 걸려 말기에 이르렀을 때 필자에게 자연 요법의 지도를 받으러 온 일이 있었다.

그는 모교의 대학병원에서 입원 치료 중이었는데 수술도 어렵다 하여 항암제를 계속 투여한 결과 머리카락이 다 빠지고 초췌한 모습으로 희망을 잃고 있을 때 자연 요법에 이해가 깊은 그 장인의 간곡한 권유에 따라 필자를 찾게 되었다고 한다.

찾아온 사람의 신분을 가리지 않고 조언을 원하는 분에게 필자는 자가 치료하는 방법으로 자연식과 동의부항 요법을 설명해 주고 발병에 이르기까지의 환자 자신의 잘못된 생활이나 습관을 스스로 개선하는 길을 찾도록 지도한다.

종합 병원에서는 흔히 3시간 기다려서 3분 진료를 받는다는 말처럼 전문의 한 사람이 하루에도 수십 명에서 백여 명의 진료도 가능하겠지만 나는 환자 한 사람을 위해서 자연 요법을 제대로 전수하려면 몇 시간 아니라 며칠이 걸리기도 한다.

많은 사람에게 강연을 하는 일은 쉽지만 불치병의 선고를 받은 절박한 심정의 환자 개개인의 특성에 맞게 개인 지도를 하는 것은 여간한 정성과 인내심이 아니고서는 통하지 않는다. 환자는 무조건 매달리려 하면서도 한편으로 의심하는 경향이 강하다.

그런 점에서 현대 의학의 의사가 자신의 병을 병원 치료가 아닌 공인되지 않는 자연 요법에 맡긴다는 것은 흔히 있는 일이 아니고 파격적인 일이었다.

필자의 설명을 듣고 난 산부인과 원장은 비로소 하는 말이 "실은 제 자신이 산부인과 원장으로 있는 의사입니다. 의사인 내가 불행히 간암에 걸려 모교의 병원에서 치료받고 있는데 지금 종양의 크기가 20cm 정도로 커서 복부를 만지면 손에 잡히기도 하는데 이대로 진행하면 아마 2~3개월 정도밖에 버틸 수 없어 할 수 없이 항암제 투여의 고통을 참으면서도 체력을 보충하려고 내키지 않는 육류도 억지로 먹어 왔는데 이제부턴 자연식으로 완전히 바꿀 터이니 잘 좀 지도해 주시오"라고 부탁을 하는 것이었다.

그분은 필자의 권유에 따라 그 뒤 병원에서 퇴원하여 시골로 가서 전지 요양을 하면서 수시로 전화 문의를 해왔다. 한밤중에도 귀찮은 정도로 전화를 했다. 환부 쪽에 부항을 붙였더니 짙은 색소 반응이 나오고 악취가 나는데, 계속 붙인 자리에서 거머리 같은 것이 나왔는데 왜 그러느냐? 현미 7호식을 먹으면서 녹즙을 마셔도 되느냐? 복수가 찼는데 좋은 방법이 없느냐? 토사土沙 요법이 좋다고 하는데 흙 속에서 8시간을 꼭 있어야 되느냐? 등등.

필자가 쓴 『마크로비오틱 건강법』, 『동의부항 네거티브 요법』, 『암 두렵지 않다』 등의 책을 정독하면서 계속 질문해 오니 더욱 책임감을 느끼게 되고 한편 현대 의학의 의사를 자연 요법의 신봉자로 만드는 계기가 되니 보람도 있었다.

'궁즉통窮卽通' 이라고나 할까, 그렇게 열심히 노력한 보람이 있어 2개월 뒤에 검사한 결과 기적적으로 종양의 크기가 절반으로 줄었고 4개월 뒤에는 완전히 사라졌다고 했다. 6개월 뒤에 그는 이제 완치가 되었으니 정상생활로 복귀해서 산부인과 병원 일을 다시 시작한다는 연락이 왔다.

그래서 필자는 아직 호전단계에 있을 뿐 완치라고 하기에는 이르니 절대로 방심해서는 안 되고 앞으로 몇 년간은 투병생활을 일관되게 계속하라고 일렀다. 그러나 검사 결과 종양이 깨끗이 없어졌으면 의학적으로는 완치가 된 것이니 그 이상 무엇을 바라겠느냐면서 설사 문제가 있다 하더라도 자연 요법의 방법을 알고 있으니 재발이 되면 또 그렇게 다시 시작하면 되지 않겠느냐고 하면서 막무가내로 그 전 병원장 생활로 돌아가기를 고집하였다.

그렇게 하여 산부인과를 다시 시작한 병원장은 그 동안 쉬고 있던 기간을 보충이라도 하려는 것처럼 과로를 거듭한 끝에 8개월 만에 다시 재발이 되어 자연 요법을 다시 시작하였지만 1년 8개월 만에 아깝게 세상을 떠나고 말았다.

산부인과 의사나 외과 의사는 평소에 피를 보는 직업이어서 스트레스를 많이 받기 때문에 그를 해소하기 위해서 수술 뒤엔 으레 독한 양주를 마시고 육식도 많이 하는 경향이 있는데 그러한 습관이나 정서적인 불안이 되면 발암의 유력한 조건이 되기도 하는 것이다.

필자가 가르친 대로 자연 요법을 열심히 실행하면 중증의 환자도 대개 2~3개월에 신속하게 호전되는 경우가 많은데 실은 그때가 가장 중요한 고비라고 할 수 있다. 환자나 가족이 기대 이상으로 빨리 좋아지다 보니 흔히 완치된 것으로 착각하여 방심을 하게 되고 그때는 자연식을 아무리 다시 철저히 섭취한다 해도 이미 때가 늦다.

자연 요법으로 2~3개월 만에 호전이 되는 것은 병세의 방향을 좋아지는 쪽으로 돌려놓은 것에 불과하고 체질과 습관을 완전히 바꿔 완치를 보장하려면 적어도 5~7년간의 꾸준한 투병생활이 필요하다.

현미식과 채식이 완전히 체질화되어 육류나 설탕, 가공식품 등 유해식품은 스스로 먹고 싶지 않게 되고 그렇게 해서 언제나 맑은 피가 전신을 순환하며 자기 몸과 마음을 자유자재로 통제할 수 있는 습관이 몸에 배게 되면 암은 절대 재발하지 않고 평생을 건강하게 지낼 수 있는 것이다. 요는 투병을 계기로 거듭난 인생으로 환골탈태가 될 때 비로소 진정한 인간 승리자가 되는 것이다.

제4장

당뇨병을 다스리는 당위력

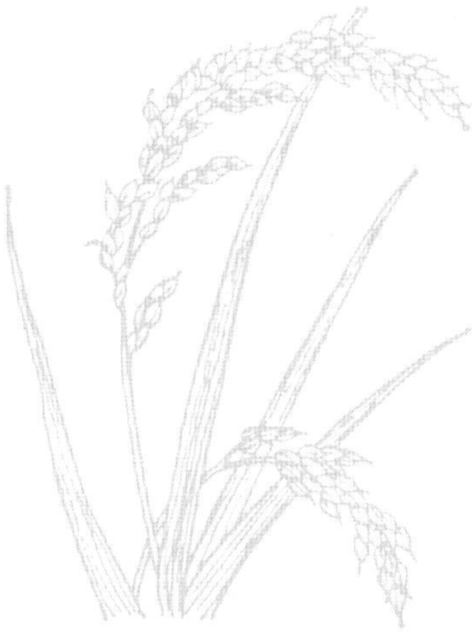

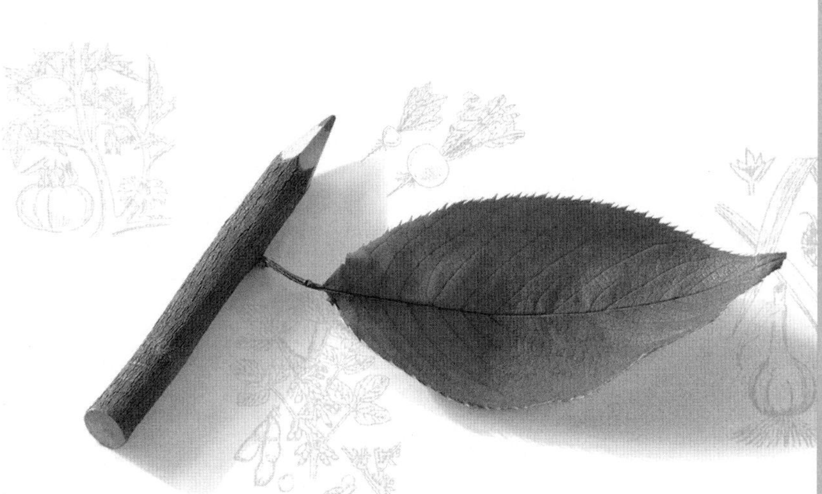

돼지감자(뚱딴지)가 혈당치를 낮추고, 감염증을 막는다 01

돼지감자Helianthus tuberostus는 국화과에 속하는 다년초多年草로 일명 뚱딴지로 불리우며, 잎은 달걀 모양으로 가장자리에 톱니가 있고 여름에 노란꽃이 피며 온 몸에 잔털이 많고 땅 속에 감자 모양의 덩이줄기가 달렸다. 원산지는 북미北美이며 과당果糖과 알코올의 원료로 쓰이며 연하고 단맛이 있어 먹기도 하고 사료로도 쓰인다.

우리나라에 폭넓게 분포되어 있지만 야생은 감자를 식용으로 하는 만큼 잘 자라지 않는 것 같다. 옛날에는 식량 부족을 보충하는 '대용 감자 작물' (고구마 등의 대신이라고 하는 것)로서, 전국 각지에서 재배되어 폭넓게 이용되었다. 그러나 식생활이 풍부해진 오늘날에는 그것을 먹지 않게 되어 버렸다.

우리나라에서 만연하고 있는 당뇨병의 대부분은 식생활의 '풍부' 가 초래한 결과 많은 사람이 당분을 지나치게 섭취하기 때문이다. 옛날 가난했던 시절에 구황救荒 식품이었던 돼지감자가 현대의 사회에서 식생활의 풍요로움으로 인해 발생하는 당뇨병 환자를 구하는 식품이 되고 있는 것은 참으로 다행한 일이다.

돼지감자의 영양 성분이라 하면, 대개의 사람은 전분澱粉을 떠올릴 것이다. 그런데, 돼지감자에는 전분이 포함되어 있지 않다. 그 중심의 성분은 이눌린이라는 다당류(多糖類 당류의 분자가 많이 결합한 것)이다.

전분도 이눌린과 같은 다당류이다.

그러나, 한마디로 다당류라 해도 예를 들면, 포유류인 인간과 고래가 마치 다른 것같이, 전분과 이눌린은 성질이 각기 다르다.

전분은 포도당(글루코스)으로 되어 있어, 글자 그대로 혈당의 근본이 되는 것이다. 그러나 이눌린은 과당(프룩토스)으로 되어 있다.

포도당과 과당이라 하면, 포도도 과일이니 헷갈리기 쉽다. 그러나 이 두 가지는 같은 당류이지만 전혀 다른 것이다(그 때문에, 혈당 · 포도당이라는 언어를, 대부분 쓰지 않고, 글루코스와 프룩토스라고 하는 용어로 통하는 책도 있다).

전분을 먹으면 위액에 의해 그 구성분자인 포도당으로 분해된다. 혈당치는 혈액 중의 당분의 농도로, 그 대부분은 포도당이다. 그러므로, 전분을 먹으면, 혈당치는 당연히 올라가고 이것이 지나치게 오르는 것이 당뇨병이다.

이눌린에는 전분이 대부분 포함되어 있지 않고 돼지감자에는 포도당은 포함되어 있지 않다. 이러한 돼지감자를 먹는 사람은 혈당치는 올라가지 않는다. 같은 감자에도 전분이 풍부하게 포함되어 있는 고구마나 감자와는 다르다.

포도당으로 되어 있는 전분은 몹시 칼로리가 높은 다당류이다. 이것을 섭취하면, 에너지가 만점으로 건강이 남아 돌 만큼 된다. 영양보급의 주역인 것은 말할 필요도 없다. 그러나 매우 많이 먹어서 혈당치가 지나치게 올라가면 여분의 혈당을 처리하기 위해서 췌장은 과중한 부담을 강요당하게 된다.

돼지감자에 포함되어 있는 이눌린은 칼로리가 낮은 다당류이기 때문에 위에서는 소화되지 않고, 분해되어도 포도당이 아니고 과당이 된다. 이러한 이유로 돼지감자를 아무리 먹어도 혈당치는 올라가지 않고 췌장의 부담도 없다.

이눌린은 혈당치를 상승시키지는 않지만, 인슐린의 분비를 촉진하지도 않는다(다만 혈중의 인슐린 농도를 내리는 활동이 있다). 즉, 췌장에 인슐린의 분비를 억지로 촉진하는 일을 하지 않는다. 이렇게 하면 인슐린은, 실제의 몸의 상태에 맞추고 여유를 가지면서 분비된다. 그 때문에 혈당의 분해가 효과적으로 이루어지는 셈이다.

아이에게 공부시키는 데도 억지로 시키면 듣지 않고, 시간이 걸리고 비교적 성과가 오르지 않는 것이다. 아이의 능력이나 상태에 맞추고, 과제나 스케줄을 조정할 수 있는 것부터 순서대로 진행시키는 편이 최종적으로는 높은 성과를 올릴 수 있다. 이와 같은 방법이 몸의 활동에 대해서도 마찬가지이다.

동시에, 혈당치가 내려가면, 췌장 이외의 장기에도 부담이 없어진다. 그리하여, 온 몸의 증상이 개선될 수도 있다.

이 이눌린이, 돼지감자에는 12~13퍼센트가 포함되어 있다. 이눌린은 돼지감자 이외에도 달리아 · 우엉 · 민들레 · 치코리 · 엉겅퀴 등 국화과의 식물의 뿌리에 많이 포함되어 있다. 그러나 가장 많이 포함되어 있는 것은 돼지감자다. 돼지감자의 이눌린이 특히 당뇨병에 좋다.

02 돼지감자의 효능

이눌린을 섭취하면 혈당치가 내려간다. 또한, 혈중의 인슐린의 농도, 중성지방 등 지방질의 농도를 내리는 역할을 한다.

그리고 나중에 소개하겠지만 오줌의 배설이 좋아지거나 임포텐스가 개선되었다고 하는 보고로부터 췌장이나 신장의 기능을 개선한다.

혈당치의 저하와 함께, 이눌린의 대표적인 효능으로서 알려져 있는 것이 정장 기능整腸機能이다.

이눌린은 장 안에서 오리고훌쿠토스라는 물질로 변화된다. 이것에는 비피더스균의 성장을 촉진하는 역할이 있다. 비피더스균은 젖산이나 유산을 만들어 내고 장 안의 pH를 낮게(산성도를 높게) 한다.

이러한 환경에서는, 칸지타 · 살모넬라salmonella · 시게라 · 대장균 · 크로스cross · 라듐 · 포도상구균 등, 병원성을 가지는 균은 생존할 수 없다. 이것 때문에, 장 안이(단지 균이 없다고 하는 것이 아님) 청결해져, 장의 본래의 활동이 활발해지는 것이다. 비피더스균이 많은 아이는 장 안에서 병원균의 감염이 일어나기 어려운 것으로 알려져 있다. 이것에 의해 당뇨병의 합병증의 감염증을 예방할 수 있다.

또한, 비피더스균은 비타민 B_1, B_5, K 등의 비타민을 만든다. 비타민은 인체의 기능의 건전화, 활성화의 기본이 되는 것으로 생활습관병의 중심이 되는 영양소이다. 즉, 돼지감자를 섭취하는 것으로, 몸 안에서의 비타민의 생산을 원활하게 할 수 있다.

돼지감자에는 다량의 비타민류가 포함되어 있다. 특히 풍부한 것은 비타민, 나이아신niacin과 비타민 C(아스코르빈산)이다. 비타민, 나이아신은 100g 중, 1.7mg이 함유되어 있다. 이것을 다른 식품과 비교하면 참마의 4.3배이다. 그리고 비타민 C는 참마의 1.7배이다.

여기서 당뇨병과 특히 관계가 깊은 것은 비타민과 나이아신이다. 이것에는 혈중의 당질이나 지방질의 대사(분해, 에너지의 변환)을 촉진하는 역할을 한다. 그리고 비타민과 나이아신에 의해 혈액 순환이 잘 되어 심근경색 등의 합병증을 예방할 수 있다.

또한 비타민 C는 생활습관병의 예방 · 치료에 중요한 역할을 하는 비타민이다. 비타민 C는 몸 안의 산화酸化를 억제하는 역할이 있어 이것에 의해 노화를 억제하는 것으로 알려져 있다. 또한, 몸 안의 독소의 분해를 촉진하는 작용이 것으로 잘 알려져 있다. 비타민 C에는 폭넓게 몸을 지키는 기능을 향상시키는 역할이 있다. 이것은 당뇨병에 있어서도 중요한 것이다.

당뇨병은 과식이나 운동 부족, 비만 등으로 온 몸의 기능에 침범하는 병이다. 온 몸의 기능을 종합적으로 회복시키는 비타민 C의 섭취가 중요한 것은 당연한 것이다. 그리고, 비타민 C가 몸 안에서 기능하도록 하기 위해서는 역시 자연의 식품을 섭취하는 것이 제일이다. 포도당의 근본이 되는 전분을 대부분 포함하지 않고, 게다가 비타민 C를 풍부하게 포함하고 있는 돼지감자는 정말로 당뇨병을 위한 비타민 C 보급원으로서 최적이라고 말할 수 있다.

03 '당위력'의 놀라운 효과

이눌린은 누룩균이나 산에 의해 분해되어 생기는 데 이것이, 과당이다. 과당은 당뇨병에 이상적인 영양소이며 감미료이다.

그러나 돼지감자에는 독특한 냄새가 있어, 삶지 않으면 먹기가 어렵다. 게다가 맛이 이상해서 계속 먹는 것은 괴로운 것이다. 그렇기 때문에 간단히, 게다가 효과적으로 섭취할 수 있는 식품으로서 '당위력' 을 추천하고 싶다. 그리고 돼지감자는 11월에 채취할 수 있고, '당위력' 을 이용하면, 계속해서 돼지감자를 힘 안 들이고 섭취할 수 있다.

돼지감자의 효능으로서는 다양한 보고가 있다.

제일 현저한 효능으로서는 혈관확장제나 혈압강하제 등 합병증을 억제하는 약이 필요하지 않게 되었다고 하는 보고가 있다. 이눌린을 비롯한 돼지감자의 성분이 이러한 인공의 약을 뛰어넘는 효과를 발휘하고 있는 것이다.

또한 당뇨병 때문에 배뇨가 나빴지만 돼지감자를 섭취하면 자주 배설할 수 있었다는 보고가 있다. 당뇨병이 진행하면 자주 요의尿意를 일으키는데도 오줌이 잘 나오지 않는다고 한다. 이 환자가 당위력을 먹은 그 날로부터 배뇨가 좋아지는 한편, 밤중에 3, 4회나 화장실에 갔었는데 이제는 1회밖에 가지 않았다고 한다. 그 덕택으로 숙면을 취할 수 있게 되었고, 일의 능률도 올랐다는 것이다.

또한, 눈이 맑아지고 시력을 회복했다는 보고도 있다. 그리고 흐릿하던 머리가 맑아졌다고 한다. 신경 장애에 대해서는 1개월의 복용으로 손이나 발의 아픔이 사라졌다고 하는 사례도 있다. 같은 정도의 기간으로 임포텐스가 사라졌다고 하는 사람도 있었다.

무엇보다 중요한 것은 온 몸의 신진대사新陳代謝가 활발해지고 체중도 건강한 상태로 되었다는 것이다.

돼지감자를 섭취한 순간부터, 온 몸이 따뜻해지고, 땀을 많이 흘리는 사람도 있다. 또한, 당뇨병 때문에 체중이 감소하고, 쇠약하던 체중을 회복하고 체력이 몹시 좋아졌다고 하는 보고도 있다. 특별한 다이어트를 한 일도 없는데도 1개월에 체중이 3킬로그램 줄었다고 하는 사람도 있다.

왜 돼지감자가 이러한 효능을 발휘하는가, 그 메커니즘은 아직 학적으로 충분히 해명되지 않고 있다. 돼지감자에 의해, 놀라운 효과가 나타났다는 사실뿐이다. 우리나라에서는 예부터 돼지감자가 인간의 세포에 자고 있는 생명력을 눈을 뜨게 한다고 전해 내려왔다.

그러나 돼지감자를 복용하는 데도 룰이 있다. 무엇이든지 자연은 인간의 방자放恣함을 용서하지 않는다. 그리고 돼지감자의 성분이 몸 안에서 기능을 발휘할 수 있게, 그것을 먹은 인간도 노력이 필요하다. 환자의 노력과 돼지감자의 자연 파워가 하나가 될 때, 당뇨병은 개선되는 것이다.

04 돼지감자를 이용할 때 주의할 일

우선 중요한 것은, 돼지감자를 먹었기 때문에 이것이 당뇨병의 특효약이라 착각하고 식사 요법과 운동 요법을 소홀히 하지 않는 것이다. 돼지감자의 파워는 적절한 식사 요법과 운동 요법이 하나가 되었을 때 효과를 나타낸다. 돼지감자의 힘은 모든 인간의 몸 안에 잠복되어 있는 면역력을 일깨우기 때문에 환자 자신이 노력하지 않으면 돼지감자의 효능도 없어져 버린다.

현대 의학에는 한계가 있다. 그러나 그 사람에 있어서 약이 필요한가 그렇지 않은가 하는 것은 전연 다르다.

당뇨병으로 약이 처방되어 있을 경우는 그 약을 복용하지 않으므로 목숨에 영향을 미치는 장애가 발생한 것이다. 특히, 인슐린 의존형 쪽이 돼지감자에 의해 정기적인 인슐린 섭취로부터 해방되는 것이라고 착각하고, 인슐린을 섭취하는 것을 그만두면 이것은 문자 그대로 자살 행위이다. 돼지감자 덕택으로 몸의 상태가 개선되었으므로 약을 그만두어도 좋다고 생각한 분은 반드시 전문가에게 상담하고 그 지시를 따르지 않으면 안 된다.

또한, 돼지감자를 섭취하면 금세 혈당치가 내려가지 않을 경우에는,

양을 늘리면 내려가기 시작할 것이다. 그러나 지나치게 섭취하면, 반대로 저혈당이 되어, 이미 설명한 저혈당성의 혼수에 빠지고, 최악의 경우에는 죽음에 이른다. 양을 적당히 가감하여 섭취하는 것이 중요하다.

돼지감자는 자연의 식품이며, 식용작물로서 긴 역사가 있다. 그러므로, 먹어도 부작용이 전혀 없다. 그러나 어떤 식품이라도 체질적으로 맞지 않을 경우도 있고, 좋고 싫음도 있다.

그러나 '당위력' 은 이러한 점을 감안하여 누구나 먹기 쉽게 만든 뛰어난 식품이다.

게다가 당위력은 이러한 돼지감자의 효능을 높이기 위해서, 누에분말, 그리고 인삼과 마늘을 첨가하고, 더욱이 석창포 · 산사나무 · 천문동 · 맥문동 · 천화분 · 과루인 · 오미자 · 당귀 · 숙지황 · 생지황 · 감초 · 상황버섯 등을 배합하였다. 돼지감자는 계속 효율적으로 놀라운 약효를 얻을 수 있다.

당위력은 우리 조상 대대로 전해 오는 비방이다.

제5장

동의부항 처방집

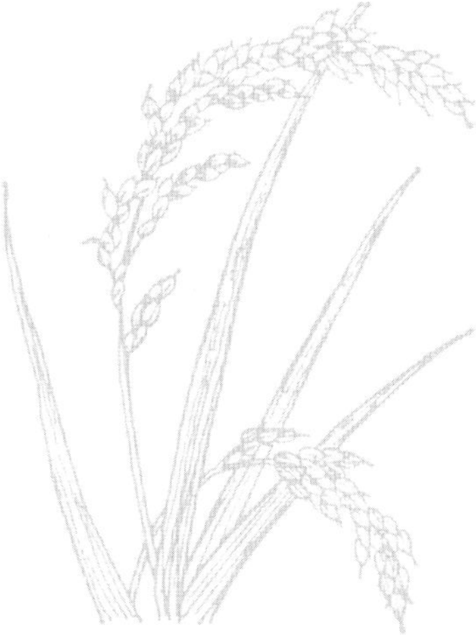

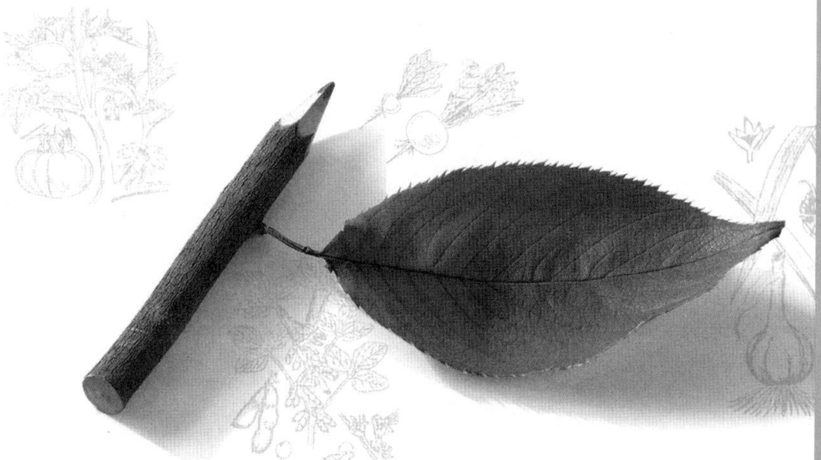

소화기계 질환 01

증상

소화기의 중심은 위장인데, 간장과 췌장이 독자적인 소화액을 장으로 보냄으로써 소화 작용에 참가하고 있다. 소화기의 주된 기능은 소화 · 흡수 · 배설의 작용을 원활히 하는 데에 있다. 따라서 소화기의 질환은 이러한 작용에 장애를 가져와 영양의 공급을 불충분하게 한다.

그 결과 활동력의 저하, 질병에 대한 저항력의 약화, 기분의 불쾌함 등을 초래한다. 급성인 경우는 적당한 치료에 의해서 곧 낫기도 하지만, 만성이 되면 진료를 받아도 쉽게 낫지 않아서 이것저것 헤매면서 몹시 애를 먹기 마련이다.

원인

그러면 어째서 그런 골치 아픈 소화기 질환에 걸리는 것일까. 그 원인을 요약해 보면 다음과 같은 사항을 들 수가 있다.

과음 · 과식 · 편식 · 운동 부족 · 심신의 과로 · 정신 불안 · 영양의 불균형 · 비타민 B류의 부족 · 육류 · 달걀 · 백설탕 따위 산성 식품의 과잉 섭취, 과자류 따위 과잉 섭취, 술 · 담배의 과잉, 스트레스의 누적,

자율신경의 실조, 유해식품 첨가물의 누적, 생활환경의 급격한 변화, 지나친 더위나 추위, 약품의 부작용.

따라서 병을 고치기 위해서는 이상에 열거한 원인들 중에서 자기 자신에 해당하는 것을 과감하게 개선하는 결단이 가장 중요하다. 그것만으로 벌써 병세는 호전하고 치유되기 시작한다. 그 밖에 소화기 질환을 고치는 유효한 방법을 들면 다음과 같다.

기본 요법

① 네거티브 요법은 모든 위장병에 효과가 있다. 복부에 반복 시술을 한다.

② 음식물을 잘 씹어서 먹을 것. 50~1백 번씩 씹는 것을 습관화하는 것이 이상적이다.

③ 항상 적게 먹을 것, 배가 부르도록 먹는 것은 금물이다.

④ 식사와 식사 사이를 5시간 이상으로 한다. 되도록 하루 두 번으로 줄인다.

⑤ 간식을 일체 안 한다.

⑥ 야채와 해조류를 많이 먹음으로써 혈액의 정상화를 꾀한다.

⑦ 주식을 백미에서 현미로 바꾼다. 현미가 곤란하면 7분도 이하의 배아미로 한다. 그러면 비타민류의 부족은 해소된다.

⑧ 급성이거나 통증이 있을 경우는 안정을 취한다.

⑨ 만성으로 통증이 없을 때는 매일 적당한 운동을 계속한다.

⑩ 아침에 기상하면 건포마찰을 전신에 해서 혈액 순환을 좋게 한다. 특히 복부는 50회 이상 마찰한다.

⑪ 유해식품첨가물의 해를 받지 않기 위해 그런 것이 들어 있지 않은

자연식품을 선택한다.

⑫ 화학약제는 일시적인 처치 이외에는 사용하지 말 것.

⑬ 위장을 다스리는 자연약제로서 결명자의 씨 20그램과 이질풀 20그램을 합쳐 7백 20cc(약 4홉)의 물에 달여서 약 3홉으로 졸인 다음 차 대용으로 마시면 유효하다.

⑭ 그래도 호전되지 않는 완고한 위장병이라면 1개월 가량의 여가를 내어 경험이 풍부한 지도자의 지시에 따라 단식 요법을 결행하면 좋다.

만성위염

만성위염 부항 치료점

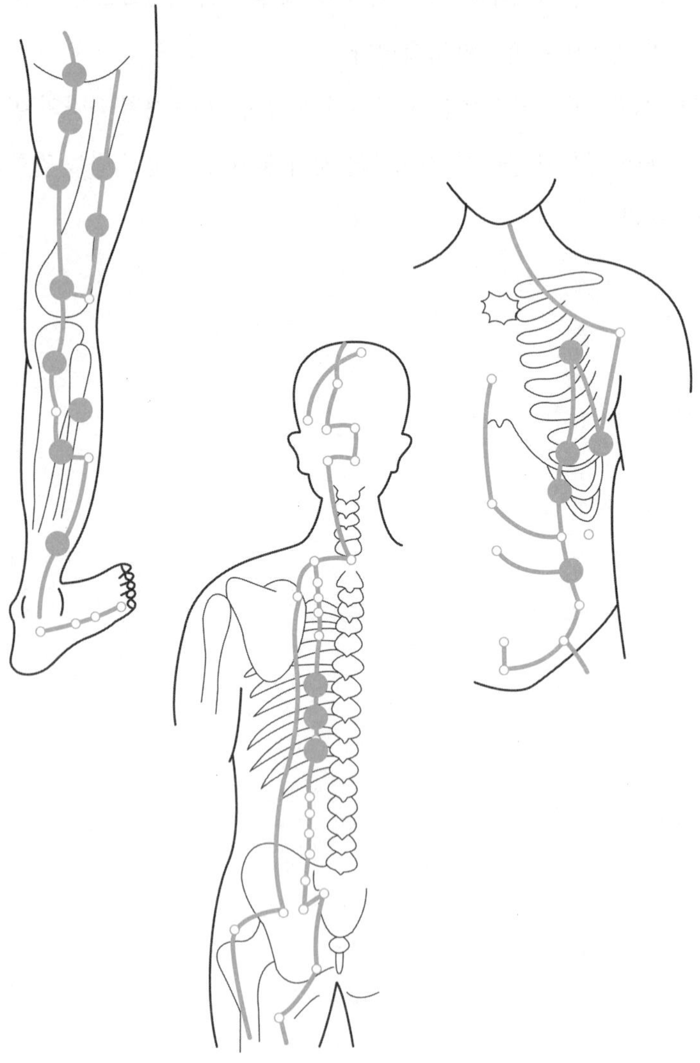

증상

사람에 따라 또는 시기에 따라서 제 각기 증상이 다르며 일정하지 않다. 가슴이 쓰리거나 구토증 · 식욕 부진 · 위장부에 심한 통증을 느끼는 따위가 비교적 많이 나타나는 증상이다.

원인

만성위장염은 급성위장염의 치료가 불충분했거나 불규칙한 식사, 운동 부족, 담배나 술의 과음, 달콤한 과자의 과식, 커피나 겨자, 후춧가루와 같은 자극성 식품의 과용 등으로 인해서 발생한다.

또 스트레스의 과잉이나 신경 불안도 발병 요인으로 꼽힌다.

치료법

이 병에는 약물보다도 식사 요법이 더욱 중요하다.

① 네거티브 요법을 하면서 과식을 절대 금물이다. 항상 약간 모자라는 듯한 상태에서 숟갈을 놓아야 한다.

② 모든 음식물을 잘 씹어서 먹을 것. 50회 이상씩 씹는 것이 좋다.

③ 식후에는 잠시 휴식을 취하면서 머리나 몸을 안정시켜야 한다.

④ 고기 · 달걀 · 생선회 · 백설탕과 같은 산성 식품은 극도로 제한해야 한다.

⑤ 채소 · 해조류 · 과일 · 흑설탕 등 알칼리성 식품을 많이 섭취한다.

⑥ 식물성 단백질이나 지방질 · 두부 · 깨 · 현미 · 현맥 등을 많이 섭취한다.

⑦ 데치지 않은 체소나 그 생즙 또는 신선한 비타민 · 미네랄 등을 섭취하는 것도 좋다.

⑧ 고추 · 후추 · 겨자 · 커피와 같은 자극성 식품은 피해야 한다.

가장 유효한 식품으로 무채 · 김 · 파 · 당근 · 연근 · 시금치 · 오이 · 파 · 풋콩 · 팥 · 검정콩 · 우엉 · 토마토 · 사과 따위인데 이것들은 어떤 만성위장염에나 유효한 식품이다.

대체 요법

민간 요법으로서는 생강 찜질 요법이 상당히 효과적이다. 찜통이나 세면기에 물을 끓이고 생강즙을 타서 그 속에 타월을 접어서 담근다. 환자를 자리에 눕히고 배에 넓적한 천(고무를 바른 헝겊)을 덮는데, 헝겊 쪽이 피부에 닿도록 한다. 고무장갑을 사용해서 물기를 짜낸 타월을 그 위에 얹는다.

이렇게 뜨거운 타월을 얹으면 그 위에 또 고무헝겊을 덮고 이불을 씌워 준다. 그러면 5분이나 10분쯤 지나면 타월이 식는다. 다시 끓인 타월로 바꿔 줘야 하므로 타월은 서너 장이 필요하며 또 열의 발산 때문에 두껍고 큰 것이 좋다. 얇은 타월일 경우는 두 장을 겹쳐 쓰는 것이 좋겠다.

이렇게 뜨거운 타월의 교환을 30분 가량 되풀이하면 위장 부위의 살갗이 새빨갛게 변색하고 땀이 배어 나온다. 그러면 마른 타월로 재빨리, 그러나 충분히 물기를 닦아 내야 한다.

다음에는 환자를 엎드리게 해서 이번에는 위장 부위와 뒤쪽에 해당하는 등에 같은 방법으로 찜질을 해 준다. 만약 증세가 심해서 등쪽에 찜질을 하기가 거북할 경우에는 복부의 찜질만으로도 나름대로의효과를 볼 수가 있다.

찜질 요법에서 조심해야 할 것은 뜨거운 타월이 직접 살갗에 닿지 않도록 해야 하는 점이다. 고무가 달려 있는 헝겊을 사용하는 까닭은 피부를 보호하면서 동시에 장시간의 보온이 가능하기 때문이다.

급성위염

급성위염 부항 치료점

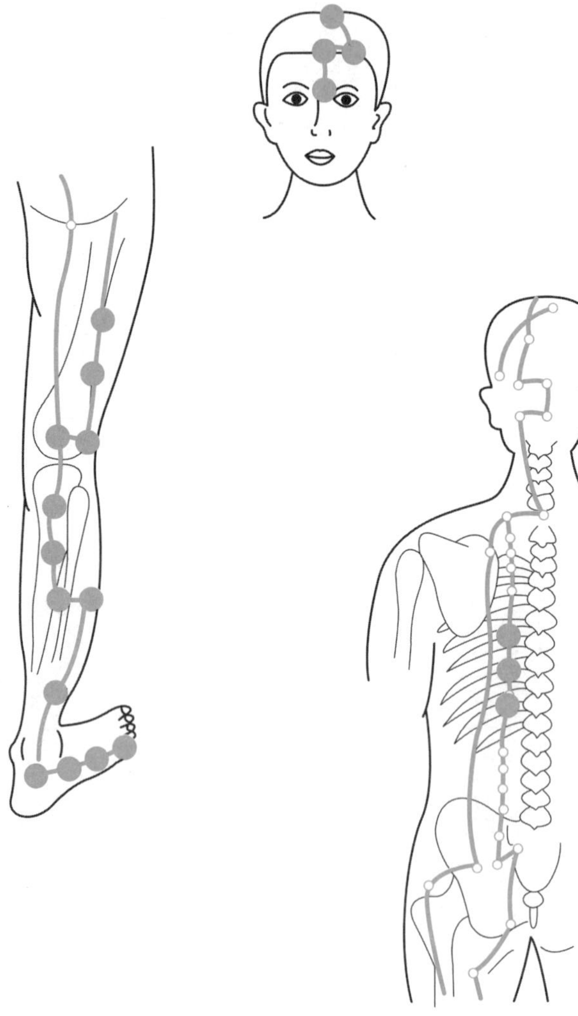

증상

위장 부위가 뜨끔뜨끔 아프고 구토증 · 두통 · 미열 · 오한 · 설사 등의 증상이 따른다. 가끔 신물을 토하는 수도 있다. 식욕이 떨어지고 위장에 포만감이나 압박감이 일어난다.

원인

급성위장염은 과식 · 과음, 지나치게 뜨겁거나 차가운 식사, 독물에 의한 중독, 세균의 독소 작용, 그 밖에 과로나 정신 불안 등으로 인해서 발병한다.

치료법

우선 다음과 같은 응급처치법을 시도하는 것이 좋다.

① 먼저 위장 속의 음식물을 모두 손가락을 목구멍에 넣어서 구토를 시키면 된다. 다음 복부 일대에 부항으로 하는 네거티브 요법을 반복 시술한다.

② 잘 토해 내지 못하면 미지근한 물을 마시게 한 다음 손가락을 목구멍에 넣어서 토하게 하는 동작을 되풀이한다.

③ 그래도 시원치 않으면 피마자기름 같은 설사제를 마시게 해서 위장 속의 음식물을 빨리 배출시킨다.

금성위장염의 식사 요법으로서 가장 효과가 빠른 것은 물만 마시고 일체의 음식을 끊어 버리는 절식 요법이다. 2~3일 계속하면 증상은 가라앉기 마련이다.

그런데 절식한 후에 다시 음식물을 섭취하기 시작할 때가 더욱 중요하고 또한 어렵다. 보리차에서 미음, 그리고 흰죽으로 바꾼 다음 서서히 보통식으로 회복시켜야 한다. 배가 고프다고 갑자기 많이 먹으면 해롭다.

만약 절식이 어려우면 이틀쯤 딱딱한 식품을 피하고 죽이나 야채수프 같은 유동식만을 섭취하다가 보통식으로 돌아가도록 한다.

불가피한 사정으로 일시적인 쇠약이라도 방지해야 할 필요가 있을 경우는 처음부터 유동식을 섭취하되 1시간 간격으로 극히 소량을 섭취한다. 한꺼번에 많이 먹으면 재발할 염려가 있기 때문이다.

미음은 현미로 만드는 것이 가장 효과적이다. 도정률이 낮을수록 영양 효과가 높게 마련이다.

대체 요법

민간 요법으로는 무즙을 식사 후에 마시면 잘 듣는다. 분량은 50cc 가량을 아침과 저녁에 식사 후에 마신다. 무즙이 역해서 곤란할 때는 사과즙을 조금 섞으면 마시기 좋아진다.

또 그늘에서 말린 이질풀 한 줌 약 10그램 가량을 4백cc 정도의 물에 넣어 절반쯤 되도록 끓인 다음 하루 몇 차례씩 차 대신으로 마시면 좋다. 이질풀은 보통의 한약국에서 구입할 수도 있지만 가정 상비약으로 여름철에 채취해서 그늘에 말려 두면 쓰임새가 많다.

주의해야 할 점은 처음 급성위장염의 증상이 발생했을 때 정확하게 진단하는 판별법이다. 급성위장염의 증상이 처음에는 급성의 열성병이나 맹장염의 초기 증상과 비슷하기 때문이다.

따라서 복통이 심하고 오한이 난다고 해서 급성위장염으로 지레짐작하고 성급하게 설사제를 복용하는 것은 위험하다. 환자의 증상을 침착하게 관찰해서 정확한 판단을 내려야 하는데, 맹장염인 경우에는 처음엔 복부 전체가 아프다가 점차 환부 오른쪽 아랫배 쪽으로 통증이 몰리기 시작한다.

위경련 부항 치료점

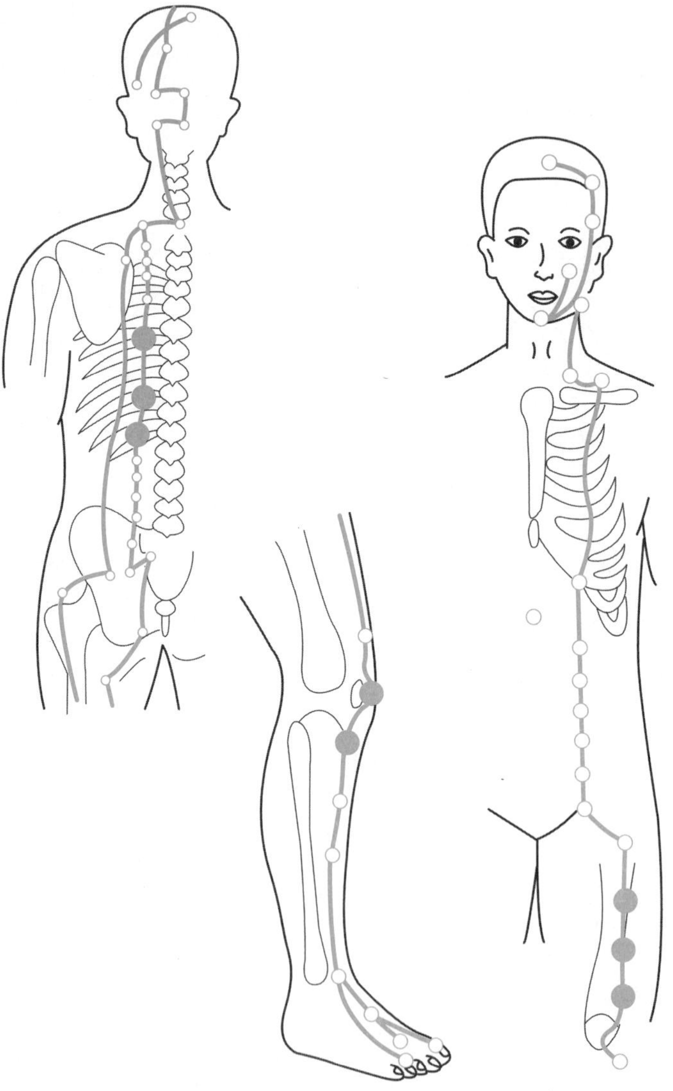

증상

위경련의 증상은 명치끝 부분이 갑자기 그리고 심하게 아프기 시작하며 경련으로 떨리는 것이 특징이다. 그리고 얼굴빛이 새파랗게 질린다.

또 일단 복통이 멎었다가도 얼마 후 다시 일어나며 이런 증상이 반복되면 위경련으로 봐야 한다.

원인

위경련은 위신경의 이상으로 일어나는 병으로서 흔히 담석증 · 위염 · 악성 빈혈 · 노이로제 · 히스테리 · 정신 불안 등으로 인해서 발작적으로 일어난다.

치료법

일단 위경련이 발생하면 다음과 같은 응급처치법을 써 보는 것이 바람직하다.

① 통증이 있는 부위에 부항으로하는 네거티브 요법을 반복 시술하면 진통이 된다.

② 겨자가루를 물에 개서 그것을 10분쯤 위장 부위에 바른다. 피부가 쓰리고 빨갛게 될 때까지 발라 둔다.

③ 손가락으로 명치끝을 강하게 압박하면 일단은 통증이 가라앉는다. 가장 효과적인 진통방법으로는 통증이 있는 부위에 부항기로 하는 네거티브 요법을 반복 시술하면 신통하게 통증이 멎게 된다.

위경련이 자주 일어나는 사람은 평소에 동물성 단백질을 많이 섭취하지 않는 것이 기본적인 식사 요법이다.

일단 발작이 일어나면 흰죽 · 갈분죽 · 두유 · 식빵과 같은 가벼운 식사를 섭취하다가 통증이 가신 다음에 보통식으로 환원하는 것이 좋다.

흰죽은 현미죽이 가장 좋고 식빵도 현미빵이나 현맥빵이 건강회복에 효과적이다. 하얗게 도정한 쌀이나 밀은 비타민과 미네랄이 결핍되어 있으므로 영양의 균형을 잡을 수가 없다.

따라서 아무리 가벼운 식사라 할지라도 비타민과 미네랄 성분의 균형은 건강유지에 매우 중요한 요소라는 사실을 잊어서는 안 되겠다.

대체 요법

다음에 위경련의 민간 요법을 몇 가지 소개한다.

첫째, 마늘 생즙을 내어서 한 종지 가량 마시면 효과가 있다.

둘째, 달걀껍질을 불에 바싹 볶아서 돌절구에 빻아 가루로 만들어서 그것을 무에 타서 마시면 즉효가 있다.

셋째, 일단 위경련이 일어나면 소금물을 벌컥벌컥 마신 다음 위 속의 음식물을 모조리 토한다. 그런 다음 24시간 일체의 식사를 끊어 버리는데 오직 물만 조금씩 마신다.

그리고 다음날부터 미음이나 죽으로부터 시작해서 서서히 보통식으로 되돌아간다.

넷째, 발작이 일어나면 피마자유를 마셔서 일단 위장 속의 음식물을 모조리 배설시킨다. 그런 다음 그늘에서 말린 이질풀을 쪄서 그 즙을 조금씩 마신다. 이렇게 하루 동안 절식하면 통증이 가라앉는다.

다섯째, 황백나무의 껍질인 황백피나 그 열매를 빻아서 가루를 만든 다음 그 분말 3.7그램 가량을 2백70cc(약 1홉 5작)의 물에 타서 3분의 2쯤 되게 끓여서 졸인다. 그것을 하루의 분량으로 해서 식사 후에 마시면 좋은 효과를 거두게 된다.

하루동안 복용해서는 완전한 효과를 볼 수는 없지만 여러 날 꾸준히 계속해서 마시면 완치시킬 수도 있다. 황백피는 한의원에서 구입할 수 있다.

위궤양 부항 치료점

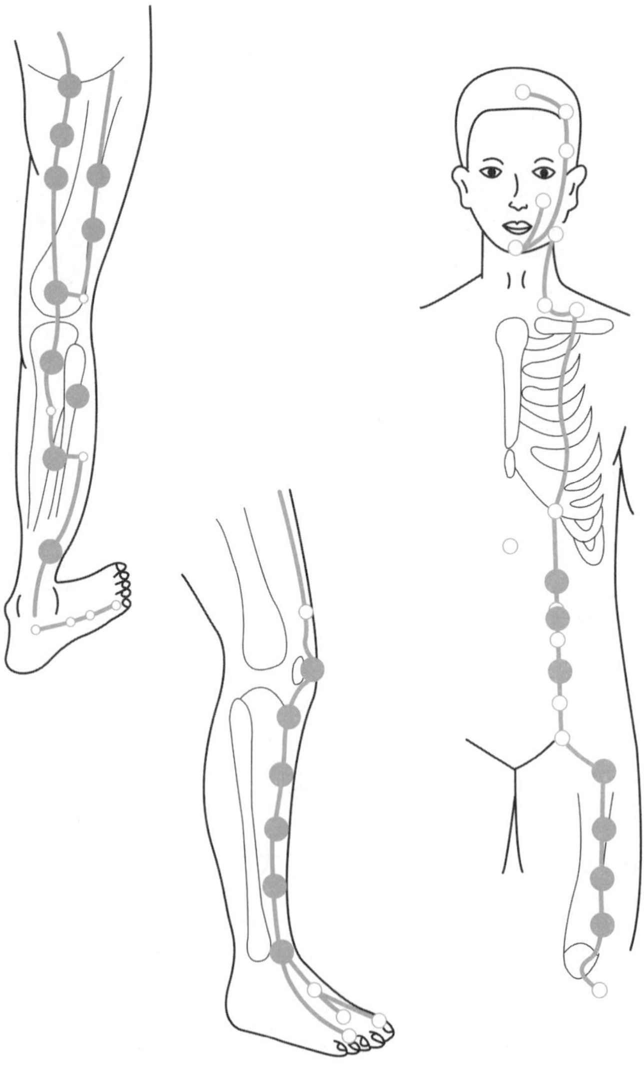

증상

초기 증상은 공복시에는 위가 쓰리고 아프다가도 음식을 먹으면 통증이 멎는다. 그래서 비슷한 증상인 위산과다증과 판별하기가 어려운데 병세가 심해지면서 뭐든지 먹으면 위 부위에 심한 통증을 느끼게 된다.

보통 식후 1시간이나 2시간쯤 지나면 아프기 시작하고 더욱 심해지면 피를 토하거나 하혈하기도 한다. 위궤양의 토혈은 핏빛이 검기 때문에 선홍색인 폐결핵의 객혈과는 곧 구별된다.

원인

위궤양은 위의 점막에 저항력이 약화된 부분에 생기고 거기에 위액의 소화 작용이 영향을 주어 궤양이 발생한다. 폭음, 폭식이나 자극성 식품의 과잉 섭취가 원인인데 최근에는 정신적 과로나 긴장의 연속 등 이른바 스트레스가 원인이 된다는 사실도 밝혀졌다.

치료법

토했을 때는 절대 안정이 필요하다. 위 부위에 압박감을 느끼지 않도록 얼음찜질을 한다. 식사는 미음이나 야채수프 같은 유동식을 한다.

보통식이 가능해지면 변비예방에 유의해야 하므로 역시 죽이나 연한 빵 · 우유 · 두유 같은 가벼운 식사를 한다. 그러면서 서서히 음식물의 범위를 넓혀 나가는데, 양을 적게 하는 대신 하루 5~6회씩 나누어 식사한다. 뭐든지 한꺼번에 많이 먹는 것은 금물이다.

가장 유효한 식품은 현미죽 · 캐비지 · 검정깨 · 검정콩 · 감자 · 산마 · 연근 · 김 · 미역 등이고 절대로 피해야 할 식품은 육류 · 어패류 · 레몬 · 귤 · 딸기 · 둥근파 · 피망 · 무 · 우엉 · 셀러리 · 파 · 겨자 · 죽순 · 후추 · 고사리 · 고추 · 커피 · 카레 · 홍차 · 사이다 · 된장 · 식초 · 과자류 등이다.

또 야채나 딱딱한 과일, 잔뼈가 많은 생선류는 자칫 위점막을 손상할 염려가 있으므로 피하는 것이 좋으며, 부득이한 경우에는 야채나 과일을 데쳐서 먹는다.

모든 음식에 양념을 짙게 하지 말 것, 또 너무 뜨겁거나 차가운 음식은 피하되 부득이한 때에는 입 속에서 충분히 데운 뒤에 삼키도록 한다.

또 대부분의 위장병에는 단식 요법이 희한한 효과를 가져오는데 위궤양과 십이지장궤양과 같이 출혈을 곁들인 경우에는 삼가는 편이 좋다. 그 이유는 단식으로 인한 체온의 변화로 출혈을 촉진시킬 우려가 있기 때문이다.

대체 요법

민간대체 요법으로는 사과즙이 가장 보편적이다. 사과 반쪽을 껍질째 갈아서 짜면 한 공기의 즙이 나온다. 이것을 1회 분량으로 하루 3~4회 마신다. 토혈하고 난 다음 아무 음식도 받지 않지만 사과즙만은 잘 받는다. 장복하는 동안 천천히 회복되어 간다.

또 초결명이라는 일년초를 짙게 달여 마시면 위궤양의 통증이 멎는다. 동시에 궤양도 치유된다. 매일 3~4회씩 마시면 좋다.

초결명의 씨와 이질풀을 섞어서 달여 마시는 것도 유효하다. 하루 3회씩 식사 전에 마시면 치유 효과를 거둔다.

한편 출혈이 없는 위궤양에는 배꼽 둘레를 둥글게 마사지해 준다. 한 번에 3백 번씩 매일 계속하면 뚜렷한 효과를 거둘 수 있다. 알로에 생잎을 매일 먹는 것도 웨궤양에는 매우 효과적이다.

위암

위암 부항 치료점

통증이 있는 환부 중심으로 반복 시술한다.

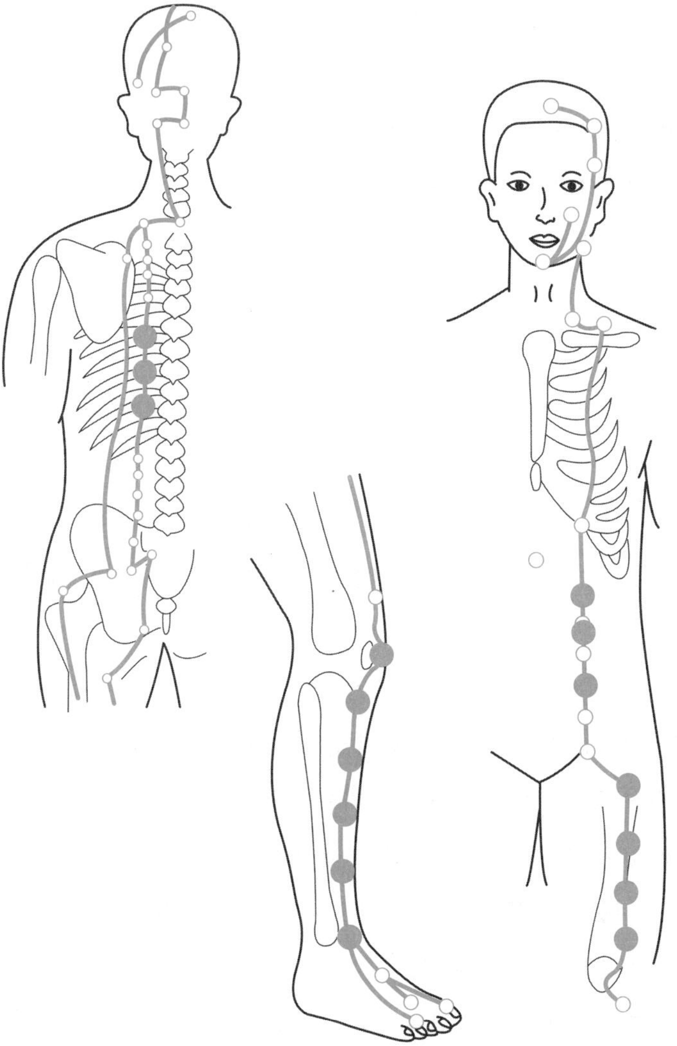

증상

초기에는 뚜렷한 증상이 없고 일반적인 만성위장병과 비슷하므로 판단하기가 어렵다. 식욕 부진 · 체중 감소 · 위의 중압감 · 구토 · 지속적인 위통 등이 일어난다.

원인

발병 원인은 아직 뚜렷한 정설이 확립되어 있지 않다. 현대 의학에서는 엑스선 촬영이나 위내시경 검사로 조기에 발견, 외과적인 조기 수술로 환부를 절제하는 방법밖에 없다.

치료법

그러나 자연 요법으로는 현대 의학이 이미 때가 늦었다고 방치한 위암을 근치시킨 사례가 얼마든지 있다. 또 현대 의학에서는 암의 예방에 있어서도 이렇다 할 대책이 없지만 평소 현미, 채식의 자연식 생활과 네거티브 요법을 하는 사람에게는 암을 비롯한 성인병에 대한 예방이 가능하다.

암은 어떤 경우이고 혈액 오염에서 발생하는 전신 질환이기 때문에 무엇보다도 정혈이 급선무이다. 부항으로 하는 네거티브 요법은 물리적인 정혈 요법으로 암의 예방과 치료에도 매우 효과적이다. 위암에는 환부 일대(배꼽을 중심으로 왼쪽 상복부)에 부항을 반복 시술하면 딱딱했던 환부도 말랑말랑해진다.그와 같이 해서 중증의 위암으로 수술 불능인 환자가 기적적으로 완치된 예가 많다. 네거티브 요법 치료점으로는 환부인 복부와 그 뒤쪽의 등 부위 및 위경의 정혈에 따라 부항을 매일 반복 시술하는 것이다.

그리고 식사 요법으로서는 현미 7, 율무 2, 팥 1의 비율로 압력솥에 밥을 지어 주식으로 한다. 반찬은 야채, 그리고 해조류를 넣은 된장국으로 한다. 거기에 강화 식품으로서 엽록소 · 배아 · 효소를 덧붙인다. 일본에서는 어느 의학박사가 이 요법으로 60여 명의 위암 환자를 모두 완쾌시킨 사례가 있다.

유효한 식품은 현미 · 율무 · 표고버섯 · 밀기울 · 청국장 · 마늘 · 팥, 그리고 치료법으로 비파나무의 잎을 많이 사용한다. 불에 살짝 그슬려 복부를 마찰하여 잎의 주성분인 청산을 피부의 털구멍을 통해서 내부에 흡수시키는 요법이다. 비파 잎에 가스로 습포해도 좋다.

방법은 비파나무의 두껍고 푸른 잎을 헝겊으로 닦고 그 윤택한 표면을 타지 않을 정도로 불에 쬔다. 그 비파잎 두 장을 맞대고 손으로 10회쯤 강하게 비빈다. 이런 식으로 복부 전체를 마찰하는데 비파잎을 5~6회 갈아 댄다.

복부마찰이 끝나면 다음은 등쪽을 마찰한다. 양어깨 · 허리 · 둔부까지 광범위하게 마찰해 준다. 이렇게 마찰이 끝나면 비파잎 15장 가량을 동전 크기로 썰어 무명자루에 넣고 복부에 얹는다. 그 위에 다시 볶은 소금자루를 얹는다. 24시간이 지나면 자루 속의 비파잎을 갈아 준다.

이 밖에 율무에 소량의 감초를 섞어서 달여 마시는 요법도 쓴다. 또 일년생풀인 마름의 씨 한 줌을 약 3홉의 물에 넣어 반쯤 졸아들게 달여서 이것을 1회 분량으로 마신다. 하루 3~4회씩 2~3개월 장복하면 반드시 좋은 효과를 볼 수 있다.

늪이나 연못에 자생하는 다년생풀인 순채를 채집해서 그 90cc를 하루 분량으로 해서 5백40cc(약 3홉)의 물에 넣어 반쯤 졸아들게 달여서 5회에 나누어 마신다. 1개월 이상 장복하면 효험이 있다.

또 산이나 들에 자생하는 애기똥풀이라는 잡초도 좋은 치료제가 된다. 그 풀과 줄기를 그늘에 말려서 1회에 2~3 그램 가량 삶아 그 즙을 마신다. 하지만 이것은 통증을 가라앉히기 위해서 마시는 것이므로 상용하거나 장복해서는 절대로 안 된다.

위무력증

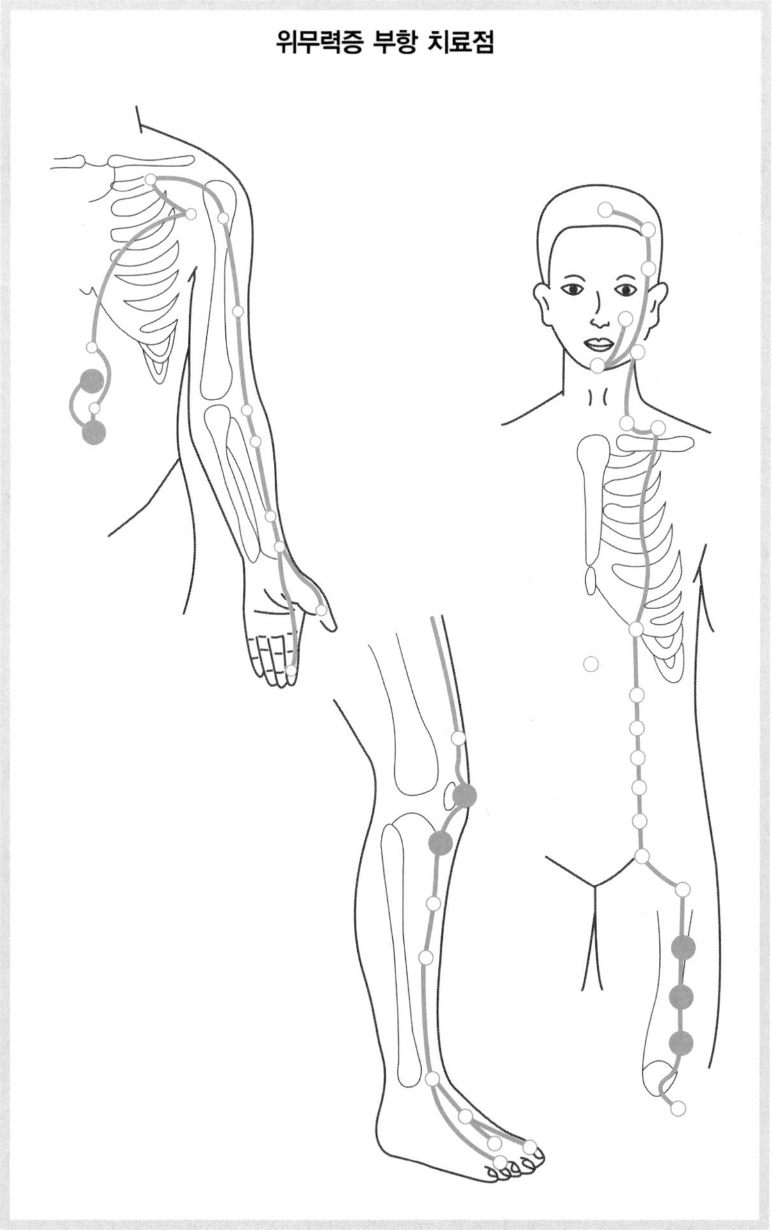

증상

위가 아프지는 않지만 항상 위가 부풀어 있는 듯한 느낌이 들고 배에 힘이 없다. 음식물을 먹으면 더욱 그런 느낌이 강해진다. 공복감을 느끼다가도 일단 먹으려 들면 배가 불러 많이 먹을 수가 없다. 공복시에는 심호흡을 하면 위에서 꼬르륵 소리가 난다. 또 물을 많이 마시고 나서 위장 부위를 눌러 흔들면 위에서 물소리가 난다.

원인

위무력 또는 위약증은 선천적인 허약 체질에 많은데 과음 · 과식 · 운동 부족 · 비타민과 미네랄의 부족 · 백설탕의 과다 섭취 · 정신 불안 등으로 인해 위신경이 쇠약해지고 위근의 탄력이 없어졌기 때문이다. 따라서 위의 수축 작용이 둔해지고 소화력이 감소해서 위 속에 음식물이 정체되는 현상인데, 위하수나 위확장과 합병하는 경우가 많다.

치료법

식사 요법은 만성위장염의 경우와 동일한데 음료수를 제한해야 한다. 1회에 1백80cc(약 1홉)을 넘기지 않도록……. 또 유효한 식품이나 민간 요법도 만성위장염과 동일하다. 민들레 잎을 따다가 물에 깨끗이 씻어서 먹으면 건위, 정장에 도움을 준다.

네거티브 요법을 복부 일대에 계속한다.

그리고 위약증에는 식사 요법도 중요하지만 복부 마사지도 아주 좋은 효과를 볼 수가 있다. 다음과 같은 요령으로 하면 된다.

① 누워서 무릎을 세운다. 오른손바닥으로 왼쪽 배의 늑골, 왼손바닥으로는 오른쪽 배의 늑골 부분에 댄다. 양손을 교차시키면서 위장

과 간장 부위를 마찰한다. 피부가 뜨거워질 때까지 강하게 50회.

② 한 손으로 배꼽 둘레를 둥글게 비비면서 점점 그 원을 넓혀 나가 나중에는 복부 전체에 퍼지게 마찰한다. 50회.

③ 양손의 검지 · 장지 · 약지를 포개어 복부를 상하로 마찰해 준다. 처음엔 명치끝에서부터 일직선으로 비벼 내린다. 아랫배 밑에서 오른쪽으로 방향을 전환, 위쪽으로 비벼 올려서 늑골 하부까지 이른다. 같은 경로로 왼쪽으로 전환해서 늑골 하부까지 비빈다. 즉 복부를 사각형으로 비벼 올리거나 비벼 내린다. 20회 가량 되풀이한다. 왼쪽 세 손가락 위에 오른쪽 세 손가락을 포개므로 오른 손가락은 직접 피부에 닿지 않고 그저 힘을 보태 주기만 한다.

④ 왼손바닥을 왼쪽 배의 늑골 밑에 댄다. 손목에 힘을 주어 위쪽으로 비스듬히 비벼 올린다. 곧 손바닥을 원위치로 돌리는데 그때 가운데 세 손가락 끝으로 배의 근육을 왼쪽 늑골 밑으로 잡아당긴다. 왕복 30회가 끝나면 다음은 오른손바닥으로 같은 동작 30회.

⑤ 두 손을 펴고 손가락이 아래쪽을 향하게 해서 배꼽의 양쪽을 누른다. 손바닥에 힘을 주어 아랫배 쪽으로 힘껏 비벼 내린다. 30회를 되풀이한다.

⑥ 왼손 가운뎃손가락 세 개를 명치 끝에 대고 그 위에 오른 손가락 3개를 포갠다. 손가락에 힘을 주어 2~3초 꾹 눌렀다 급히 손을 뗀다. 다음은 하복부 쪽으로 비벼 내려 (3)의 요령으로 비벼 돌린다.

이 복부마사지는 30분 가량이 적당하며 만성위장병에도 유효한데, 십이지장궤양과 위궤양의 환자에게는 절대 금물이다.

위하수

위하수 부항 치료점

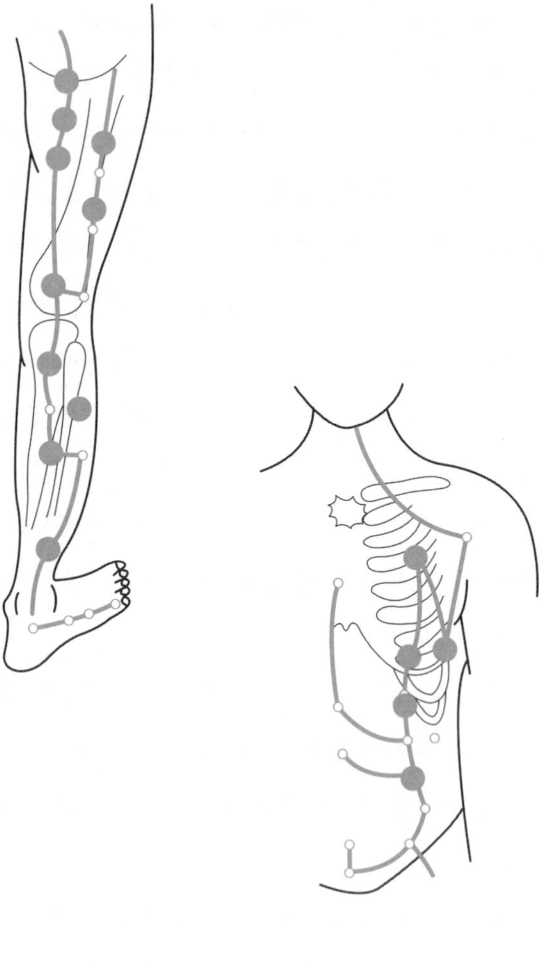

증상

위가 묵직하고 식욕 부진 · 트림 · 빈혈 · 두통 · 불면증에 전신이 나른하고 원기가 없어진다. 위 부위가 아프거나 변비를 일으키기도 한다. 위 부위를 흔들면 안에서 물소리가 난다. 음식물의 소화력이 약화되고 몸이 야위기 시작한다.

원인

위하수증은 선천적인 허약 체질에 기인하는 수가 많다. 키가 크고 마른 사람들이 걸리기 쉽다. 폭음이나 폭식이 발병의 원인이 되기 쉽다. 비타민 B군이나 칼슘의 부족, 백설탕의 과다 섭취 등도 위근을 이완시켜 이 병을 유발하며 정신 불안 또한 발병을 촉진시킨다.

치료법

위하수의 식사 요법과 유효한 식품은 만성위장염의 그것과 같으며 복부마찰 요법은 위무력증과 동일하다. 복부 일대에 부항으로 하는 네거티브 요법을 반복 시술한다.

대체 요법

민간 요법으로는 초결명과 이질풀을 섞어서 달인 물을 차 대신으로 수시로 마시는 것, 각각 20그램씩을 7백cc 가량의 물에 넣고 3분의 2쯤으로 졸인 다음 하루 3회에 나누어 마신다.

물리 요법으로는 부항으로 하는 네거티브 요법을 1일 1회씩 하면서 위하수대를 착용한다. 시판하는 제품도 있지만 없을 때는 무명천으로 세 바퀴쯤 감아서 졸라매면 된다. 이때 주의할 것은 아래로 처진 위를 밑에서 밀어 올리고 그것을 유지할 수 있도록 졸라매야 한다.

자칫 처진 위를 치켜올리지 않고 그대로 하수대로 졸라매면 오히려 역효과를 부른다. 그러므로 드러누운 자세로 위를 위쪽으로 밀어 올리고 나서 그 아래쪽을 위하수대로 꽉 졸라매야 한다.

한편, 운동법으로는 위를 치켜올리는 운동, 물구나무서기를 하여 위를 치켜올리는 운동, 복근을 강하게 하는 운동의 3종류가 있다.

① 꿇어앉아서 양손을 깍지 끼고 엄지손가락을 앞쪽으로 향하게 하고 손바닥을 위쪽으로 해서 아랫배를 끌어안는다. 발꿈치를 옆구리에 꼭 붙인다. 그리고 양어깨를 힘껏 솟구치면서 코로 숨을 들이쉰다. 그러면 두 손으로 끌어안은 아랫배도 위쪽으로 당겨진다. 양어깨가 최고에 달했을 때 갑자기 힘을 빼면서 입으로 숨을 토한다. 30회쯤 되풀이한다.

② 드러누워서 숨을 들이쉰다. 양손으로 허리를 받치고 숨을 내쉬면서 천천히 두 다리를 위로 올린다. 턱을 되도록 가슴에 맞닿게 한다. 엉덩이를 굽히지 않는다. 뒷목 · 어깨 · 팔꿈치는 바닥에 밀착시킨다. 그대로의 자세를 지속하다가 피로해지면 다리를 내린다. 보통 5분간 지속하면 좋다.

③ 다리를 벌리고 꿇어앉아 엉덩이를 그 사이에 놓았다가 그대로 뒤로 넘어진다. 두 손을 맞잡고 팔꿈치를 편 채 바닥에 밀착시킨다. 두 무릎을 동시에 높이 올렸다가 재빨리 탄력을 붙여서 바닥을 세게 친다. 50회쯤 되풀이, 바닥을 칠 때 두 무릎이 떨어지지 않도록 하고 동작은 반동을 이용해서 신속하게 한다. 처음엔 담요나 방석을 깔고 하면 편하다.

이상 세 가지 운동 중에서 한 가지를 선택해서 해도 되지만 모두 하는 편이 더욱 효과적이다. 남자는 팬티 차림 여자는 가벼운 차림으로 하는 편이 좋다. 단, 위궤양이나 십이장궤양 환자는 이 운동을 삼가야 한다.

위확장

위확장 부항 치료점

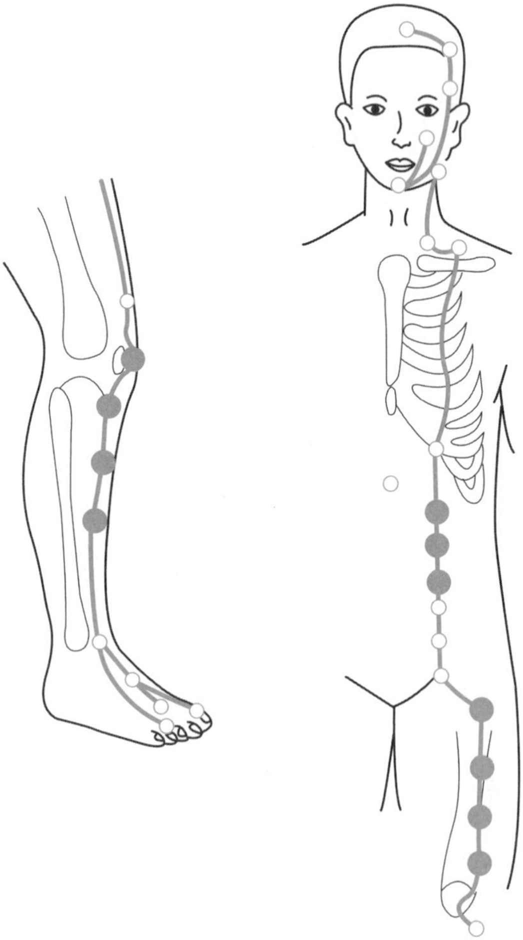

증상

식욕이 떨어지고 위부 팽만감, 구토증을 느끼며 입 속이 마른다. 또 두통 · 현기증 · 변비 증세가 일어나며 공복시에 위를 흔들면 물소리가 난다.

원인

위확장은 폭식 · 허약 체질 · 운동 부족 등이 겹쳐서 발생한다.

치료법

식사 요법은 위무력증이나 위하수증과 공통한데 특히 요점만을 들면 첫째, 소화하기 쉬운 음식물을 여러 차례로 나누어서 먹을 것, 둘째, 되도록 수분을 섭취하지 말 것,

즉 한 번에 섭취하는 음식량을 최소화해서 더 이상 위가 늘어나지 않도록 조심하는 것인데 그러기 위해서는 하루에 5~6회 이상 식사를 하지 않으면 안 된다.

이와는 대조적으로 소량이면서 영양이 풍부한 식사를 하루 두 번만 하는 2식주의도 있다. 어느 쪽이 좋은지는 사람에 따라서 다르므로 자기에게 효과적이라고 생각되는 쪽을 선택하면 좋을 것이다.

어느 쪽이든 수분은 식간에만 섭취하고, 또 소량이면서 영양의 균형이 잡힌 음식물을 잘 씹어서 먹는 마음가짐이 중요하다.

그 이상적인 식품으로서는 현미 · 검정깨 · 검정콩 · 팥 · 당근 · 콩 · 청국장 · 된장 · 미역 · 녹미채 · 김 · 삼마 · 무잎 · 당근잎 등을 들 수 있다.

대체 요법

민간 요법으로는 넓은잎딱총나무(말오줌나무)의 껍질을 벗겨 그늘에

말린 것을 삶아 그 물을 마시면 매우 효과가 있다.

또 후추씨와 뽕잎을 섞어서 적당히 달여 마셔도 뛰어난 효과가 있다. 민들레 뿌리를 말려 잘게 썰어서 20그램 가량을 3백50cc(약 2홉)의 물에 달여 반량으로 졸인 것을 하루 3회에 나누어 마시면 위가 강해진다.

이 밖에 솔잎의 생즙도 위의 활력에 뛰어난 효과가 있다. 솔잎을 따서 식사 후 4~6개를 씹어 그 푸른 즙을 삼키는 간단한 방법도 있다.

이러한 민간 요법 외에 복부의 혈액 순환을 좋게 하고 위장의 소화흡수력을 높이는 네거티브 요법이나 단전호흡법이 특히 위확장에 유효하다. 단전이란 배꼽 밑 약 4.5cm 부위로서 혈관과 신경이 집중하는 중심점이다. 여기에 중심을 두고 깊은 호흡을 하는 것이 단전호흡인데, 방법은 바르게 꿇어앉아 손을 맞잡고 아랫배에 댄다. 눈을 감고 마음을 가라앉힌 다음 다음과 같이 호흡을 한다.

① 코로 조용히 그리고 천천히 숨을 들이마신다.

② 단전에 힘을 주고 숨을 하복부에 모은다.

③ 이렇게 숨을 깊이 들이쉰 다음 잠시 숨을 멈춘다.

④ 그리고는 하복부 밑에서 숨을 밀어내듯이 코로 조용히 그리고 천천히 토해 낸다.

평소의 호흡은 1분간에 16~17회인데 단전호흡법에서는 3~4회가 된다. 이것을 10분간 실시한다. 아침 · 낮 · 저녁 · 밤에 한 번씩 실시하면 눈에 띄게 건강이 증진하고 위장도 강화된다.

자세는 처음엔 정좌해서 연습하는 편이 좋지만 익숙해지면 의자에 앉거나 서 있을 때나 또는 잠자리에 누워서도 얼마든지 손쉽게 할 수가 있으므로 생활화하면 아주 유익하다.

위산과다증

위산과다증 부항 치료점

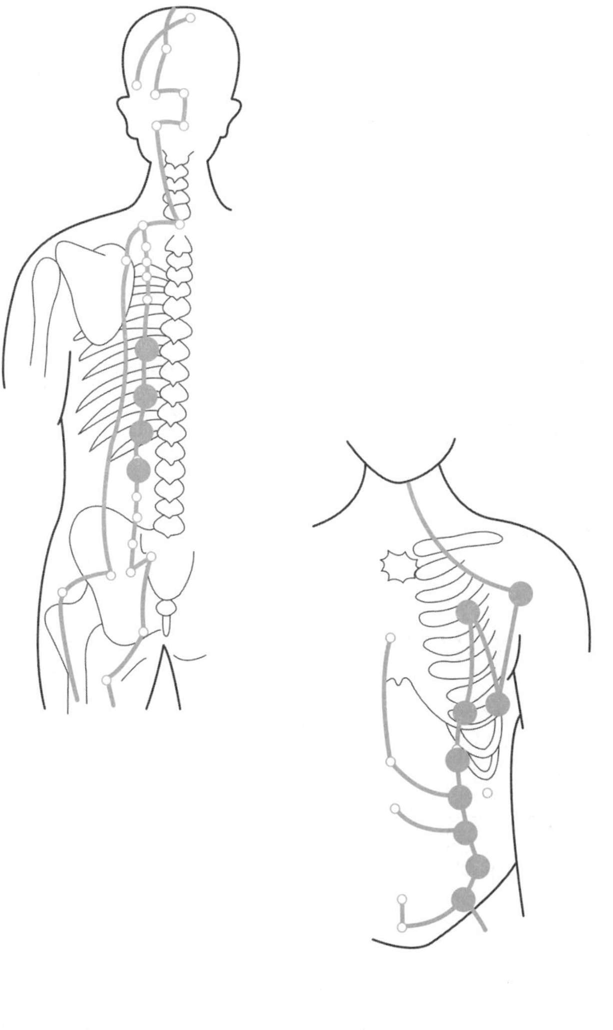

증상

위에서 신물이 올라오고 가슴이 쓰리다. 위가 가북스럽게 느껴지고 때로는 통증을 느낀다. 이럴 때 중조重曹 같은 알칼리성 약제를 먹으면 일시적으로 개운해진다. 입 속이 마르고 사람에 따라서는 변비 증상을 일으키기도 한다.

원인

위산과다증은 불규칙한 식사 · 과음 · 과식 · 술 · 담배의 과잉 섭취, 히스테리 등으로 인해서 발병하는 경우가 많다.

치료법

식사 요법이 무엇보다 중요하다. 위점막에 자극을 주는 음식물은 절대로 피해야 한다. 또 위액의 분비를 촉진시키는 음식물도 제한하지 않으면 안 된다. 따라서 겨자 · 고추 · 후추 · 카레 · 커피 · 코코아 같은 식품은 피해야 한다. 또 육류 · 고기즙 · 기름진 생선 따위도 위액의 분비를 촉진함으로 좋지 않다. 그리고 술과 담배는 끊어야 한다. 과음 · 과식은 물론 삼가고, 음식물을 잘 씹어서 먹어야 한다.

민간 요법

민간 요법으로는 무를 갈아서 간장이나 소금을 치고 보리차를 끓여서 섞은 다음 두세 공기를 마신다.

다시마를 씹어 조금씩 먹으면 가슴이 쓰린 데 효과가 있다. 또 사과 · 귤 · 레몬 등의 과즙을 식후에 마시는 것도 효과적이다.

한 공기의 밥을 주먹밥으로 만들어 검정깨와 볶은 소금을 뿌린 다음 그것을 한입에 백 번쯤 씹어서 먹는 것도 좋다. 그것은 깨와 소금이 위산의 과잉을 중화하고 위액의 분비를 억제하는 효과가 있기 때문이다. 주먹밥은 현미밥으로 만들어야 현격하게 뛰어난 효과를 거둘 수가 있다.

단식 요법

이상과 같은 요법으로 효과를 보지 못할 때는 단식 요법을 감행하는 것이 바람직하다. 이 단식 요법은 즉효가 나타나는 반면 방법을 그르치면 역효과에 의해서 도리어 건강을 해치는 경우도 있으므로 올바른 방법으로 신중하게 해야 한다.

처음으로 단식을 시도하는 사람은 요령을 모르기 때문에 불안하기 마련이다. 의사에게 상담해도 단식 요법에 조예가 깊은 의사는 드물기 마련이어서 위험하다거나 무리라면서 반대하기 일쑤다. 따라서 전문적인 단식도장을 찾아가거나 경험이 풍부한 지도자를 찾아서 그의 올바른 지도를 받는 것이 현명하다. 단식 요법은 위를 쉬게 해서 그 기능의 이상을 회복케 하는 효과가 현저하기 때문에 위산과다증과 같은 위액의 분비 이상에는 그야말로 안성맞춤인 요법이라 하겠다.

비단 위산과다증뿐만이 아니고 대부분의 만성위장병에는 경이적인 특효가 있다. 그러나 토혈이나 하혈 증상이 있는 위궤양 또는 십이지장궤양 환자는 충격이 너무 심해서 역효과를 초래할 우려가 있으므로 피하는 편이 좋다.

위산과다증의 치료를 위한 단식의 기간은 증세의 경중에 따라서 차이가 있지만 보통 1주일에서 2주일간이 적합하다. 그러나 단식에 들어가기 직전의 식사양생법, 단식을 마친 뒤의 식사양생법 등 전문적인 지식이 필요하므로 반드시 전문가의 지도를 받아야 한다.

토혈

토혈 부항 치료점

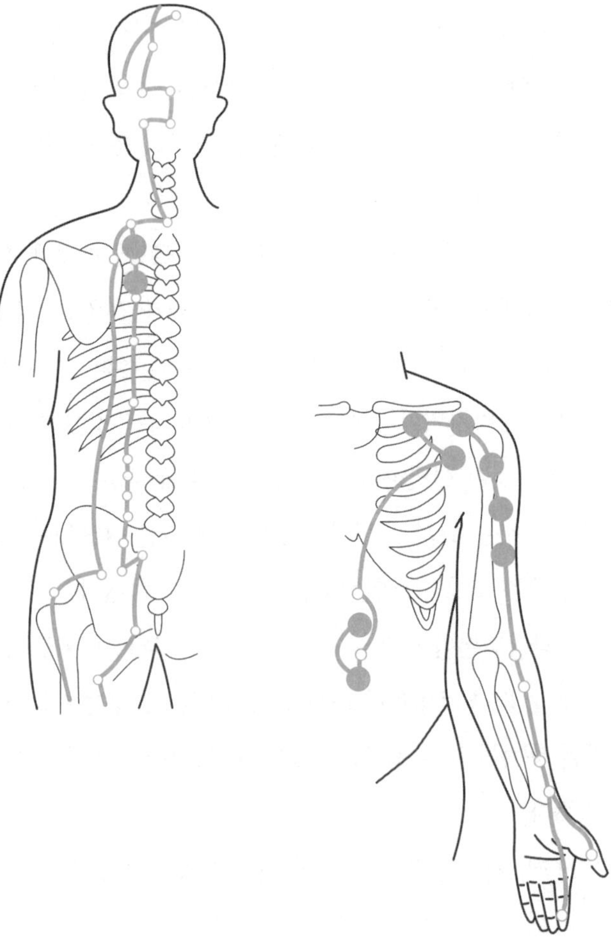

증상

위에서 피를 토하는 것을 토혈이라고 한다. 대체로 구역질을 심하게 하다가 토혈을 한다. 위에서 토하는 피는 대부분 검붉은 색깔인데 코피 빛깔처럼 거무스레하다.

원인

따라서 객혈과는 쉽게 구별할 수가 있다. 객혈은 폐에서 토하는 피로서 그 색깔은 새빨간 진홍색이다.

토혈을 하게 되는 원인은 여러 가지가있다. 대체로 위장 · 십이지장 · 식도 등 소화기 계통의 병으로 인한 것인데 때로는 간장병이나 혈액병으로 인해 토혈하는 경우도 있다.

치료법

토혈을 했을 때는 응급조치법으로서 상반신을 약간 높게 해서 환자를 눕히고 절대 안정을 취하게 한다. 그리고 위장 부위에 얼음주머니를 얹고 얼음조각을 입에 물려 준다. 그런 상태로 꼬박 하루를 굶기면 일단 증세는 가라앉는다.

환자가 토혈했을 때 주위 사람들이 특히 조심해야 할 것은 결코 놀라거나 덤비지 말고 침착하게 적절한 응급조치를 해 주는 일이다.

피를 토함으로써 그렇잖아도 환자 자신의 마음에 극심한 동요가 일어나고 있을 때 주위 사람들이 놀라 소란을 피우게 되면 환자의 불안감을 더욱 조장시켜 병증에 나쁜 영향을 끼치기 때문이다.

토혈을 일으켰을 때의 민간 요법으로서 여러 가지가 있는데 그 중 가장 손쉬운 것은 마늘을 갈아서 즙을 내거나 또는 통째로 구워서 먹는 것이 효과를 가져온다. 아니면 마늘을 물에 삶아서 그 물을 마셔도 유효하다.

보통의 상식으로는 마늘이 자극성이 강한 식품이므로 너무 급격한 자극을 끼칠까 봐 꺼리는 경향이 없지 않은데 그것은 그릇된 상식이다.

마늘을 대신해서 다시마나 미역꼭지를 물에 삶아서 그 즙을 마시는 것도 한 가지 요법이다.

토혈이 심해서 잘 멎지 않을 경우에는 연근을 강판에 갈아서 그것을 짠 즙을 한 공기 가량 마시면 일단 토혈을 멈추게 하는데 즉효를 볼 수가 있다.

출혈을 멈추게 하는 데는 곶감도 훌륭한 약제가 된다. 곶감 3~4개를 꼬들꼬들하게 불에 태운 다음 물에 넣고 삶아서 그 백탕을 마시면 웬만한 토혈은 일단 잡힌다.

김을 잘게 썰어 가루로 만들어서 물에 끓인 다음 그 백탕을 마시는 것도 좋은 방법이다. 김은 양념으로 가공하지 않은 푸른 김이라야 한다.

참숯과 식염(소금)도 좋은 약제가 된다. 참숯을 빻아 가루로 만들어서 그 분말 한 숟가락과 거기에 식염 한 줌을 하루의 분량으로 해서 3회로 나누어 복용한다. 복용법은 먼저 숯가루를 끓인 백탕을 마시고 나서 20분 후에 식염을 끓인 백탕을 마시면 된다.

쑥가루의 백탕을 아침과 저녁에 마시는 것도 효과적이다. 쑥가루를 만드는 방법은 숯불 위에 프라이팬을 올려놓고 거기에 그늘에 말린 쑥잎을 넣는다. 뚜껑을 덮어 새까맣게 볶은 다음에 꺼내서 손으로 비벼 가루로 만든다. 1회 분량은 작은 숟가락으로 한 숟갈이면 충분하다.

복통 부항 치료점

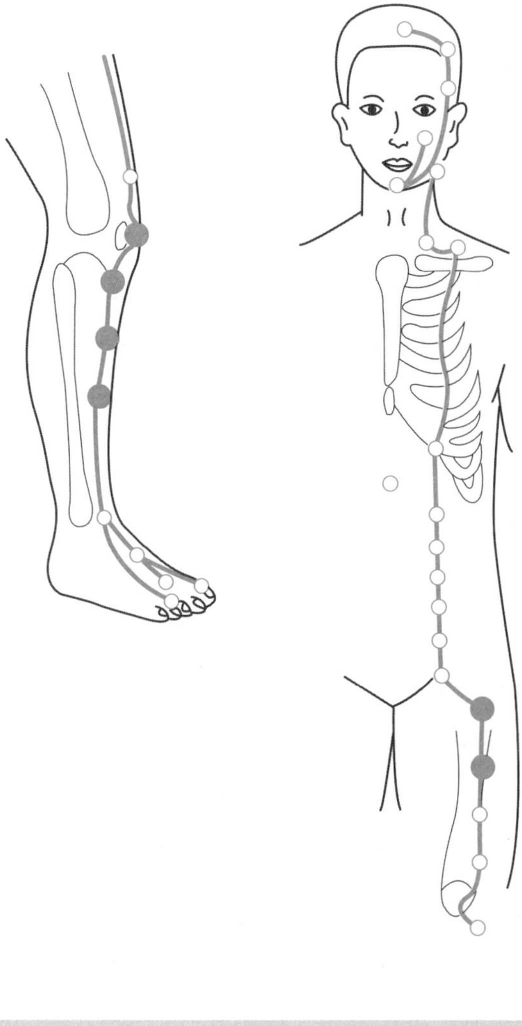

증상

복부의 어딘가가 아픈 이른바 배앓이인데 격렬한 통증 · 가벼운 통증 · 뜨끔뜨끔 아픈 통증 등 여러 가지가 있다. 또 통증의 지속 시간에 있어서도 한번에 가라앉는 것이 있는가 하면 오래 계속되는 것 등 그 장단의 차이도 각양각색이다.

원인

복통의 원인은 매우 다양하다. 위염 · 위궤양 · 십이지장궤양 · 변비 · 장염 · 맹장염 · 담석증 · 설사 · 복막염 · 위암 · 장폐색 · 월경통 · 자궁외 임신, 그 밖의 장기 고장 등으로 인해서 복통이 발생한다.

그러므로 복부의 어딘가가 아프다고 해서 나름대로 그 부위의 질병으로 간주해 버리는 것은 위험하다. 따라서 복통은 그 발생의 원인을 의사에게 진찰받은 뒤에 그의 적절한 치료를 받지 않으면 안 된다.

치료법

부항으로 네거티브 요법을 반복 시술하면 통증이 멎는다.

그러나 배가 아픈 원인을 자기 자신이 너무나 잘 알고 있기 때문에 그에 적합한 민간 요법을 알고 싶은 사람도 있을 것이다. 그 방법 몇 가지를 다음에 소개한다.

급성이나 만성의 위장병으로 인해서 일어나는 복통에는 이질풀을 달여서 마시는 것이 가장 보편적이고 또한 효과적이다.

그늘에서 말린 이질풀을 잘게 썰어서 20그램 가량을 하루 분량으로 해서 1천cc 가량의 물에 넣고 약탕기에 달인다. 약 절반 가량으로 졸았을 때 식기 전에 베로 짜서 가스를 제거한다. 그 달인 즙을 하루에 4~5

회 마시면 2~3일 안에 효과를 보게 된다.

한편 만성위장병에서 오는 상습적인 복통에는 마늘과 흑설탕이 좋은 약제가 된다. 만드는 방법은 마늘을 강판에 갈거나 쇠절구에 으깬 다음 흑설탕을 넣고 버무려서 물을 탄다.

그것을 약탕기에 넣어 센 불에 달이면 마침내 엿처럼 걸걸해진다. 그것을 하루 3회 식사 후에 마신다. 역해서 마시기가 곤란하면 오블라토에 싸서 먹어도 된다.

장염으로 인한 복통에는 매실주가 잘 듣는다. 설탕을 가미하지 않은 순수한 매실주가 좋다. 공복시에 한두 공기쯤 마시면 복통이 가라앉는데 설사를 멎게 하는 효능까지 있다.

매실 농축액도 잘 듣는다. 매실 농축액을 따뜻한 물에 타서 공복시에 한 공기 가량 마시면 씻은 듯이 복통이 가신다. 이 또한 설사까지 멎게 하는 효능이 있는데 하루에 2~3회 마신다.

한편 물리 요법으로서 찜질이 가장 보편적이다. 배를 차게 해서 일어나는 복통에는 찜질 요법이 즉효인데 불돌을 많이 사용했다. 납작한 돌을 불에 달구어 그것을 헝겊에 싸서 복부에 대는 요법이다.

불돌 대신 소금을 사용하면 더욱 효과적이다. 소금 3백60cc(약 2홉)를 불에 볶아 자루에 넣고 다시 헝겊으로 싸서 배에 댄다. 곤약을 끓는 물에 데워 헝겊에 싸서 대는 요법도 있다. 그러나 맹장염 같은 화농성 질환에는 찜질 요법은 절대 금물이다.

만성장염

만성장염 부항 치료점

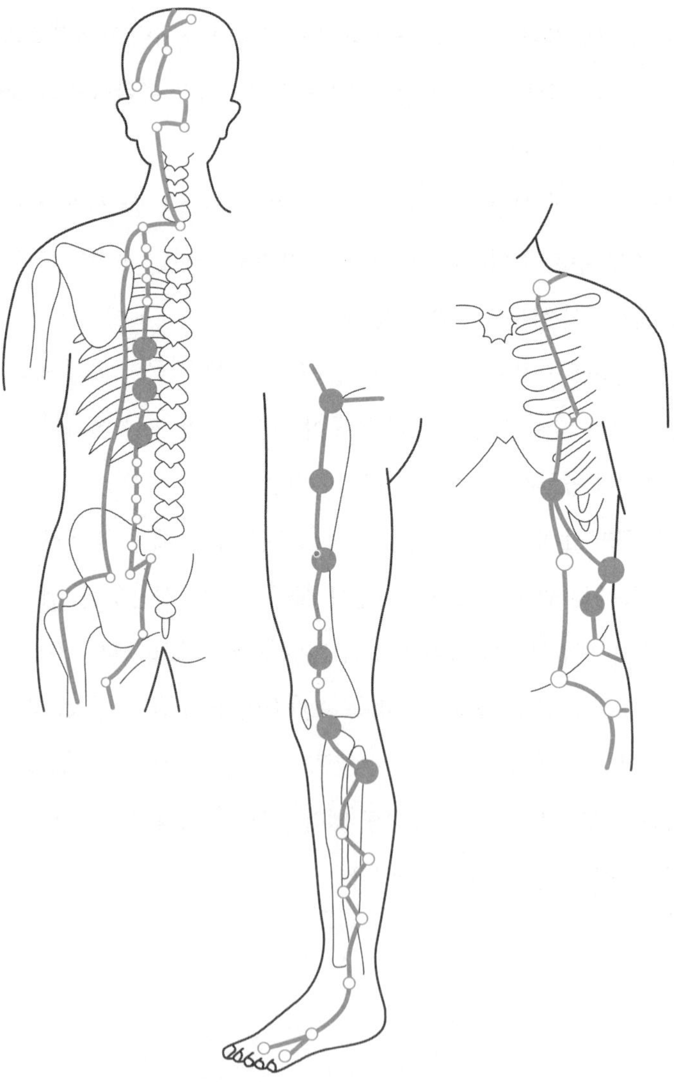

증상

만성장염의 증상은 주로 복부의 불쾌감, 아랫배가 항상 뿌듯한 느낌, 복통이나 설사 따위이다. 설사와 변비가 교대로 일어나는 경우도 있다.

대변에는 끈적끈적한 점액이 많이 섞이고 달걀 썩은 냄새 또한 시큼한 냄새가 풍기기도 한다. 항상 뱃속이 부글부글 끓고 두통 · 현기증 · 권태감 · 식욕 부진 · 빈혈 · 신경과민 증상까지도 일어난다.

원인

만성장염은 급성장염이 근치되지 않고 만성화되어 일어나는 경우가 많은데 그 밖에 식사의 섭생이 고르지 못하거나 기온 · 계절의 변화, 지나친 음주 등으로 유발되는 수도 있다.

치료법

야채, 과일을 숙성시킨 효소음료를 매일 1홉씩 마신다. 효소 단식도 좋다. 모든 염증성 질환에 네거티브 요법은 효과가 있지만 장염에 특효가 있다. 하복부에 계속 반복 시술하면 반드시 효과를 본다.

만성장염의 식사 요법으로서 다음과 같은 사항들이 가장 중요하다.

① 술 · 담배 · 후추 · 고추 · 카레 · 겨자 따위 자극성이 강한 식품은 절대로 섭취하면 안 된다.

② 매실 농축액을 더운물에 진하게 타서 하루 두세 번 마신다.

③ 소화가 잘 되는 음식물을 먹어야 한다. 주식으로는 현미죽이 가장 이상적이라 하겠다.

④ 무슨 음식물이든 잘 씹어서 먹어야 한다. 차가운 음식물은 입 속에 넣었다가 충분히 씹어서 죽처럼 된 다음에 삼키는 것이 이상적이다.

한편 물리 요법으로서 복부의 보온이 가장 보편적이다. 털실로 짠 복대를 허리에 감아서 배를 항상 따뜻하게 보온해 주는 것이 좋다.

한편 복부의 혈액 순환을 원활하게 해 주기 위해 매일같이 네거티브 요법을 하고 복부마찰을 하면 효과적이다. 복부마찰은 위약증 치료를 위한 마사지법과 같은 방법으로 하면 된다. 또 단전호흡법도 적절한 물리 요법이다. 소화액의 분비를 촉진시키고 장의 움직임을 활발하게 해 주기 때문에 특히 만성장염에는 매우 유효한 치료이다.

민간 요법

민간 요법으로서 초결명과 이질풀을 달여서 마시는 것이 가장 효과적인 방법으로 알려져 있다. 어느 쪽 한 가지만을 달여 마시는 것도 무방하지만 두 가지를 섞어서 복용하는 편이 더욱 효과가 있다.

분량은 양쪽 20그램씩을 7백cc 가량의 물에 넣어 3분의 2쯤 졸여서 하루 3회에 나누어 마시면 된다.

사과즙도 좋은 치료제가 된다. 사과를 껍질째 강판에 갈아서 즙을 짜내는데 사과 한 개를 2회분으로 하면 된다. 즙을 짜내지 않고 그냥 갈아서 먹어도 무방하다. 꾸준히 계속하면 만성장염에 잘 듣는다.

사과 대신 매실을 갈아서 그 즙을 졸인 매실 농축액을 상용하면 장 기능을 강화시키고 강한 살균 작용도 아울러 한다. 세균성 이질 등에 매우 효과적이다.

가장 이상적인 치료식품으로서 현미탕을 꼽는다. 현미탕을 만드는 방법을 소개하면 먼저 현미를 중불이나 약한 불에 볶는다. 현미가 노랗게 볶아지고 개중에는 하얀 속살이 튀어나올 정도가 됐을 때 불을 끈다. 이렇게 볶은 현미 1백80cc(약 1홉) 가량을 2홉의 열탕에 5분간 끓이면 현미탕이 된다. 여기에 흑설탕 약간과 강판에 내린 무즙을 섞으면 매우 맛있는 음료제가 된다.

급성장염

급성장염 부항 치료점

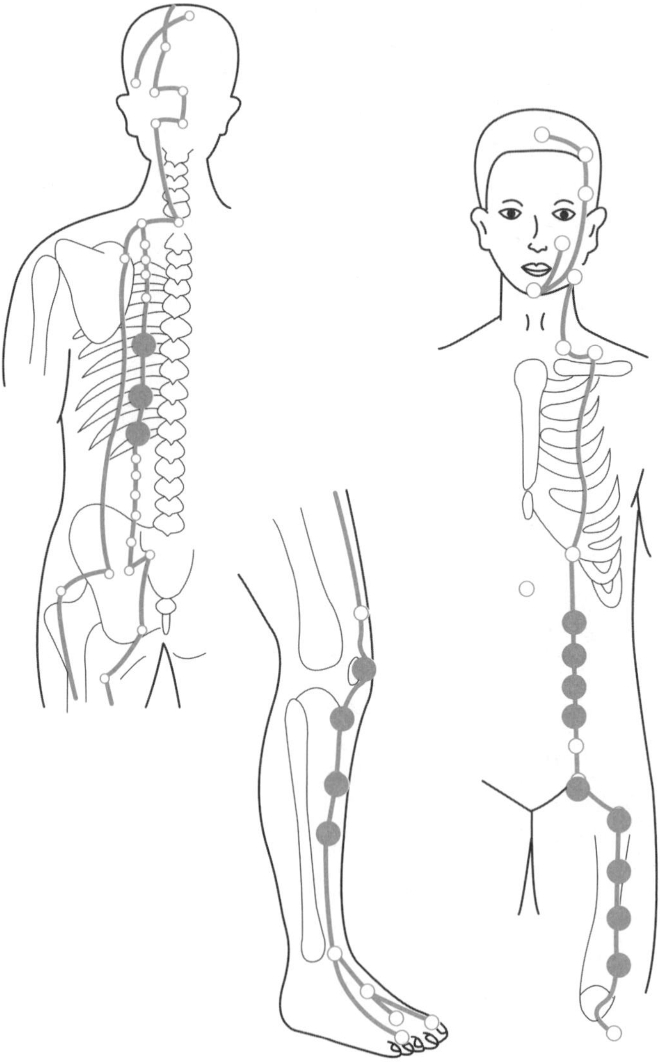

증상

아랫배가 아프기 시작하면서 심한 설사를 일으킨다. 온 몸이 나른해지고 특히 허리가 까부라지면서 힘이 빠져 버리는 느낌이 든다. 구역질이 나고 음식맛이 싹 가시고 때로는 열이 나기도 한다.

처음엔 묽은 대변이던 것이 차츰 물똥으로 변하고 그 속에 끈적끈적한 점액이 섞이거나 때로는 피가 섞이는 수도 있다.

원인

급성장염은 대체로 음식물을 잘못 먹었거나 불량 식품을 먹었을 때 발병하기 쉬운데 때로는 폭음, 폭식이 원인이 되는 경우도 있다. 또 너무 차거나 너무 덥거나 해서 몸이 기후의 변화에 적응하지 못해서 발병하는 예도 있다.

치료법

급성장염이 발병했을 때의 응급처치법은 재빨리 손을 써서 장내의 유해 물질을 배출시키는 일이다. 그러고 나서 안정을 취하게 하면서 부항으로 네거티브 요법을 하고 배를 따뜻하게 보온해 주어야 한다.

장내의 유해 물질을 배출시키기 위해서는 피마자유 15ml나 30ml를 마시면 된다.

그리고 2~3일 동안은 일체의 음식물을 딱 끊어 버리는 것이 상책이다.

흔히들 설사가 시작되면 설사가 멎는 약제를 복용하기 쉬운데 그것을 결코 바람직하지 않다. 또 2~3일간 굶으면 건강이 회복됨에 따라 왕성한 식욕이 일어나기 마련인데 그렇다고 입에 당기는 대로 함부로 마시거나 먹으면 재발할 위험이 따르므로 몹시 삼가야 한다. 매실 농축액을 콩알만큼씩 하루 2~3회씩 복용하면 매우 효과가 있다.

반드시 처음엔 미음이나 죽 같은 유동식으로부터 시작해서 점차 가벼운 식사로 바꾸어 보통식으로 환원시키는 것이 현명한 식사 요법이다.

물리 치료로서 온습포 등이 가장 효과적이다. 냄비에 찌거나 끓는 물에 담근 뜨거운 타월을 꼭 짜서 먼저 아랫배에 댄다. 그 위에 마른 수건이나 방수포를 덮어 열의 발산을 막아 준다. 타월이 식으면 다른 뜨거운 타월로 갈아 준다.

민간 요법

민간 요법으로서 사과즙이 가장 손쉬우면서 효과적이다. 껍질째 강판에 갈아서 즙을 짜서 2~3일 마시면 웬만한 장염은 깨끗이 낫는다. 또는 껍질을 벗기고 강판에 갈아서 짜지 않고 그냥 마셔도 효과가 있다.

매실 농축액을 백탕으로 마셔도 매우 효과가 있다. 비단 급성장염이 아니더라도 사과나 매실즙을 상복하면 장의 활성화에 좋은 영향을 끼친다.

초결명이라는 일년초의 씨를 채집해서 그늘에 말렸다가 20백20cc(약 4홉)의 물에 한 줌을 넣고 물이 3홉쯤 되게 졸인 다음 하루에 여러번 나누어서 마시면 뛰어난 효과를 본다.

또 그늘에서 말린 이질풀을 20그램을 2백70cc의 물에 넣고 3분의 1쯤 되게 졸여서 마시는 것도 좋다.

장염으로 인해서 출혈이 있을 경우에는 곶감을 새까맣게 불에 태워 가루로 만들어서 4그램을 1일 분량으로 백탕을 만들어 마시면 유효하다. 자소의 잎을 따다가 달여서 마시는 것도 효과가 있다.

십이지장궤양

십이지장궤양 부항 치료점

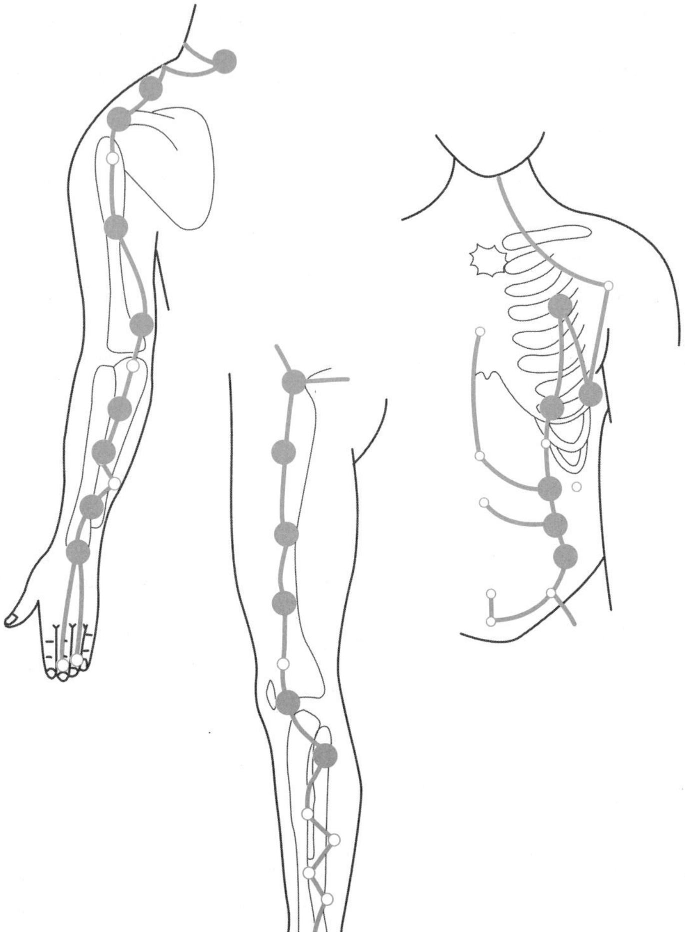

증상

특유의 증상은 식사 후 명치끝 부분에 팽만감이나 압박감을 느끼는 것이다. 그러다가 통증을 느끼게 된다. 찌르는 듯이 아프기도 하고 또는 타는 듯이 아프기도 한다.

통증이 오는 시간차에 특유성이 있어서 보통은 식사 후 2시간쯤 지나 공복시에 아프기 시작한다. 특히 활동하는 낮 동안보다 밤중에 더욱 통증을 느낀다.

십이지장궤양의 증상은 위궤양의 증상과 매우 흡사한데 다른 점은 위궤양에서 일어나는 구토 증상이나 토혈 증상이 없다.

위궤양은 입으로 피를 토하는 데 반해서 십이지장궤양은 대변을 통해서 하혈하는 것이 다른 점이다. 보통 십이지장으로부터 항문까지는 7~8m나 되므로 붉은피를 하혈하지는 않는다. 대변에 섞인 피는 검은색을 띠게 마련이다.

또 검은 변이 나오게 되는 것도 십이지장에서 출혈이 있은 지 10시간 이상이 지난 후가 된다. 그래서 출혈이 있었는지조차 모른 채 일을 하거나 운동을 계속해서 장내에 다량으로 출혈하는 위험이 따르기 쉬우므로 세밀한 주의를 기울이지 않으면 안 된다.

원인

십이지장궤양의 발병 원인은 위궤양과 마찬가지로 폭음, 폭식이나 술 · 담배 또는 고추 · 후추 같은 자극성이 강한 향신료를 과다 섭취하면 일어나기 쉽다. 정신적인 과로나 긴장의 연속 등 이른바 스트레스가 원인이 되는 경우도 적지 않다.

이 병은 만성 질환이 많아서 사람에 따라서는 10년 또는 20년 동안을 계속해서 앓기도 한다.

치료법

일반적인 가정 요법으로서 심신의 안정이 무엇보다도 중요하다. 술 · 담배는 물론 달콤한 과자와 자극성 식품 등은 절대로 좋지 않다.

식사 요법이나 유효한 식품은 위궤양의 경우와 동일하다. 배가 아플 때는 따뜻하게 해 주는 것이 좋은데 출혈이 있을 때 뜨거운 찜질을 하면 출혈량이 많아지므로 피하는 것이 안전하다.

민간 요법으로서 날감자즙이 좋은 치료제가 된다. 감자를 껍질째 강판에 갈아서 거즈로 즙을 짜내서 그 액즙을 매끼 식사 전에 1백cc 가량 마시면 놀라운 효과를 거두게 된다.

산에 야생하는 참마를 채취해서 강판에 갈아 건조시켜 가루로 만든 다음 1회에 2그램씩 하루 3~5회 복용하면 매우 유효하다.

또 캐비지(양배추) 반개를 적당히 썰어서 물을 듬뿍 담은 냄비에 넣고 부글부글 오랫동안 끓인다. 물이 절반으로 졸아들 때까지 푹 끓인 다음에 그 액즙 한 공기를 1회 분량으로 해서 하루 3회씩 식간에 마신다.

싫증을 내지 말고 꾸준히 오랫동안 장복하면 점막의 궤양이 저절로 아물어 건강을 회복하게 된다. 이 캐비지의 액즙은 십이지장궤양뿐만 아니라 위의 궤양도 아물게 하는 공통적인 효능을 지니고 있다.

또 결명자와 이질풀을 섞어서 달인 액즙을 마셔도 위궤양과 동일한 치료 효과를 얻게 된다. 알로에도 효과가 있다.

변비

변비 부항 치료점

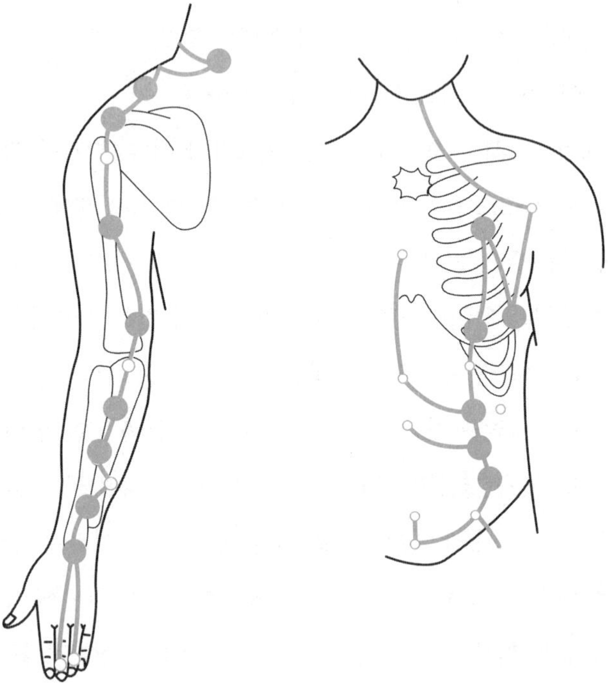

증상

변비는 만병의 원인이라고도 하는데 배변의 횟수가 줄어 3~7일간에 1회 정도의 상태를 변비라고 한다. 심할 때는 10일 이상이 한 번도 변을 보지 못한다. 그래서 변 속의 나쁜 성분이 혈액 속에 흡수되어 두통이나 식욕 부진 증상을 일으킨다.

원인

변비의 원인은 음식물 관계, 운동 부족, 생활의 변조 등에 있다. 여행 중에 변비 증세가 자주 일어나는 것은 물이나 생활의 변화 때문이다. 또 변의가 있을 때 참으면 변비가 습관이 된다. 흔히 차를 운전하는 직업의 사람들에 변비가 많은 것은 이 때문이다.

치료법

식사 요법으로서는 주식인 백미를 현미로 바꾸기만 해도 현저한 효과를 보게 된다. 섬유소가 많은 야채류도 변비에 좋다. 네거티브 요법을 복부 일대에 반복 시술한다.

유효 식품

유효한 식품은 고구마 · 감자 · 우엉 · 당근 · 곤약 · 무 · 버섯 · 미역 · 사과 등.

물리 요법으로서 부항으로 하는 네거티브 요법이 아주 효과적이다. 또 아침 일어나자마자 냉수를 한 컵 마시고 매일 아침 변의가 있든 없든 화장실에 가서 배변에 힘써야 한다. 그리고 되도록 자동차나 엘리베이터를 타지 말고 걷는 운동을 생활화하는 것이 바람직하다.

또 설사약 같은 하제는 가급적 먹지 않는 편이 건강유지에 좋다. 설사약을 복용하면 일시적으로는 배변이 가능하지만 습관성이 되어 점점 효과가 없어진다. 게다가 설사로 인해서 생기는 부작용이 건강을 해치기 때문에 부득이한 경우 외에는 복용하지 말아야 한다.

설사약보다는 차라리 관장을 하는 편이 낫다. 그러나 관장도 자주 하면 습관성이 되어 나중엔 효과가 없어지므로 다음과 같은 민간 요법을 꾸준히 시도하는 것이 가장 현명하다.

가장 손쉬운 것은 당근과 사과즙을 내어 아침 일어나는 즉시 공복시에 한 공기를 마시는 요법이다. 당근즙만 마셔도 효과는 있다.

다시마를 즙을 내어 아침마다 한두 공기 마시는 것도 좋다. 또 초결명의 씨 20그램을 7백 20cc 물에 넣어 색깔이 진하게 우러날 때까지 푹 삶아서 마시면 다음날은 반드시 변을 보게 된다.

이질풀은 설사를 멎게 하는 데도 유효하지만 변비에도 잘 듣는다. 그늘에 말린 것을 한 줌 9백cc(약 5홉)의 물에 넣고 너무 진하게 우러나지 않게 살짝 끓여서 차 대신에 마시면 좋다. 진하게 달인 것은 설사에 특효가 있다.

현미를 볶아서 가루로 만들어 찻숟가락 2개 가량을 공기에 넣고 소금을 약간 뿌리고 뜨거운 물을 부어서 하루에 2~3회씩 마시면 효과가 있다.

나팔꽃의 씨를 햇볕에 말려 가루로 만들어서 0.5그램을 1회분량으로 복용한다. 완고한 변비에도 잘 듣는다. 또는 1~2그램을 1회분량으로 달여 마셔도 된다. 나팔꽃의 씨에는 검은 것과 흰 것이 있는데 어느 쪽이든 무방하다. 아주 심하고 완고한 변비에는 석결명의 씨 25그램에 대황 4그램을 넣고 달여서 그것을 하루 분량으로 몇 회에 나누어 마시면 거의 틀림없다.

맹장염

맹장염 부항 치료점

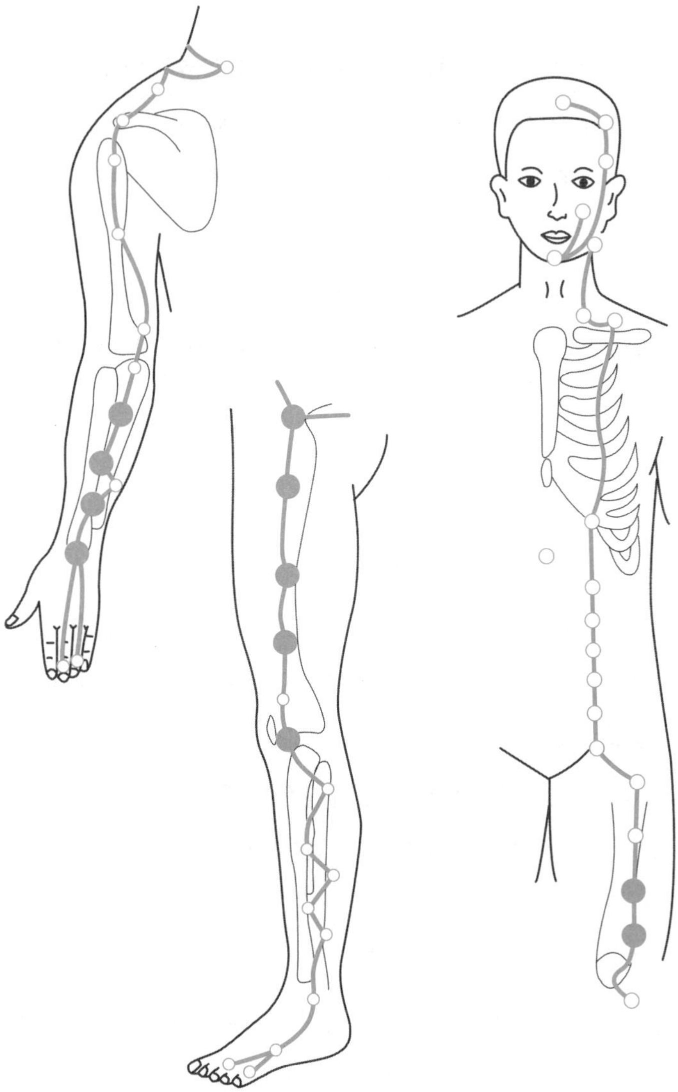

증상

급성과 만성이 있다. 급성맹장염은 갑자기 명치끝이나 배꼽 둘레에 격렬한 통증이 오다가 점차 오른쪽 아랫배가 더욱 심하게 아프기 시작한다.

동시에 구역질과 열이 나기 시작한다. 이때 오른쪽 아랫배를 누르면 일정한 부위에 통증을 느끼게 된다. 화농하기 시작하면 열이 점점 높아지고 맥박도 1백 회 이상으로 상승, 위험한 지경에 이르므로 빨리 의사의 진료를 서두르지 않으면 안 된다.

한편 만성맹장염의 주된 증상은 변비다. 또 변비로 인한 숙변이 맹장염을 유발하는 원인이 된다. 이 밖에 오른쪽 아랫배를 누르면 통증을 느낀다.

원인

맹장돌기에 염증을 일으켜 생기는 병인데 발병 원인에 대해서는 뚜렷한 이유를 규명하지 못하고 있다. 추측으로는 공복시에 급히 과식하거나 생소한 음식물을 먹거나 또는 과격한 운동을 한 직후에 발생하는 것으로 되어 있다.

옛날에는 우리나라에 별로 없었던 병인데 문명의 발달과 함께 늘어난 까닭은 육식을 많이 하게 된 탓이라고 분석하는 학설도 있다.

치료법

급성의 경우는 절대 안정이 필요하며 서둘러 병원을 찾아 의사의 지시에 따라야 한다. 지금은 수술이 발달해서 대수롭지 않은 병으로 취급될 정도다.

복부의 통증은 얼음찜질이 매우 효과적이다. 그리고 만성의 경우 환부 일대에 부항으로 하는 네거티브 요법을 반복 시술하면 몹시 효과적이다.

민간 요법

다음에 만성맹장염에 대한 민간 요법 몇 가지를 소개한다. 그 중 가장 보편적인 것이 토란찜질이다. 토란의 껍질을 두껍게 벗겨 강판에 갈아서 이와 비슷한 양의 밀가루를 섞어 버무린다. 거기에다 이 두 가지 분량의 약 1할 가량의 생강을 갈아서 섞는다. 이것을 쇠절구에 잘 찧어서 환부 언저리에 붙인다.

붙이는 방법은 아랫배를 덮을 만한 크기의 무명천에 찧어 놓은 약재를 6밀리미터 두께로 바르고 그 위에 화장지를 덮는다. 그 화장지가 피부에 닿도록 환부에 붙인 다음 다시 기름종이를 덮고 배를 감는다.

만약 토란이 없으면 감자를 대신 사용해도 된다. 감자일 경우에는 껍질째 강판에 갈아 꼭 짜서 물기를 제거해야 한다. 이렇게 2~3회 갈아 붙이면 통증은 말끔히 가신다.

무즙에 약간의 생강을 섞어서 환부에 붙이는 찜질도 토란찜질과 비슷한 냉습포 요법이다. 두부를 갈아 밀가루를 섞어서 붙이는 냉습포도 유효하다. 몇 번 되풀이해서 갈아 붙이면 심한 통증과 열이 한결 가벼워진다.

살아 있는 미꾸라지를 약 1홉쯤 무명자루에 넣어 환부에 대고 동여매면 통증이 멎는다. 동시에 부기도 빠지고 빨리 낫는다.

또 봉숭아의 흰꽃을 따다가 그늘에서 말려 5~6잎을 백탕에 넣어 마셔도 효과가 있다. 우엉을 껍질째 갈아서 즙을 마셔도 좋고, 또 가지꽃을 달여서 마시면 만성맹장염의 재발을 막는 데 효과적이다. 환부 일대에 부항으로 하는 네거티브 요법을 반복하여 거뜬히 나은 예도 있다. 네거티브 요법은 맹장염뿐만 아니라, 간염 · 폐렴 · 관절염 등 모든 염증성 질환에 탁효가 있다.

황달

황달 부항 치료점

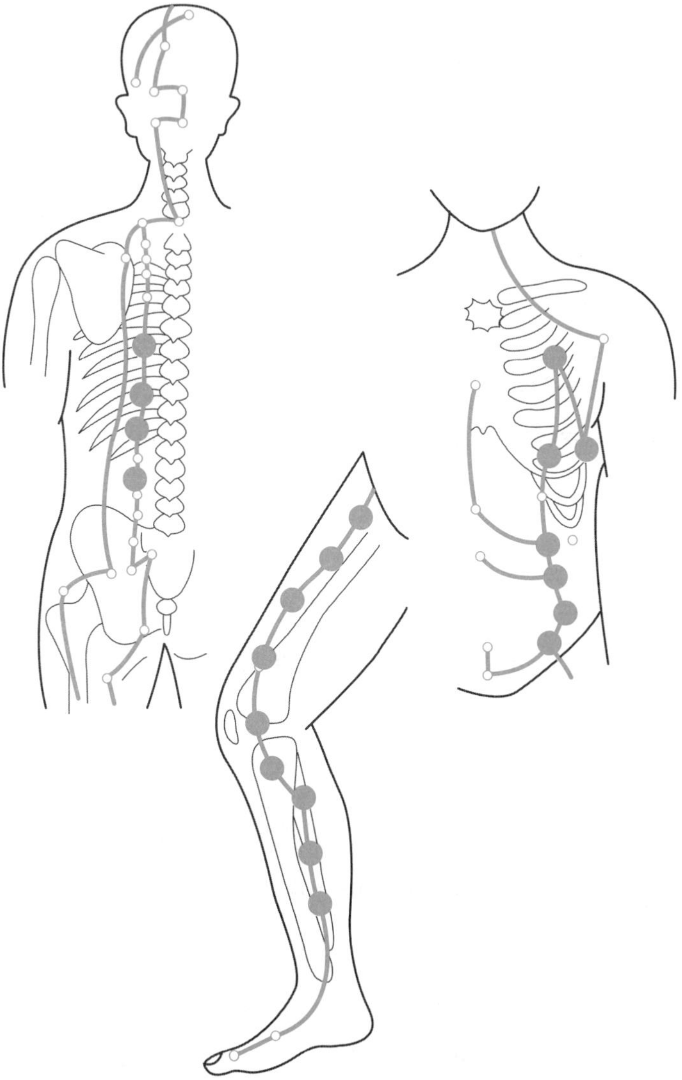

증상

온 몸의 피부색이나 눈과 입 속이 누렇게 변색하는 병이다. 전신이 나른해지고 두통 · 식욕 부진 · 불면증 등의 증세가 일어나며 피부가 몹시 가려워진다.

오줌까지도 누렇게 변하고 황색의 거품이 일어난다. 한편 대변은 회색의 점토처럼 변하면서 배변 상태가 나빠진다. 심하면 맥박까지 느리고 약해져서 횟수가 감소된다. 눈빛이 노래져서 보이는 것마저 모두가 노랗게 보인다.

원인

황달은 보통 지나친 과식이나 술의 과음 또는 감기의 후유증으로 발생한다. 또 간장병으로 말미암아 발생하는 경우도 있다.

어떤 이유에서 발병했거나 간장으로부터 나오는 담즙이라는 소화액이 흘러나오는 담관의 안이나 출구가 부어서 막히기 때문에 황색의 담즙이 흘러나갈 수 없게 되자 그 담즙이 어쩔 수 없이 혈액 속으로 흘러들어와 전신에 순환함으로써 발생하는 병이다.

치료법

부항으로하는 네거티브 요법을 하면 황달에도 효과가 있다.

아무튼 일단 황달 증상이 나타나면 다음과 같은 식사 요법을 준수해야 한다.

① 지방질은 소화시킬 수 없으므로 되도록 섭취하지 말아야 한다.

② 고추 · 후추 같은 자극성 식품도 금물이다. 술은 물론 안 된다.

③ 되도록이면 소화가 잘 되는 부드러운 음식물을 먹어야 한다.

④ 음료수는 많이 마실수록 좋으며 특히 보리차를 충분히 마시면 좋다.

황달에 걸리면 배변 상태가 나빠지기 쉬우므로 하루에 두세 번은 변을 보도록 노력할 필요가 있다. 그러기 위해서는 설사약을 마시거나 또는 관장을 하는 것도 무방하다. 하지만 황달에는 피마자유를 사용하지 않는 것이 바람직하다.

황달의 민간 요법으로는 바지락조개의 국물이 가장 널리 알려진 요법이다. 바지락조개 또는 가막조개 1.8리터(약 1되)를 비슷한 양의 물에 한 시간 가량 푹 끓인다.

그리고 조개를 모두 꺼낸 다음 나머지 국물을 5백40cc(약 3홉)으로 졸아들 때까지 다시 끓인다. 여기서 간장을 쳐서 맛을 내어 하루에 세 번 마신다. 매일 계속해서 마시면 뛰어난 효과를 거두게 된다. 간장을 치는 대신 처음부터 된장을 풀어서 바지락 조갯국을 만들어 마셔도 효과가 있다.

황달로 인해서 피부가 몹시 가려울 경우에는 앞에서 설명한 바지락조개 삶은 국물을 더운물에 풀어서 그 물로 목욕을 하게 되면 가려움증이 씻은 듯이 가신다. 또 목욕을 시키기가 곤란한 경우에는 그 바지락조개의 국물을 그냥 가려운 피부에 발라도 효과가 있다.

그 밖에 결명자의 씨를 채집해서 그늘에서 말렸다가 백탕에 달여 마셔도 좋은 치료제가 된다. 또 개울가에 자생하는 사철쑥을 뜯어다가 15그램 가량을 물에 넣고 달여서 그 즙을 하루에 3회로 나누어 마시면 피부나 점막이 누렇게 변색됐던 것이 점차로 회복된다. 뿐만 아니라 목이 타는 갈증도 가신다. 4~5일 계속해서 마시면 현저한 효과를 나타낸다.

담석증

담석증 부항 치료점

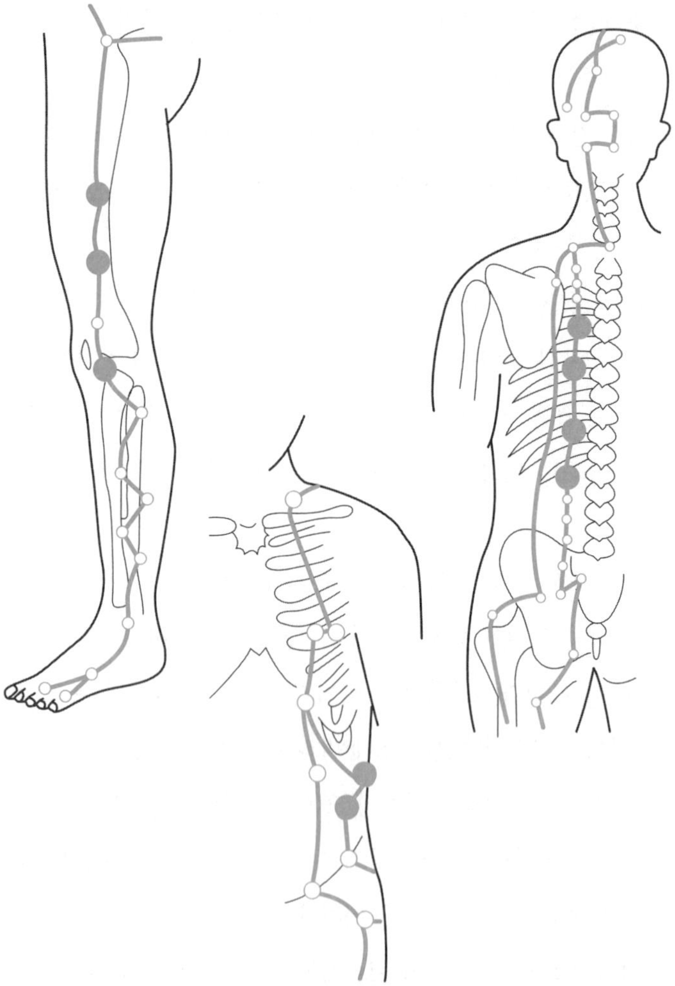

증상

갑자기 오른쪽 젖 밑쪽에 찌르는 듯한 통증을 느낀다. 특히 저녁이나 밤중에 발병하기 쉽다. 통증이 오는 부위가 비교적 일정한 것이 이 병의 특징이다. 통증이 심할 때는 진땀이 날 정도로 아프다.

맥박이 약해지면서 빨라진다. 이따금 구토증을 일으키기도 한다. 그러나 위통이 따르지는 않는다. 통증이 계속되다가 얼마 후 씻은 듯이 멎기도 한다. 그러나 2~3일 계속해서 아프면 황달처럼 얼굴과 눈이 노랗게 된다.

원인

담석증의 발병 원인도 아직 뚜렷하게 규명되지 않고 있다. 흔히들 과식했거나 운동 부족 등으로 인해서 발병한다고 하며 또 부인들의 경우 가슴을 너무 꽉 죄면 담낭을 압박해서 일어나기 쉽다고 한다.

통증을 일으키는 까닭은 간장이나 담낭에서 생긴 돌이 담관을 따라서 장쪽으로 이동하기 때문에 격렬한 아픔을 느끼게 된다.

그 담석이 큰 경우는 외과 수술에 의해서 제거하거나 아니면 담낭을 절제해 버려야 한다. 그러기 위해서는 의사의 세밀한 진단을 요한다. 그러나 수술을 하지 않고 낫는 경우도 적지 않다.

치료법

통증이 심할 때의 응급조치법으로서 환부 일대에 부항으로 하는 네거티브 요법을 반복 시술하면 진통 효과가 있다. 그 후에 겨자 찜질을 하면 통증이 가라앉는다.

그리고 커다란 타월을 두 장 준비해서 열탕에 담갔다가 꽉 짠다. 배에 바른 겨자를 5분쯤 후에 닦아 내고 나서 그 뜨거운 타월을 가슴에서부터 아랫배까지 덮은 다음 위에 기름종이를 다시 덮는다.

열의 발산을 막기 위한 방법인데 타월이 식기 전에 다른 뜨거운 타월로 갈아 준다. 이렇게 여러 번 되풀이하면 통증이 저절로 가신다.

기름종이 대신에 뜨거운 타월 위에 열탕을 넣은 찜통을 얹거나 그것이 없으면 불에 달군 돌을 얹고 이불을 덮어씌어도 된다. 이때 조심할 것은 뜨거운 타월이 심장 부위에는 닿지 않도록 할 것.

민간 요법

민간 요법으로서 보통 무즙을 먹는다. 음식물의 소화력은 별로 약화되지 않았으므로 무즙을 먹기가 역겨우면 그냥 무를 먹어도 효과는 있다.

무화과의 씨를 장복하는 것도 좋은 요법이다. 또 말린 매실 한 개에 생강즙을 약간 넣고 뜨거운 보리차를 부어서 한두 공기 마시는 것도 효과가 있다.

또 삼백초의 잎과 줄기를 달여 마시기도 한다. 결명자와 이질풀을 함께 달여 마시는 것도 좋다. 결명자의 씨 20그램과 이질풀 20그램을 5백 40cc(약 3홉)의 물에 넣고 그 물이 2홉 가량 되도록 졸여서 하루 3회씩 식전에 마신다.

담석의 형태나 크기는 사람에 따라 다른데 팥알 같은 것이 여러 개 있는 수가 있고 꿩알만큼 큰 것이 한 개 박혀 있는 수도 있다. 또 담석증 환자는 40대의 장년, 뚱뚱한 사람 그리고 부인층에 특히 많은 것이 특징이다.

간경변

간경변 부항 치료점

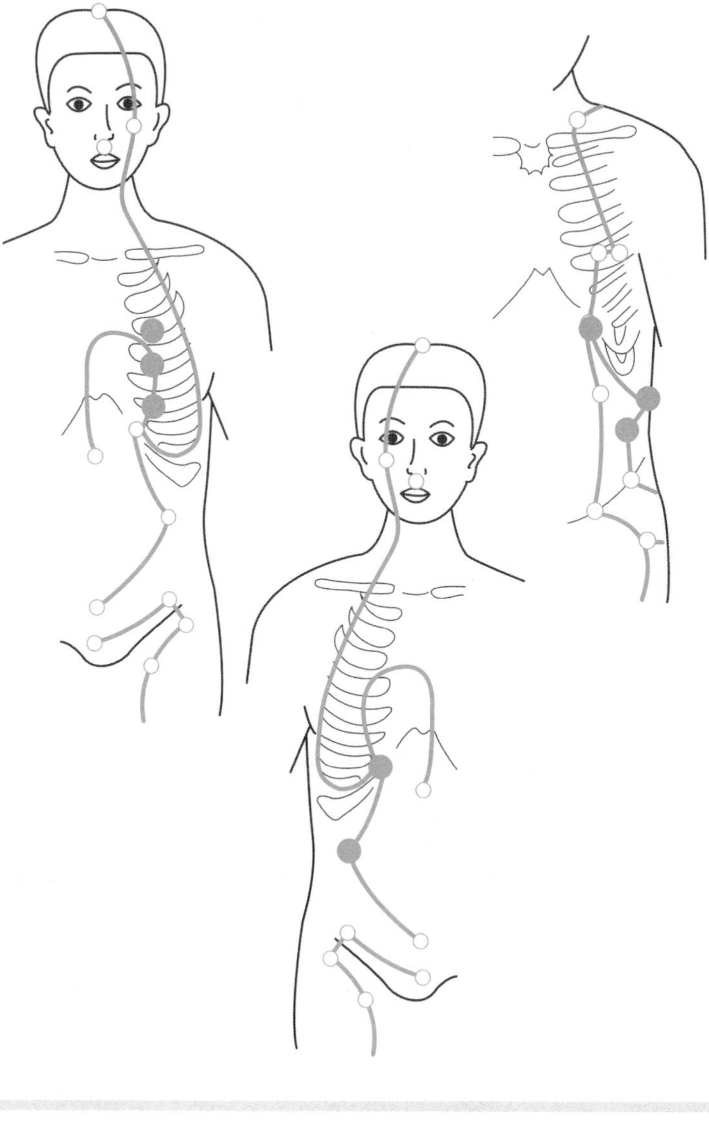

증상

간장의 일부가 딱딱하게 굳어지면서 기능을 상실하는 병인데도 간장에 별다른 통증을 느끼지 않는다. 초기에는 자각 증상을 느끼지 못하는 것이 이 병을 악화시키는 요인이 된다.

증세의 진전에 따라 식욕 부진, 위장 부위의 팽만중압감을 느끼게 되고 헛배가 부르는 등 만성위장병과 비슷한 증상이 나타나기 시작하므로 병세가 악화되기까지 스스로 깨닫지 못하는 경우가 허다하다.

심해지면 배에 복수가 차거나 부종이 생기기도 하고, 배꼽 둘레의 피부에 정맥이 튀어나와 마치 실뱀이 꿈틀거리는 것처럼 보이기도 한다. 그러면서 토혈 · 하혈 · 구토 · 설사 등을 일으킨다.

원인

발병 원인은 장기간에 걸친 술의 과음, 육류의 과다 섭취, 자극성 식품의 상복 등이 지적되고 있으며, 그 밖에 결핵 · 매독 · 말라리아 · 당뇨병 등에서 병발하기도 한다.

치료법

간경변에는 아직까지 신통한 특효약이 없는 만큼 식사 요법이 더욱 중요한 비중을 차지한다. 다음과 같은 사항을 준수하는 것이 바람직하다. 환부 일대에 네거티브 요법을 반복 시술하면 딱딱한 부위가 말랑말랑해진다. 환부에 깨끗한 피가 공급되기 때문이다.

① 네거티브 요법을 환부 일대 배꼽 우상측과 그 뒤 등쪽에 반복 시술할 것.

② 육류 · 달걀 · 생선회 · 백설탕 등의 산성 식품은 섭취하지 말 것.

③ 야채, 해조류와 같은 알칼리성 식품을 많이 섭취할 것.

④ 단백질과 지방질은 동물성은 버리고, 두부 · 밀기울 · 참깨 등 식물성을 섭취할 것.

유효한 식품은 호박 · 검정깨 · 검정콩 · 콩 · 청국장 · 밀기울 · 부추 · 시금치 · 토마토 · 땅콩 · 김 · 청태 · 다시마 · 사과 등을 꼽을 수 있겠다.

민간 요법

민간 요법으로서 흔히 감초를 달여 마신다. 한방약의 감초 뿌리를 진하게 달여서 마시면 해독 작용을 하므로 효과가 크다. 구기자나무 뿌리의 껍질을 달여서 마시는 것도 간장의 열을 식히는 작용을 한다.

결명자와 이질풀을 달여 마셔도 효과가 있다. 결명자의 씨 20그램과 이질풀 20그램을 5백40cc(약 3홉)의 물에 넣고 약 2홉으로 졸여서 하루 3회에 나누어 식사 전에 마신다. 계속하면 반드시 좋은 효과를 거둔다.

또 마늘과 토마토와 호박도 아주 유효한 식품이자 치료제가 된다. 이 세 가지를 꾸준하게 상식하면 비타민 B_2를 풍부하게 공급하고 소화를 돕고 이뇨 작용을 하므로 간장병에서 오는 복수 현상을 예방하는 데 뛰어난 효과를 거두게 된다.

한편 물리 요법으로서 생강찜질이 상당한 효과가 있는 것으로 알려져 있다. 오른쪽 갈비뼈 밑에 있는 간장 부위에 뜨거운 생강탕으로 20분간 찜질하는 요법이다.

생강탕을 만드는 방법은 묵은 생강 40그램 가량을 강판에 갈아서 자루에 담는다. 그것을 9백cc(약 5홉)의 물에 담그고 센 불에 펄펄 끓인다.

생강즙이 충분히 우러났을 때 깨끗한 타월을 담갔다가 꺼내어 살짝 짜서 간장 부위를 찜질해 준다. 타월이 식으면 다시 뜨거운 것으로 갈아 주기를 여러 번 되풀이한다. 30분간 계속하면 매우 효과가 있다.

복막염

복막염 부항 치료점

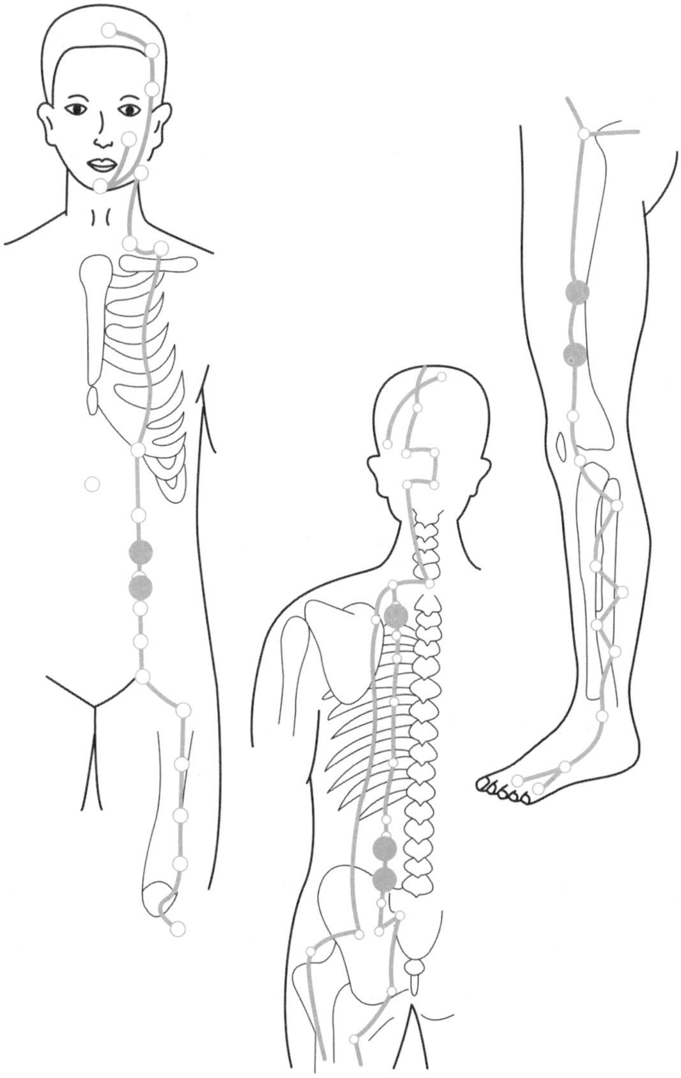

증상

급성과 만성이 있다. 급성은 심한 복통 · 구토 · 트림 · 발열 · 입 속의 건조 · 호흡이나 맥박의 난조 등의 증세가 일어나고 몸이 갑자기 쇠약해지며 배에 복수가 찬다.

만성의 경우는 저녁부터 미열이 나기 시작하고 복부의 여기저기에 응어리가 생겨 누르면 아픈 곳이 있다. 변비가 생기고 식욕이 떨어져 안색이 나빠지기도 한다. 또 변이 묽어지고 설사가 계속되는 경우도 있다. 배가 불러 복수가 차는 경우도 있지만 그 양은 급성에 비해서 아주 적다. 그러나 병세가 진전하면 배가 부어오르고 온 몸이 눈에 띄게 수척해진다.

원인

이 병의 원인은 맹장염에서 유발되는 경우가 가장 많다. 그 밖에 외상이나 위 · 십이지장궤양 · 부인병 등으로 발생한다. 만성은 간장병 · 심장병 · 맹장염 · 담석증 · 자궁외막염 등에서 병발하는 단순성인 것과 폐결핵 · 늑막염 · 결핵성 부인병 등에서 퍼지는 결핵성의 것과 암이나 기타 악성 종양으로 인한 암종양인 것 등 3종류가 있다.

치료법

급성의 응급조치로는 절대 안정을 요하며 복부를 얼음이나 냉수로 찜질해 주는 것. 2~3일 일체의 식사를 끊되 뜨뜻한 물만을 마셔야 한다. 네거티브 요법을 복부 일대에 반복 시술한다.

민간 요법

급성복막염의 민간 요법에는 미꾸라지 요법이 좋다. 미꾸라지를 1.8리터(약 1되) 가량 구입한다. 어른일 경우는 5백40cc(약 3홉)에서 7백20cc(약 4홉), 어린이는 그보다 약간 적은 양을 산 채로 무명주머니에 넣는다. 그리고 미꾸라지가 기어 나오지 못하게 입구를 꿰맨 다음 배에 꼭 붙인다.

한 시간쯤 지나면 미꾸라지는 죽어 버리지만 썩어서 냄새가 나기 전에 살아 있는 미꾸라지로 바꿔 준다. 몇 번 되풀이하면 통증이 멎고 병세도 나아진다.

한편 만성복막염의 민간 요법으로서 초란 요법이 보편적으로 알려져 있는 방법이다.

초란을 만드는 방법은 달걀 한 개를 껍질을 벗기지 않은 채 커다란 컵이나 공기 안에 넣는다. 그리고 거기에 고급식초를 부어 달걀이 완전히 잠기도록 한다. 식초는 쌀로 만든 것이라야 하는데 역시 현미초가 제일 좋다.

만 하루 동안 그대로 놓아 두면 달걀의 껍질이 녹아서 아주 흐믈흐믈해진다. 그러면 속껍질은 벗겨서 버리고 달걀과 식초를 저으면 계란초가 된다.

이 계란초를 하루에 2~3회로 나누어 마신다. 즉효가 나는 것은 아니지만 꾸준히 장복하면 눈에 띄게 복수가 줄어들고 병세가 호전된다.

급성복막염의 식사 요법으로는 현미식이 가장 이상적이다. 현미로 수프 또는 크림을 진하게 만들어 소금을 쳐서 1회에 1~2홉 하루 세 번 먹는다. 목이 마르면 보통의 현미수프에 소금을 쳐서 음료수로 마시면 좋다.

통증이 심할 때는 묽은 무즙에 간장을 쳐서 마시면 효과가 있다. 열도 내리고 통증도 가셨을 때는 야채로 된장국을 끓여 인절미를 넣어서 먹는다. 이때는 무즙에 순수한 간장을 듬뿍 쳐서 먹다가 보통식으로 환원한다.

간암

간암 부항 치료점

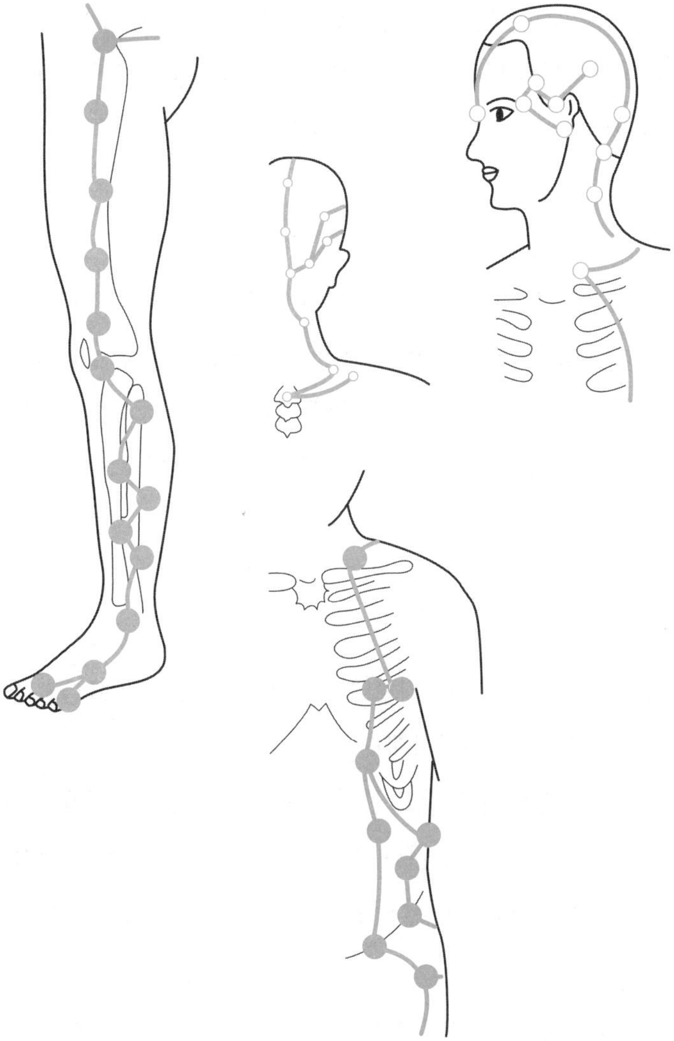

증상

간암은 대부분이 만성 간질환 특히 간경변증을 동반하여 그 증상도 만성 간 질환에다 암 특유의 증상까지 겹친 상태를 나타낸다. 즉 환자는 몹시 피곤해하고 황달이나 복수증을 일으키기도 하며 우측 상복부에서 바늘로 찌르는 듯한 통증을 호소하기도 하며 환부를 만졌을 때 딱딱하고 울퉁불퉁한 덩어리를 촉진으로 알 수도 있다. 진행이 빨라 간암으로 판명된 후에 급격히 악화되는 예가 많다.

원인

평소 육류 · 가공식품 · 알코올 · 화학약제를 즐기는 부자연한 식생활을 하는 사람에게서 처음에는 만성 활동성 간염이 낫지 않고 고질화되어 간암으로 이행되는 경우가 태반이다. 성격적으로는 매사에 적극적인 편으로 사업의욕이나 욕심이 남달리 강한 사람으로서 연령은 50대 성인 남자들이 잘 걸린다.

치료법

현대 의학으로는 마땅한 치료법이 없다. 그러나 자연 요법으로 간혹 기적적으로 자연치유되는 사례가 있다.

우선 마음을 편안하게 갖고 몸의 자연성을 회복하기 위하여 철저히 현미 · 율무 · 채식 생활을 한다. 환부에는 부항으로 하는 네거티브 요법을 간염 때와 같이 계속한다. 환부 쪽에서 물즙 반응이 있으면 한결 호전되는 경우도 있다.

복수가 찰 때는 네거티브 요법을 한 후에 각탕을 하여 하체의 혈액순환을 도모하고 야생의 무릇뿌리와 아주까리 씨앗을 짓찧어 반죽한

떡으로 발뒤꿈치에 8시간씩 찜질을 하면 복수가 신기하게 그친다. 한 번에 효과가 없을 때는 2, 3회 반복할 것.

간염

간염 부항 치료점

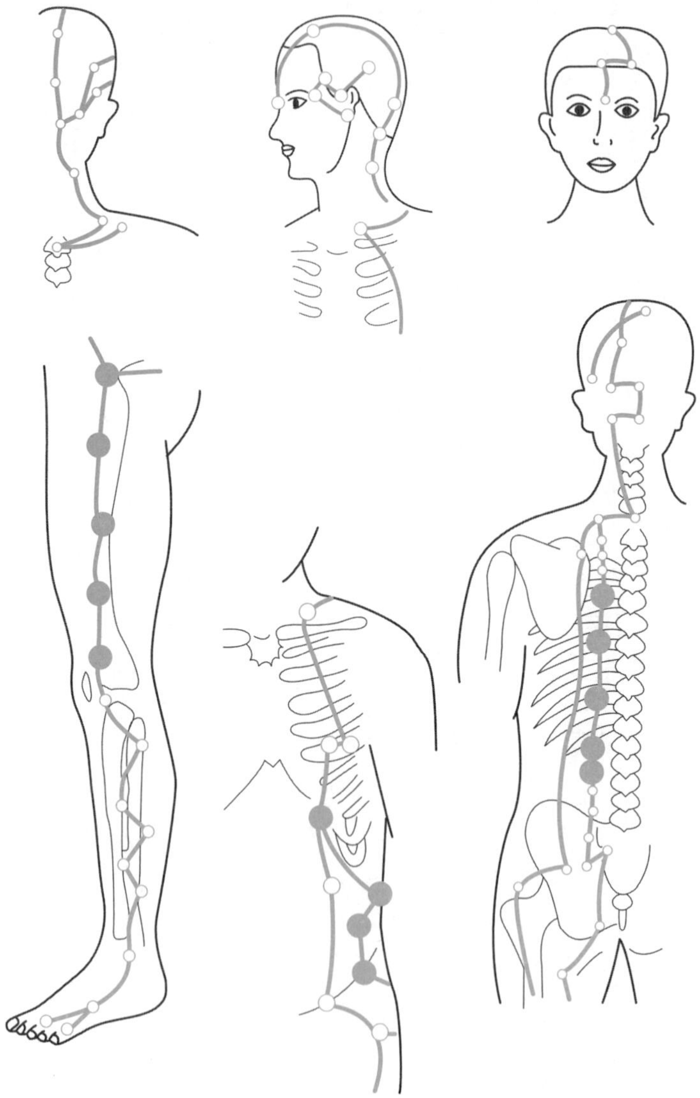

증상

B형 바이러스에 감염된 보균자가 전 인구의 12%에 이른다고 할 정도로 간염 환자가 격증하여 간염은 바야흐로 국민병이나 다름없이 되어 간염 예방접종을 법제화하자는 주장까지 나오고 있다.

처음에는 감기 증세 같기도 하여 팔, 다리와 관절이 쑤시고 한기가 들며 미열이 있고 식욕이 떨어지면서 구토가 일어나기도 한다. 그러다가 피부와 눈의 흰자위 부분이 노랗게 되어 황달기를 띠는 경우도 있다. 1, 2개월 정도에서 자연히 낫는 경우도 있지만 경과를 오래 끌어 만성 활동성 간염으로 이행하기도 한다.

원인

B형 바이러스가 원인이 된 전염성 간염과 독한 약물 사용에 의한 중독성 간염, 그리고 과로, 과식 등으로 인한 간장의 혹사에 기인하는 경우가 많다. 평소에 간장을 혹사하는 사람은 아무리 예방접종을 철저히 해도 안심할 수 없다.

치료법

부항으로 하는 네거티브 요법은 모든 염증성 질환에 탁월한 효과가 있지만 특히 급성간염은 20일, 만성 활동성 간염에도 3개월이면 완치가 가능하다. 매일 1회씩 전체 요법과 국소 요법을 꾸준히 하되 우상복부 환부 일대를 반복 시술을 한다. 식사 요법으로는 현미식과 케일 녹즙 마시기를 병용하면 더욱 효과적이다. 육류나 가공식품, 화학약제 등은 일체 멀리하고 운동은 적당히 하되 과로는 삼갈 것. 그리고 간장에 무리가 가지 않도록 휴식을 시켜야 한다.

치질

치질 부항 치료점

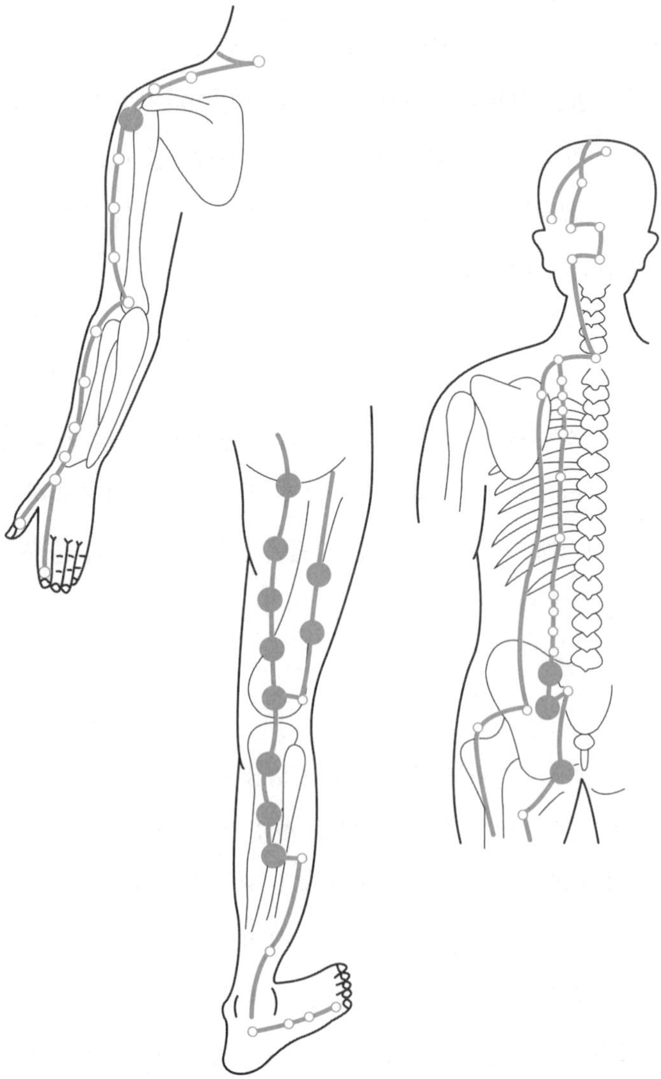

증상

항문에 파열된 상처가 몇 군데나 생겨 배변 때나 그 후 대단히 아프다. 때로는 출혈도 한다. 아픔 때문에 항문이 반사적으로 경련을 일으키는 수도 있다.

원인

변비 때문에 변이 굳은 것을 무리하게 배변을 하면 항문이 파열해서 생긴다. 또 항문의 괄약근이 경련을 일으켰을 때 무리한 배변으로 생긴다. 그 밖에 하반신의 냉증 · 폭음 · 폭식 · 자극성 음식에서도 생긴다.

치료법

① 네거티브 요법을 항문 주변의 엉덩이, 하복부 등에 한다. 심할 때는 조석으로 반복해서 부항을 붙인다.

② 치자와 왕새우껍질을 함께 태워서 검정 분말을 만들어 매일 복용하면 특효가 있다.

③ 매일 부드러운 변이 나오게 식물섬유질을 많이 섭취한다.

④ 하반신을 차게 하지 말고 온욕이나 요탕을 자주 할 것.

⑤ 시금치 · 당근 · 셀러리 · 파슬리 · 검정깨 · 포도 · 미꾸라지 · 붕어 등을 상식하면 좋다.

⑥ 마늘 1개를 따뜻한 재 속에 넣고 굽는다. 말랑해지면 꺼내어 껍질을 벗겨 한 겹의 가제에 싼다. 그리고 즙을 내듯이 하면서 항문에 끼우고 잔다. 다음날 아침까지는 마늘 수분이 깨끗이 흡수되어 버린다. 하루에 2~3회 새 마늘로 반복한다. 2주간 계속하면 심한 치질도 좋아진다.

02 순환기계 질환

증상

순환기계는 심장과 혈관과 임파선으로 성립되어 있다. 그 속을 혈액이나 임파액이 흐름으로써 생명을 유지하는 것이다.

중심이 되는 것은 심장으로서, 혈액이나 임파액을 끊임없이 전신에 순환시키는 원동력의 역할을 담당하고 있다. 전신의 장기조직에 산소나 영양분을 공급한다든지 또 신진 대사에 의해서 발생한 노폐물을 몸밖으로 배출하는 작용은 모두 혈액의 순환에 의해서 행해지고 있는 것이므로 심장에 고장이 생기면 혈액 순환에 장애를 일으켜 생명이 위험해진다.

사망 원인에 있어서 비록 우리나라는 3~4위에 처져 있기는 하지만 미국 같은 나라는 심장병이 톱을 차지하고 있는 현상만 보더라도 심장병을 막는 일이 곧 생명을 지키는 관건이라는 것을 쉽게 짐작할 수 있을 것이다.

원인

그러면 심장병은 어째서 일어날까. 한마디로 심장병이라고는 하지만 여러 가지 종류가 있으므로 자세한 설명은 다음의 각 항목으로 미루기로 하고 여기서는 일반적인 원인만을 열거하기로 한다.

동맥 경화를 촉진시키는 비만 현상 · 과로 · 동물성 지방질의 과잉 섭취 · 칼로리의 과잉 섭취 · 운동 부족 · 한랭 · 스트레스 · 지나친 음주와 흡연 · 생활의 불규칙 · 선천적인 체질… 등이다.

기본 요법

네거티브 요법이 순환기계 질병에는 무도 효과가 있다. 그리고 심장병을 예방하거나 치유하는 방법은 다음과 같이 요약된다.

① 앞에 열거한 원인들을 제거할 것.

② 심근경색이나 협심증의 발작이 있을 때는 절대 안정을 취하는 동시에 빨리 의사의 처치를 받을 것.

③ 모든 일에 무리를 하지 않을 것.

④ 어떠한 경우에도 심장 부위는 고온으로 찜질하지 말 것, 차갑게 하는 편이 심장의 움직임을 강하게 한다.

⑤ 염분의 과잉 섭취는 심장병에 좋지 않으므로 모든 부식물을 싱겁게 할 것.

⑥ 콜레스테롤의 감소에 효과가 있는 참기름 · 채소씨기름 · 콩기름 · 등겨기름 등의 식물성 지방질을 섭취할 것 등이다.

심장병에 유효한 식품은 연근 · 미역 · 다시마 · 녹미채(해초) · 당근 · 시금치 · 참깨 · 살구 따위다.

한편 동맥 경화를 방지하는 솔잎 술은 심장병에도 효과가 있다. 만드는 방법은 싱싱한 솔잎을 채취해서 깨끗이 물로 씻는다. 두 개의 잎이

맞붙은 부분의 껍데기를 제거하고 가위로 3등분해서 자른다. 1.8리터(약 1되)들이 병에 맑은 물 0.8리터(약 4홉 5작)를 넣고 거기에 백설탕 3백 그램을 탄다.

그 병 속에 솔잎을 재는데 분량은 설탕물과 합쳐서 8푼 정도로 채운다. 너무 꽉 채우면 솔잎의 발효로 가스가 차서 병이 파열할 염려가 있기 때문이다.

솔잎을 다 재고 나면 마개를 해서 햇볕을 잘 받는 곳에 놓아 둔다. 여름이면 1주일, 겨울이면 20일간, 밤에는 따뜻한 실내로 옮겨 놓는다. 하루에 한 번씩 병마개를 열어 발효가스를 방출해야 한다. 솔잎이 변색해서 위로 뜨면 꺼내서 헝겊으로 짜 다른 병에 옮긴다. 이 솔잎 술을 매 식사 전후에 작은 잔으로 한 잔씩 머신다. 솔잎 술은 부패하지 않으므로 여름철에 1년 동안 먹을 것을 만들어 놓으면 편리하게 장복할 수 있다.

물리 요법

한편 심장을 튼튼하게 하는 물리 요법으로서 발의 온랭법과 모관 운동이 있다. 발의 온랭법 요령은 다음과 같다. 양동이 2개를 준비해서 한쪽에는 찬물, 한쪽에는 더운물을 넣는다. 찬물은 너무 차갑지 않게 하고 또 더운물은 발을 담가서 뜨겁게 느낄 정도면 된다.

이 2개의 양동이를 나란히 놓고 그 속에 번갈아 두 발을 담그는 것인데, 의자에 앉아서 하면 편리하다. 먼저 더운물 속에 5분, 그리고 찬물에 1분씩 담그기를 3회 되풀이한다. 하는 동안에 물이 식으면 뜨거운 물을 부어서 온도를 조절한다. 무릎 밑까지 담그는 것이 바람직하다.

온랭법은 혈액 순환을 좋게 하고 피로를 가시게 할 뿐만 아니라 심장의 운동을 활발하게 하는 데 상당한 효과가 있다.

한편 모관 운동의 요령은 다음과 같다. 이것은 전신의 모세 혈관의 기능을 제대로 살려 줌으로써 혈액의 순환을 좋게 하고 또한 임파액의 유통을 촉진시켜 주는 운동이다.

운동 방법은 방바닥에 반듯하게 드러누워 베개를 베고 두 팔과 두 다리를 동시에 곧바로 위로 올린다. 그리고 나란히 뻗은 두 팔과 두 다리를 함께 부들부들 진동시킨다. 전후 좌우로 떨되 너무 동작이 크지 않은 미진동으로 충분하다.

이런 동작을 2분간 계속한다. 아침 기상했을 때와 저녁에 취침하기 전에 실시하면 편리하며 또한 효과도 크다.

빈혈증 부항 치료점

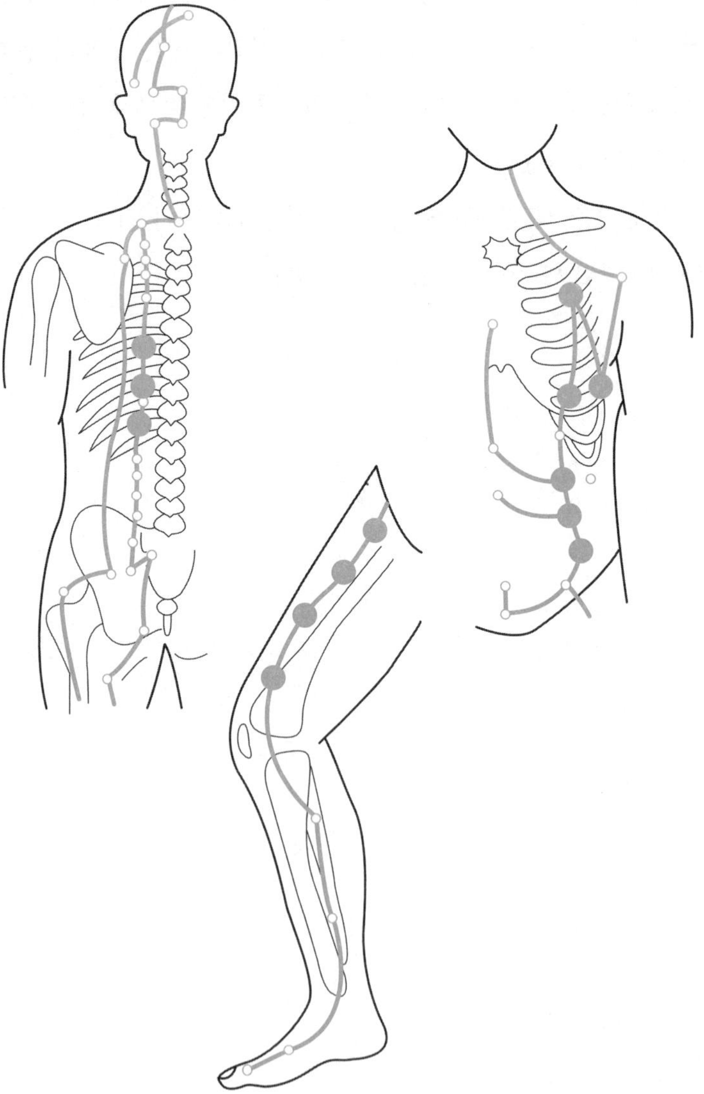

증상

빈혈증의 두드러진 증상은 얼굴빛이 몹시 창백해지는 것이다. 얼굴뿐만 아니고 전신의 피부도 그에 따라서 백랍처럼 황백색을 띠게 된다. 그러면서 두통 · 졸음 · 식욕 부진 · 권태감 등이 일어나며 세상만사가 귀찮아진다.

원인

빈혈의 발생은 다량의 토혈 · 객혈 · 하혈이나 외상에 의한 출혈 등이 급성 빈혈의 원인으로 되어 있으나 일반적으로 말하는 빈혈증은 영양 불량 · 장기의 고장 · 기생충 · 부인병, 기타의 질병으로 인해서 일어난다.

치료법

빈혈의 치료를 위해서는 그 원인이 되는 질병의 치료를 먼저 서둘러야 한다. 중증 환자는 안정을 요하지만 가벼운 환자는 피로하지 않을 정도로 운동을 하는 것이 좋다.

그러면서 신선한 공기를 심호흡하고 일광욕을 게을리 말아야 한다. 그리고 규칙적인 생활과 충분한 영양 섭취에 유의해야 한다. 철분이나 비타민 B · C 등을 함유한 식품은 증혈에 매우 효과적이다. 네거티브 요법을 하면 장의 조혈 기능이 왕성해져서 적혈구와 백혈구가 증가한다.

유효한 식품으로서는 당근 · 시금치 · 다시마 · 팥 · 검정콩 · 검정깨 · 미역 · 토마토 · 무잎 · 셀러리 · 파슬리 · 상추 · 컴프리 · 양배추 · 포도 · 동물의 간 · 미꾸라지 · 해삼 · 전복 등을 꼽을 수 있다.

보편적으로 쓰이는 민간 요법들을 소개하면 다음과 같다.

딸기는 철분을 다량으로 함유하고 있기 때문에 빈혈증 치료에 매우 효과적이다. 그냥 먹어도 좋고 딸기즙을 만들어 마셔도 좋다.

당근즙도 유효하다. 강판에 갈아서 즙을 내어 아침저녁으로 한 공기씩 마시면 되는데 장복하면 뚜렷한 효과를 얻게 된다.

여름철이면 상추쌈을 즐겨 먹는 것도 빈혈 치료를 위한 효과적 방법이다. 또 시금치에는 철분과 비타민 C가 풍부하게 함유되어 있으므로 의식적으로 많이 먹는 것이 효과적이다.

검정콩을 볶아서 군것질 하듯 심심할 때 먹는 것도 좋은 방법이 된다. 또 무화과나무의 잎 4그램 가량을 삶아서 그 물을 마시는 것도 좋다. 잎뿐만 아니라 그 열매를 먹어도 효과적이다.

포도도 매우 좋은 식품이다. 포도철이 아닐 때에는 포도주를 매일밤 한두 컵 마셔도 된다.

조류의 내장이 빈혈에 좋다는 것은 널리 알려져 있는 사실이다. 이것은 특히 혈장단백질이 부족한 사람에게 한해서 매우 유효하다.

한편 인삼은 빈혈증에도 잘 듣는다. 인삼 1.8그램을 썰어서 공기에 담고 끓는 물을 부어 5분간쯤 두었다가 따끈해졌을 때 마신다. 나머지 인삼에 다시 열탕을 부어 재탕을 해도 된다. 하루에 3회씩 2~3개월 장복하면 뚜렷한 효과를 볼 수 있다.

빈혈에는 적혈구의 생성을 방해하는 정백식품, 예컨대 백미 · 흰빵 · 흰설탕 등을 섭취하지 않아야 한다. 특히 젊은 여성에 빈혈이 많은 까닭은 절식이나 결식보다도 육류나 설탕을 과잉 섭취하기 때문이다. 밥은 현미 8, 콩 1, 팥 1의 비율에 보리를 섞은 현미밥이 이상적이다.

고혈압증

고혈압증 부항 치료점

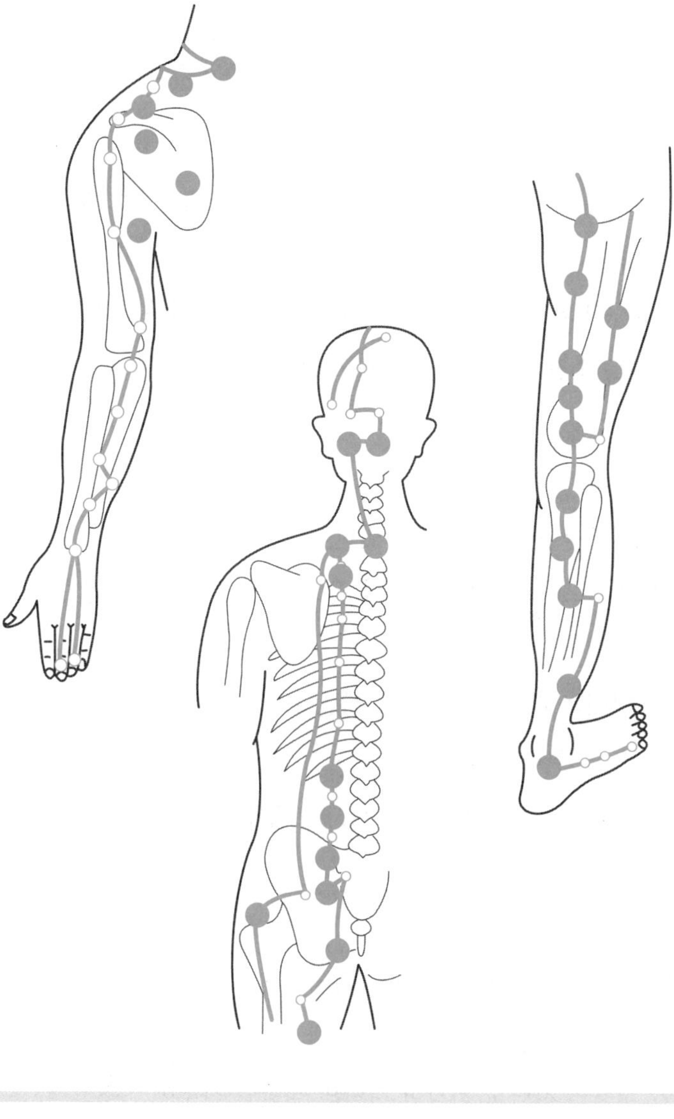

증상

초기에는 자각 증상이 적기 때문에 스스로 깨닫지 못하지만 혈압이 높아짐에 따라서 두통, 현기증과 동시에 숨이 차고 가슴이 두근거리는 증상이 나타나기 시작한다. 혈압은 최대혈압이 1백50에서 2백50까지 상승한다.

원인

고혈압의 원인은 유전 · 생활환경 · 한랭 등의 영향으로 분석되고 있다. 식염의 과잉 섭취로 인해서 일어나기도 한다. 또 동맥 경화도 혈압을 높인다. 따라서 콜레스테롤이 많은 음식물을 너무 많이 먹는 것은 동맥 경화를 촉진시켜 고혈압을 일으키는 원인이 된다.

치료법

다음과 같은 사항에 유의해야 한다.

① 네거티브 요법을 매일 1회씩 할 것, 한 달만 계속하면 반드시 효과를 본다.

② 술, 담배의 과잉이나 과식을 피한다.

③ 한랭을 피한다.

④ 동맥 경화를 방지하기 위해 식사 요법에 주의한다.

식사 요법으로는

① 필요 이상으로 칼로리를 섭취하지 말 것.

② 염분의 섭취를 줄일 것, 중증인 경우는 의사의 지시에 따라야겠지만 경증인 사람도 건강한 사람의 절반인 하루에 7~8그램으로 줄

여야 한다.

③ 수분의 과잉 섭취도 피할 것. 염분이나 수분을 과잉 섭취해서 신장에 너무 부담을 주는 것도 고혈압의 원인이 되기 때문이다.

④ 동물성 지방질이나 달콤한 과자류는 콜레스테롤을 늘어나게 하므로 제한한다.

⑤ 단백질도 육류 · 달걀 · 간 따위의 동물성 단백질을 피하고 콩이나 콩제품(두부 · 청국장)과 같은 식물성 단백질을 많이 섭취한다.

⑥ 혈액을 산성화시키지 않기 위해 채소 · 해초 · 과일 등을 많이 섭취한다.

⑦ 주식을 백미에서 현미로 바꾼다. 변비를 방지하기 위해서도 비타민 $B_{1,2}$가 풍부하게 함유되어 있는 배아가 매우 효과적이다.

고혈압에 유효한 식품은 양배추 · 오이 · 당근 · 연근 · 무 · 우엉 · 셀러리 · 시금치 · 토마토 · 검정콩 · 감자 · 표고버섯 · 김 · 미역 · 다시마 · 녹미채 · 사과 등이다.

민간 요법

민간 요법으로는 다음과 같은 것들이 있다. 가장 손쉬운 요법은 현미초 50그램(약 55cc)을 적당히 물에 희석해서 하루 3회에 나누어 마시면 혈압이 떨어진다. 뽕나무잎을 한 줌 5백40cc(약 3홉)의 물에 넣고 3백60cc(약 2홉)로 졸여서 이것을 하루 분량으로 하여 차 대신 마시면 잘 듣는다. 뽕잎 대신에 뽕나무의 잔가지를 잘게 썰어서 달여 마셔도 효과가 있다.

감나무잎을 달여서 차처럼 마셔도 효과가 있다. 나뭇잎으로는 소나무잎도 좋다. 솔잎 50개 가량을 채취해서 물로 씻은 다음 1cm 길이로

썬다. 그것을 쇠절구에 넣고 물을 2공기 부어서 찧는다. 그것을 헝겊으로 짜서 푸른 즙을 하루 3회씩 공복시에 마시면 뚜렷한 효과를 거두게 된다.

구기자나무의 잎을 가을에서 겨울에 걸쳐 채취해서 찜통에 넣고 찐다. 그것을 햇볕에 말려 구기자차를 만들어서 매일 마시면 좋다. 또 컴프리의 잎을 믹서에 갈아서 짠 즙을 매일 식사 전 30분쯤에 1백80cc 가량 마셔도 효과가 있다.

동맥 경화증

동맥 경화증 부항 치료점

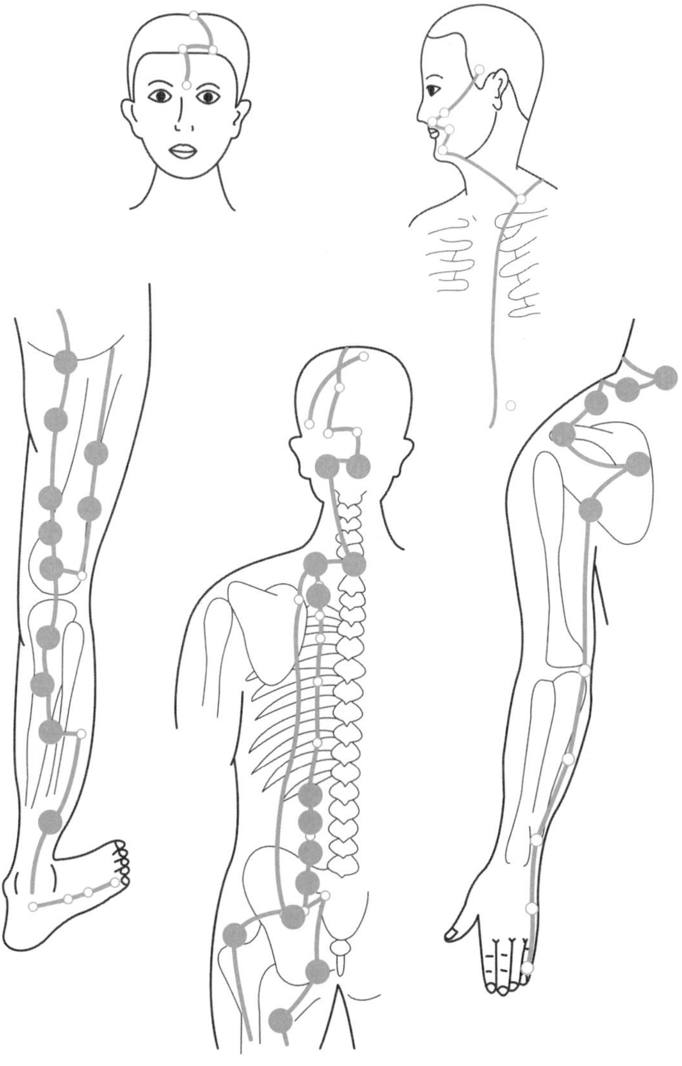

증상

혈액의 순환이 고르지 못하고 동맥이 굳어지는 질병인데 그 증상은 경화 현상이 일어나는 부위에 따라 여러 가지로 나타난다. 일반적인 자각 증상으로서 두통 · 현기증 · 흉통 · 불면증 등이 곁들여 어깨가 뻐근하고 손발이 차고 저리다.

원인

동맥이 경화되는 까닭은 일종의 노화 현상으로 분석된다. 평생 동안에 받은 화학적 또는 기계적인 장애가 축적되어 일어나는 결과이기도 하다. 물론 체질의 영향도 적지 않다.

직접적으로 혈액 속의 콜레스테롤의 증가가 경화의 원인이라는 사실이 판명되었다. 따라서 콜레스테롤을 많이 함유하고 있는 동물성 지방질의 과잉 섭취는 동맥 경화를 촉진시키는 결과를 빚게 된다.

치료법

다음과 같은 요법이 필요하다.

① 네거티브 요법이 동맥 경화에는 가장 효과가 있다. 혈관을 청소하고 깨끗이 하기 때문이다.

② 심신의 과로를 피한다.

③ 과식을 하지 않는다.

④ 콜레스테롤이 많은 동물성 지방질의 섭취를 억제한다.

⑤ 술 · 담배 · 커피 · 설탕 · 향신료(겨자 · 고추 · 후추 따위) 등을 극력 제한한다.

⑥ 배변 시간을 일정하게 한다.

⑦ 식사 요법에 항상 유의한다.

식사 요법으로는

① 야채 · 해초 · 과일을 많이 먹는다.

② 육류 · 달걀 · 생선회 · 백설탕을 피한다.

③ 단백질은 콩이나 콩제품의 식물성을 섭취한다.

④ 지방질은 불포화지방산이 많은 식물성 기름(참기름이나 콩기름 따위)을 섭취한다.

따라서 유효한 식품으로는 무 · 순무(무의 일종) · 연근 · 미역 · 다시마 · 녹미채(해초의 일종) · 귤 · 사과 등을 꼽을 수 있다.

주식은 백미에서 현미밥으로 바꾸는 것이 좋다. 현미 8, 율무 1, 팥 1의 비율로 밥을 지으면 이상적이다. 메밀도 모세 혈관을 강화하는 작용을 하는 것으로 밝혀졌다.

민간 요법

민간 요법으로는 솔잎즙과 솔잎 술이 대표적인 것으로 되어 있다. 봄철부터 여름에 걸쳐 갓 돋아난 솔잎의 새순을 채취해서 물에 깨끗이 씻는다. 그 새순을 씹어서 즙을 삼킨다. 입 속에 남은 솔잎의 찌꺼기는 물론 뱉어 버린다.

매일 50개 가량의 솔잎을 씹으면 매우 효과가 있다. 솔잎 속에는 비타민 A · C · K 등이 풍부하게 함유되어 있으므로 혈관을 튼튼하게 해서 동맥 경화를 방지하는 데 상당히 효과가 있다. 만약 솔잎을 씹는 것이 번거롭거나 역겨우면 짓찧어서 즙을 내어 마셔도 무방하다.

한편 솔잎 술도 아주 유효하다. 역시 갓 돋아난 새잎을 발효시켜서 만든 솔잎 술을 식사 전후에 한 공기씩 마시면 뚜렷한 효과를 볼 수가 있다. 솔잎 술을 만드는 방법은 전항(순환기계 질병)에서 상세히 설명했으므로 그대로 하면 된다.

아무튼 동맥 경화는 고혈압과 상관 관계에 있어 혈관의 탄력성이 저하되면 혈압이 오르게 마련이다. 그리고 경화된 혈관에 높은 혈압이 되면 그 혈관이 파열하기 쉽다.

따라서 혈액이 원활하게 순환되어 혈관에 부착되어 있는 콜레스테롤을 씻어 내기 위해서는 동물성의 단백질이나 지방질을 피하고 식물성으로 대체하는 것이 가장 바람직스러운 치료법이라 하겠다.

심근경색

심근경색 부항 치료점

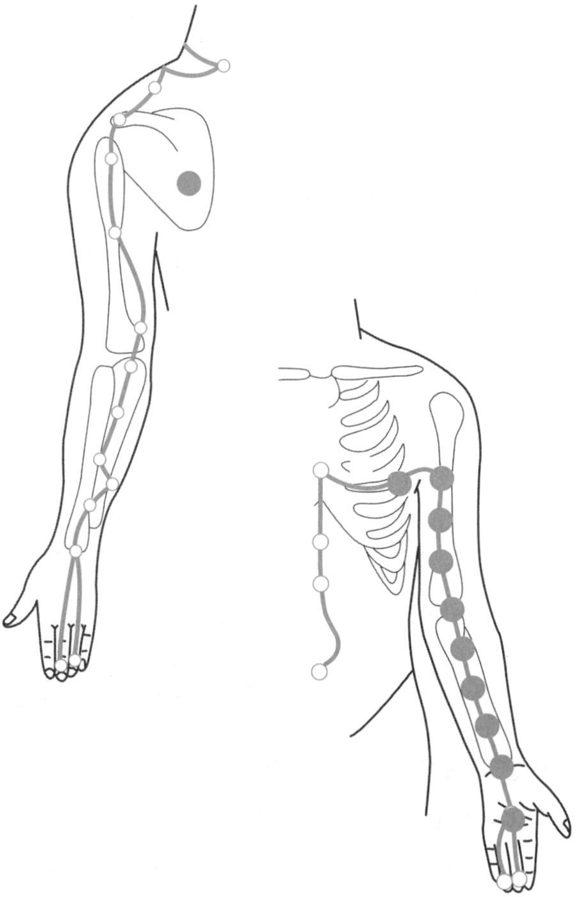

증상

갑자기 심한 발작을 일으키면 얼굴이 창백해지고 입술은 파랗게 질리며 구토증을 일으킨다. 심장과 가슴 부위에 쥐어짜듯 심한 통증을 느끼고 맥박은 고르지 못하게 된다. 하루 정도 지나면 열이 나고 1주일가량 계속되는데 협심증과 다른 것은 통증이 빨리 진정이 안 되고 하루 이상 2~3일 간다.

원인

관상동맥 경화에 의한 혈관폐색이나 혈전에 의한다. 발작의 유인으로는 과로한 육체 운동이나 정신의 흥분, 담배, 술의 과음, 정신과로 당뇨병, 성교시에 일어나는 수가 많다.

응급 처치

절대 안정하고 심장이 있는 흉부와 어깨 옆구리 일대를 부항으로 네거티브 요법을 한다. 심한 통증이 있을 때 부항을 붙이면 진통이 된다.

치료법

① 발작 후는 3일 정도 단식을 하고 그간 과일즙만 마신다.

② 변통이 잘 되게 마그밀을 복용하고 관장을 한다.

③ 구토증이 있을 때는 찬물이나 얼음물을 마시게 하고 각탕을 한다. 발작 후는 경증의 경우도 1주일 정도는 절대 안정을 취하고 중증의 경우 3주간 이상 자리에 누워 있도록 한다.

④ 손발을 주물러 주고 머리와 하체는 지압을 해 주는 것이 좋다.

⑤ 회복 후에도 담배 · 술 · 육류는 절대 금물. 평소 네거티브 요법을

하면 예방과 치료가 되어 발작을 하지 않는다. 심장 마비될 염려가 있을 때도 네거티브 요법을 하면 예방이 된다.

⑥ 솔잎을 짓찧어 즙을 내어 마셔도 예방이 된다.

협심증

협심증 부항 치료점

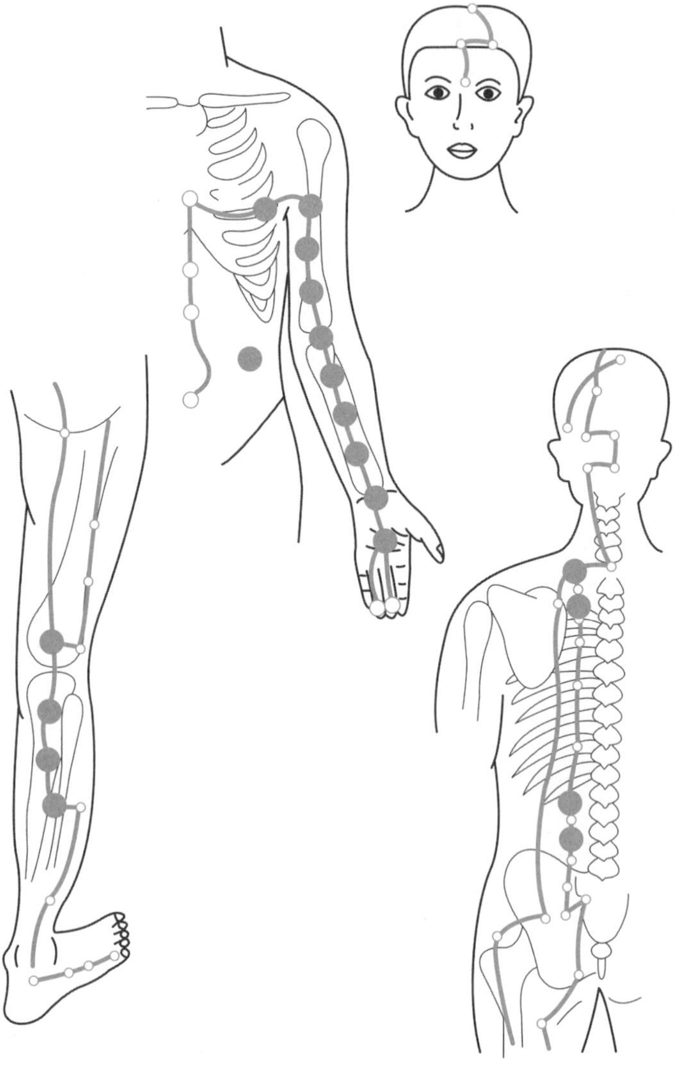

증상

갑자기 심장을 쥐어짜듯 오목가슴에 격렬한 통증을 느낀다. 얼굴은 창백해지고 식은땀을 흘리면서 곧 숨이 멈출 듯한 불안감에 휩싸인다. 발작 시간은 1, 2분에서부터 2, 30분 가량 계속되기도 한다. 심할 때는 1주일에 한 번 올 때도 있고 컨디션이 좋을 때 한참 잊어버리고 있다가 수개월 만에 한 번씩 발작이 오기도 한다.

원인

심장으로 가는 관상동맥이 막혔거나 굳어서 심장이 필요한 충분한 산소공급이 안 되기 때문이다. 혈중 콜레스테롤을 높이는 육류의 과식이나 과로로 피가 탁하고 끈적끈적해진 것이 가장 큰 원인. 감정의 흥분 상태도 금물.

치료법

① 네거티브 요법이 가장 효과적이다. 왼쪽 어깨와 팔 · 손바닥 · 복부 일대에 부항을 반복 시술한다. 발작시에도 즉시 네거티브 요법을 하면 진통이 된다.

② 식사 요법은 철저히 현미, 채식을 하고 육류를 삼가할 것, 사과 · 귤 · 포도 등 과일을 많이 섭취할 것.

③ 정신의 과로나 과격한 운동을 피하고 술, 담배도 삼가할 것.

④ 겨울철 찬 공기에 갑자기 노출하지 말고 목욕할 때 너무 더운물에 들어가지 말 것.

⑤ 구기자, 결명자차를 수시로 마시면 변비 예방도 되고 협심증의 예방도 된다.

⑥ 마음을 항시 편안하게 갖고 발작을 너무 두려워하는 나머지 불안한 생각을 하는 것이 도리어 발작을 촉진시킨다. 발작이 시작하려고 할 때는 깊이 숨을 들어마시고 즉시 네거티브 요법을 하면 가볍게 넘어간다.

심장판막증

심장판막증 부항 치료점

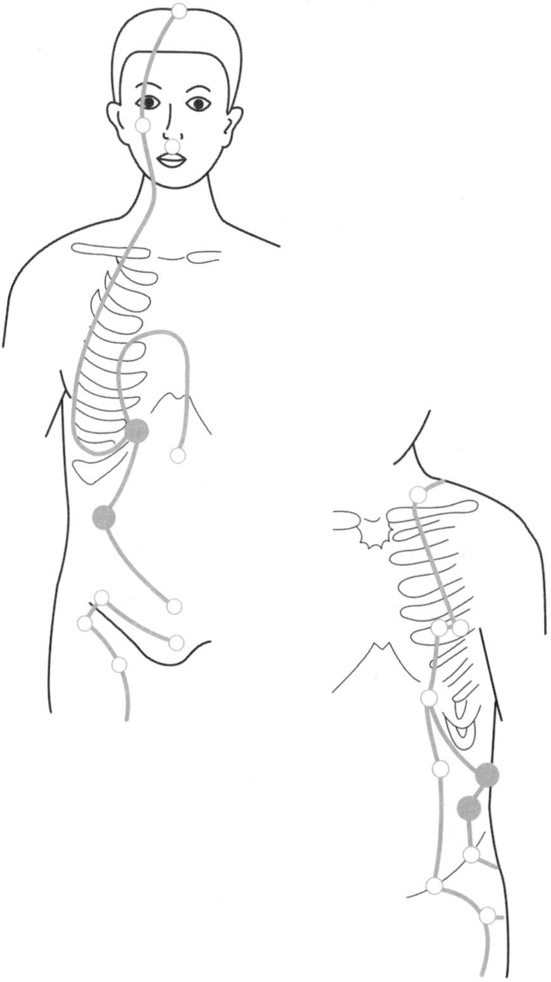

증상

안색이 창백해지고 숨이 차고 호흡이 가빠진다. 부정맥이 있고 운동을 하면 호흡 곤란을 일으킨다. 심할 때는 발등이 붓고 양볼 · 코 · 입술 등에 〈지아노제〉상(지아노제란 국소적으로 피 속에 산소가 결핍하여 피부 본래의 선홍색을 잃고 점막이나 피부가 청색을 띠는 상태)을 나타낸다.

원인

급, 만성의 심장내막염이나 동맥 경화증 · 매독 · 신장병 · 부인병의 합병증으로 일어난다. 심장판막의 개폐가 잘 안 되어 혈액 순환 곤란을 일으키는 것이다.

치료법

① 네거티브 요법을 한다. 치료점은 전체 요법 외에 왼쪽 어깨 가슴 · 옆구리 · 팔 · 손등에 부항을 붙이고 복부와 허리에도 한다. 원병의 치료에도 도움이 되니 꾸준히 실천할 것.

② 심신의 과로를 피하고 술 · 담배, 자극성 식품과 성교를 되도록 삼가할 것.

③ 과식을 피하고 염분 섭취를 줄이고 충분한 수면을 취할 것.

④ 과일 · 야채를 많이 섭취한다. 토마토 · 사과 · 당근 등 빨간색의 천연식품이 좋다.

⑤ 현미 · 팥 · 율무로 밥을 짓고 유효한 식품은 검정콩 · 검정깨 · 연근 · 당근 · 시금치 · 다시마 · 미역 · 김 · 마 등.

⑥ 계란 노른자위를 태워서 짠 기름인 난황유가 모든 심장병에 효과가 있다.

⑦ 결명자, 녹차 등을 마시며 아침마다 현미초나 과일초에 벌꿀을 한 순갈씩 생수에 타서 한 컵씩 마시는 것도 좋다.

⑧ 매실 농축액을 생수에 타서 하루 3회씩 마신다.

⑨ 솔잎을 따서 말려 가루로 빻아 복용하는 것도 좋다.

저혈압증

저혈압증 부항 치료점

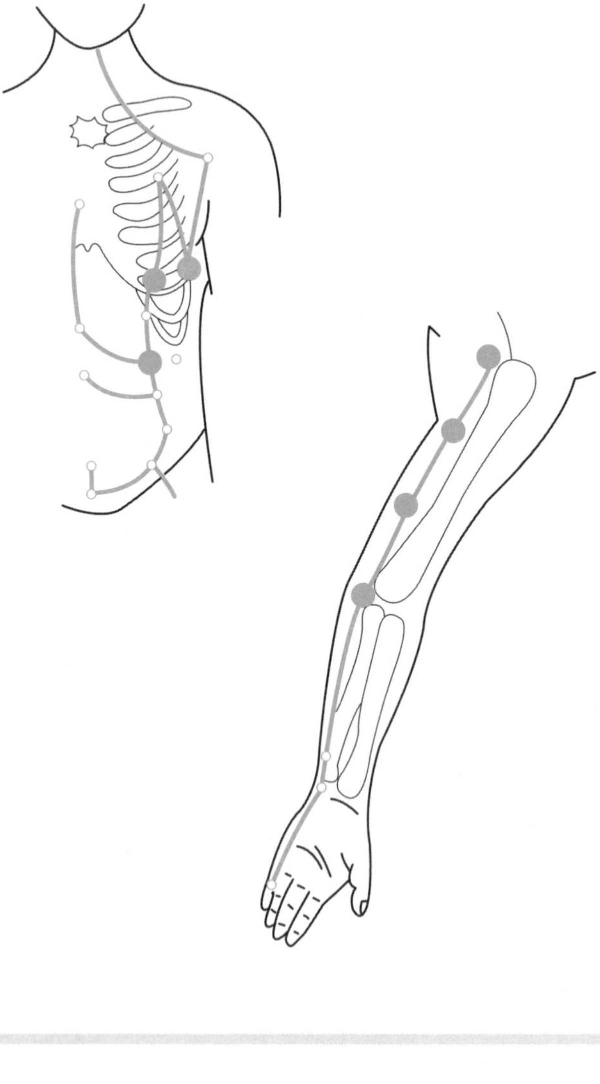

증상

현기증이 있고 손발이 차며 전신이 저리고 안색이 나쁘다. 빈혈 증세도 있고 활동력이 약하다. 최대혈압이 90mmHg 이하가 된다. 마른 체질이 많다.

원인

유전적인 체질에 관계가 있지만 평소 식생활과 밀접한 관계가 있다. 편식을 하고 설탕을 좋아하는 사람에게 잘 걸린다. 혈관의 기능도 약하고 피가 탁해져 있기 때문에 정혈, 정장에 힘써야 한다.

치료법

체질 개선을 위해서 꾸준히 현미, 잡곡식과 네거티브 요법을 한다.

① 네거티브 요법은 매일 한 번씩 전체 요법과 국소 요법을 하되 손 · 발 · 복부 · 어깨 등에 반복 시술한다.

② 건포마찰도 좋다. 전신 구석구석 피부가 빨갛게 될 때까지 타월로 문지른다. 방법은 손발의 말단부터 시작해서 중앙 동체부로 문질러 간다. 이 방법을 계속하면 피부가 튼튼해지고 혈액 순환이 잘 되어 평소 감기 등도 예방되고 저혈압에는 가장 좋은 방법이다.

③ 발을 따뜻하게 하기 위해서 각탕법을 매일 하는 것도 좋다.

④ 매일 조깅을 한다. 과로하지 말고 하루 15분~20분 정도씩 달리는 습관을 가지면서 아침 일찍 심호흡을 할 것.

⑤ 유효 식품으로는 현미 · 팥 · 당근 · 연근 · 우엉 · 시금치 · 캐비지 · 컴프리 · 정어리 · 멸치 · 미역 · 김 등을 섭취한다.

⑥ 저혈압에는 반주로 양주 한 잔씩을 곁들이는 것도 효과가 있다.

⑦ 화분이나 로열젤리도 저혈압에 권장할 만하다. 특히 화분을 장복하면 효과가 있다.

뇌출혈

뇌출혈 부항 치료점

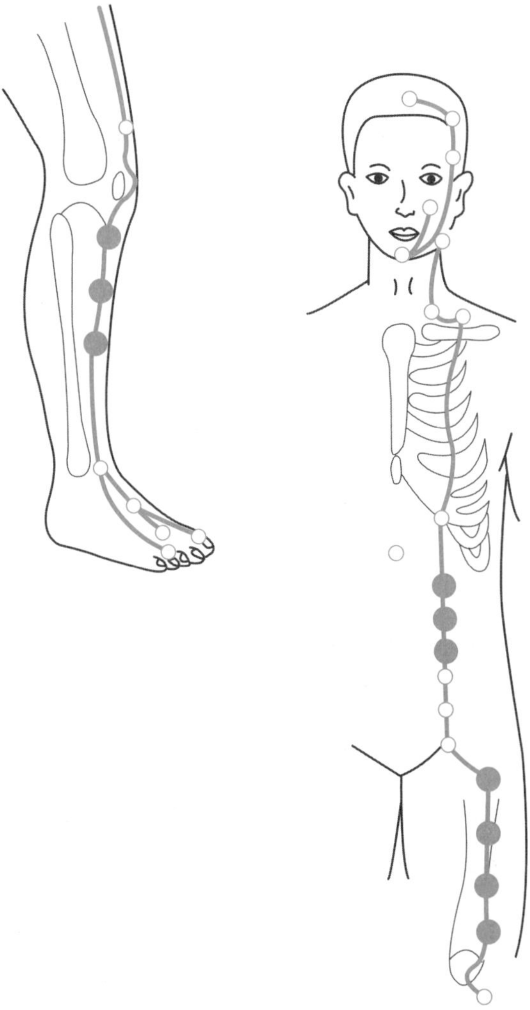

증상

갑자기 발작을 일으키면 졸도하여 의식불명의 혼수 상태에 빠진다. 2,3일 후에 혼수에서 깨어나도 대개는 언어 장애로 말을 못 하고 수족이 마비된 반신불수로 대소변을 가리지 못하는 상태가 되기도 한다.

원인

최대의 원인은 고혈압인데다 변비 등으로 장내에 숙변이 쌓였을 때 뇌혈관의 모세 혈관이 파열되는 것이다. 겨울철에 한랭한 곳에 갑자기 나가거나 음주 후 또는 용변시에 흔히 쓰러진다. 연령은 50~60대가 가장 경계를 요한다.

응급 처치

절대 안정을 취하고 특히 머리 쪽은 움직이지 말도록 할 것, 10여 시간 경과 후에 관장을 하는 것이 좋다.

치료법

① 되도록 빨리 부항으로 네거티브 요법을 한다. 전체 요법과 국소 요법을 하되 마비된 부위를 집중적으로 한다. 쓰러진 후 20일 안에 네거티브 요법을 하면 90%는 회복이 가능하다.

② 의식이 회복한 후부터는 손발은 되도록 본인이 움직이도록 노력할 것. 움직이지 않고 있으면 더욱 못 쓰게 된다.

③ 매일 한 번씩 관장을 하되 미지근한 물 500cc~1,000cc 정도를 항문에 주입하여 5분 정도 참고 있다가 쏟도록 한다.

④ 각탕법을 하여 하체의 혈액 순환을 좋게 한다.

⑤ 떫은 감과 무를 갈아 즙을 짜서 하루 3회 소주잔으로 한 잔씩 마시면 효과가 있고 재발되지 않는다.

⑥ 식사는 현미죽과 미역, 김 등을 먹되 육식은 절대 삼가야 한다.

03 비뇨기계 질환

증상

비뇨기계의 중심은 신장(콩팥)이다. 이 신장의 주된 역할은 몸 속의 신진 대사에 의해서 생긴 분해물이나 유독 물질을 오줌으로 배설시키는 데 있다.

다시 말해서 신장은 혈액 속의 노폐 물질을 체에 걸러서 몸 밖으로 배설시키고 좋은 물질만을 남기는 작용을 끊임없이 반복하여 생체의 건강을 유지하는 일에 이바지하고 있는 셈이다.

따라서 신장의 기능이 나빠진다는 것은 배설 작용을 둔화시켜 전신의 조화를 그르치는 결과를 초래한다. 신장병에 나타나는 일반적인 증상으로는 단백뇨 · 혈뇨 · 부종 · 혈압의 상승 등을 들 수 있다.

원인

발병 원인으로서 편도선염 · 감기 · 폐렴 · 중이염 · 화농성 피부염 등에서 병발하고, 만성은 급성에서 전이되는 것이 많다.

기본 요법

치료의 요점으로는

① 네거티브 요법을 매일 한다.

② 급성은 안정을 취할 것. 목욕도 금물이다.

③ 몸을 차게 하지 말고 보온에 힘쓰며 특히 허리와 다리를 따뜻하게 한다.

④ 만성이라도 과격한 운동은 삼간다.

⑤ 수분의 섭취를 제한한다.

⑥ 염분의 섭취 제한. 그러나 서서히 줄이는 것이 좋다.

⑦ 자극성 식품은 금물.

⑧ 술 · 담배 · 과자도 금물.

⑨ 파 · 양파 · 염분 · 부추 · 마늘도 삼간다.

⑩ 변비를 조심한다.

⑪ 식사 요법이 중요하다.

식사 요법

식사 요법의 대강은 다음과 같다.

① 육류 · 달걀 · 콩류 · 버터 · 생선 등을 제한한다.

② 전분류 · 야채 · 과일 · 식물성 기름은 좋다.

③ 현미밥으로 바꾼다.

④ 유효한 식품은 연근 · 우엉 · 곤약 · 시금치 · 당근 · 검정콩 · 팥 · 오이 · 참외 · 바지락조개 · 콩나물 · 수박 · 은행 · 감자 · 고구마 · 순무.

신장 강화 운동법

신장의 기능을 강화하기 위해서는 다음과 같은 운동을 시도한다.

첫째, 발바닥의 지압, 발바닥의 움푹 패인 부분에는 용천이라는 경락이 있는데 신장에 연결돼 있으므로 적당한 자극을 가하면 신장의 기능을 강화하는 효과가 있다. 매일 아침 5분간씩 그 부위를 손가락으로 눌러 주거나 주무르면 신장에 좋다. 지압 대신에 파이프 같은 둥근 물체를 밟는 운동을 해도 효과는 같다.

A운동 : 두 발을 좌우로 벌리고 두 손을 허리에 댄다.

① 상체를 뒤로 굽힌다.

② 그대로 더 한층 뒤쪽으로 굽힌다.

③ 재빨리 원위치로 돌린다. 주의할 점은 무릎을 굽히지 말 것. 머리는 상체와 함께 뒤로 젖힌다. 배는 앞으로 내밀듯이 쑥 내민다. 10회를 되풀이.

B운동 : 발꿈치를 맞대고 곧바로 서서 발끝을 60도로 벌린다. 두 팔을 자연스럽게 드리우고 손바닥을 대퇴부의 양쪽에 붙인다.

① 몸을 왼쪽으로 굽혔다가

② 일으키면서 오른쪽으로 굽힌다. 이렇게 좌우를 1회로 쳐서 10회를 되풀이.

C운동 : 두 발을 벌리고 바로 서서 두 팔을 나란히 왼쪽으로 뻗는다. 손끝이 머리보다 다소 높게 한다.

① 두 팔을 내리면서 오른쪽 위로 비스듬히 뻗는다. 허리 중심으로 상체를 들어야 한다.

② 그 반동을 이용해서 몸을 힘껏 틀면서 재빨리 왼쪽으로 뻗쳐 올린다. 좌우를 1회로 10회를 되풀이한다.

당뇨병

당뇨병 부항 치료점

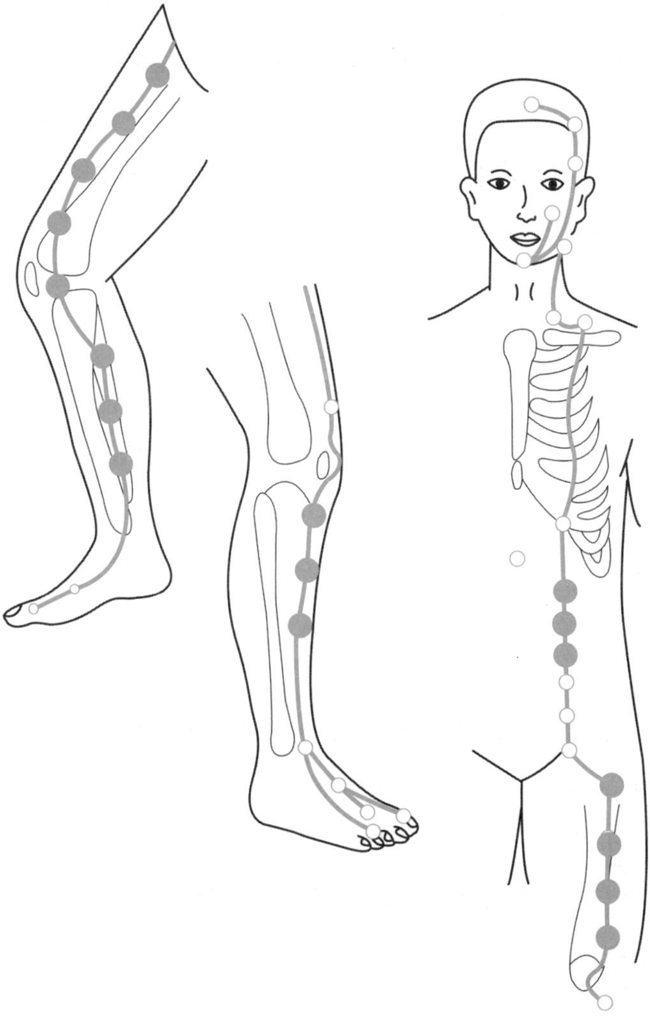

증상

병세의 정도나 연령 또는 합병증의 유무 등에 따라서 증상도 각양각색이다. 처음에는 아주 서서히 진행되며 초기에는 식후에 당뇨가 있는 외에 특별한 증상은 나타나지 않는다.

그러나 병세가 진전됨에 따라 피로감 · 탈력감 · 두통 · 빈혈 · 목마름 · 이상한 식욕 왕성 · 변비 등이 일어난다. 또 피부가 가려워지고 헌데가 생기기도 한다. 체중은 불었다 줄었다 한다. 시력이 떨어지고 성욕도 감퇴하며 불면 증상이나 신경통이 일어나는 수도 있다. 중증이 되면 혼수 상태에 빠져 위험해진다.

원인

원인은 췌장의 기능이 저하해서 내분비에 이상이 생기기 때문인데, 유전적인 소질이 크게 관계하는 것으로 알려졌다. 발병 유인으로는 영양 과잉 · 비만 · 운동 부족 · 전신 스트레스 · 당분의 과잉 섭취 등을 들 수가 있다.

치료법

치료법으로는 네거티브 요법으로 전신적인 체질 개선을 해야 한다.

① 다음으로 식사 요법이 가장 중요하다.

② 매일 적당한 운동을 할 것.

③ 매일 네거티브 요법을 계속하되 3개월 이상 할 것.

④ 인슐린 주사를 시작하면 일생 동안 계속하지 않으면 안 되므로 되도록 하지 말 것,

⑤ 과로하지 말 것.

⑥ 자신의 병에 지나치게 신경 쓰지 말 것.

⑦ 초조해하지 말고 느긋하게 양생에 힘쓸 것.

식사 요법

식사 요법은

① 당분질인 탄수화물을 제한할 것.

② 육류 · 달걀 · 생선회 등 동물성 단백질도 제한해야 한다. 반대로 깨 · 참기름 · 콩기름 · 소채씨기름 따위 식물성 단백질은 매우 유익하다.

③ 백미밥을 현미밥으로 바꾼다.

④ 되도록 식사량을 줄인다.

⑤ 야채 · 해초 · 콩 종류를 많이 섭취한다.

유효한 식품은 현미 · 옥수수 · 다시마 · 미역 · 녹미채 · 당근 · 시금치 · 호박 · 검정콩 · 검정깨 · 팥 · 둥근파 · 김 · 셀러리 · 파슬리 · 상추 · 두부 · 땅콩 · 양배추 · 메밀.

민간 요법

민간 요법은 다음과 같은 것들이 있다. 두릅나무 뿌리 15그램 가량을 썰어 5백40cc(약 3홉)의 물에 넣고 끓여 3백60cc(약 2홉)로 졸여 하루 3회에 나누어 마신다. 계속해서 마시면 뛰어난 효과가 있다.

무화과 나무의 열매를 그늘에 말려 2~3개를 5백40cc(약 3홉)의 물에 넣고 달여서 그 즙을 차 대용으로 마신다. 산달래나무의 껍질 12그램 가량을 5백cc의 물에 넣고 반량으로 졸인다. 그것을 하루의 분량으로

해서 차 대신에 적당히 나누어 마신다. 한 달쯤 마시면 반드시 효과가 나타난다.

솔잎의 즙도 좋다. 솔잎을 따다가 깨끗이 물에 씻어 약간의 물을 붓고 찧는다. 또 며느리배꼽(기랑이풀)도 좋은 약제에 속한다. 우리나라의 길가나 제방, 개울가 등에 무성하는 풀인데, 뿌리째 뽑아다가 그늘에 말려 하루 20그램씩을 달여 마시면 효과가 있다. 이것을 장복해서 당뇨병을 완치시킨 사람이 상당수에 달한다.

그러나 물리 치료법인 부항으로 하는 네거티브 요법으로 당뇨병을 고친 사람은 부지기수로 많다. 필자가 개발해서 직접 지도 보급하고 있는 새로운 형태의 부항 치료법과 자연식 요법을 병행해서 완치시킨 사례를 두고 하는 말이다.

만성신염

만성신염 부항 치료점

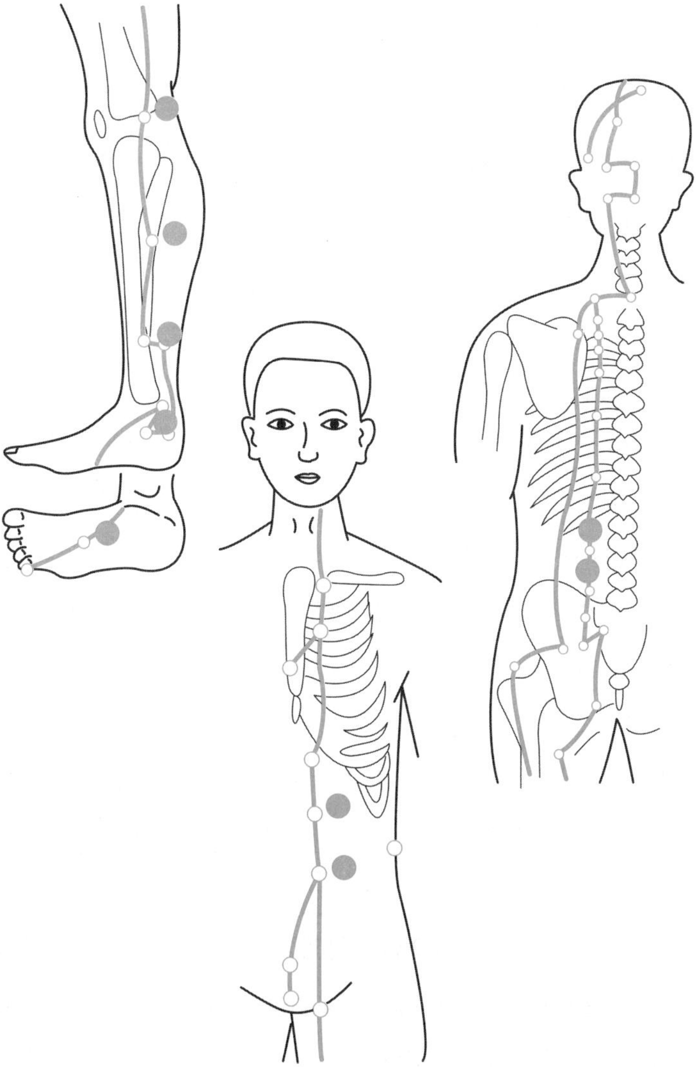

증상

오줌 속에 단백질이 섞여 나올 뿐 자각 증상이 없는 경우도 있지만 보통은 부종 · 빈혈 · 혈압 항진 등을 일으키며 오줌의 양이 줄고 검붉은 색깔로 변하면서 탁해진다.

원인

발병 원인은 급성신염이 완치되지 않은 상태에서 만성으로 이행하는 경우와 처음부터 만성으로 발병하는 경우가 있다. 중년층에 많은 질병이다.

치료법

치료법은 처음엔 금성신장염과 마찬가지로 절대 안정이 필요하다. 그러면서 네거티브 요법을 매일 한다. 그리고 식사 요법에 중점을 둬야 한다. 보통의 경우 가벼운 작업은 별다른 지장이 없지만 부종이 생기거나 피오줌이 나올 때는 안정을 요한다. 이 밖에 추위나 습기를 피하는 것도 중요하다.

식사 요법으로서 주식을 백미에서 현미로 바꾸는 것이 급선무다. 육류 · 달걀 · 생선회 · 백설탕, 따위 산성이 강한 식품을 삼가는 대신 야채, 과일을 많이 섭취하고 각종 비타민, 미네랄의 필요량을 충족시켜야 한다. 그러나 과식은 금물이다. 지극성 식품은 극력 억제한다.

부종이 어느 정도 가라앉으면 수분의 섭취를 너무 제한하지 않는 것이 좋다. 따라서 하루 2~3리터의 음료수를 마심으로써 대사 물질의 체외 배출을 촉진시킬 필요가 있다.

유효한 식품은 연근 · 무 · 순무 · 시금치 · 팥 · 호박 · 우엉 · 곤약 ·

당근 · 오이 · 검정콩 · 오기수수 · 감자 · 고구마 · 산마 · 콩나물 · 참외 · 수박 · 다시마 · 미역 · 김 · 녹미채 · 은행 · 바지락조개 · 해삼.

반대로 먹어서는 나쁜 식품은 육류 · 달걀 · 생선회 · 백성탕 · 자극성 식품 · 마늘 · 땅두릅 등이다.

민간 요법

민간 요법은 다음과 같은 것들이 있다. 옥수수 수염을 그늘에 말려 그 한 줌 가량을 9백cc(약 5홉)의 물에 넣어 반 가량으로 졸여서 차 대신에 마시면 뚜렷한 효과가 있다. 옥수수차도 좋다.

수박의 당분이 이뇨 작용에 좋다는 것은 옛날부터 널리 알려진 요법이다. 수박을 그냥 먹어도 효과는 마찬가지다. 또 곤약을 적당하게 조리해서 매일 먹어도 좋다. 바나나 2개의 껍질을 삶아 그 즙을 마셔도 뚜렷한 효과를 본다. 곧장 요의를 자극하며 눈에 띄게 부종이 빠진다.

뽕나무의 가지를 껍질째 씹어서 한 줌 가량에 약간의 감초를 섞어 3백60cc(약 2홉)의 물에 넣고 반량으로 졸인다. 그 즙을 차 대용으로 마시면 효과를 보게 된다. 파초뿌리 · 넓은잎딱총나무(말오줌나무) · 옥수수 수염을 각각 20그램씩 섞어서 3백60cc(약 2홉)의 물에 반량으로 졸여 마시는 것도 좋은 요법이다.

비파나무의 잎을 따서 물에 씻지 말고 마른 수건으로 깨끗이 닦아 낸 다음 약탕기에 넣고 물을 7백 cc 가량 부어서 약한 불에 반량으로 졸인다. 그 즙을 하루 3회에 나누어 마시면 잘 듣는다.

개오동나무의 열매 12그램, 옥수수알 50개, 검정콩 20개를 섞어 400cc 가량의 물에 넣고 끓인다. 그 즙을 하루 3회에 나누어 마시면 매우 유효하다.

방광염 부항 치료점

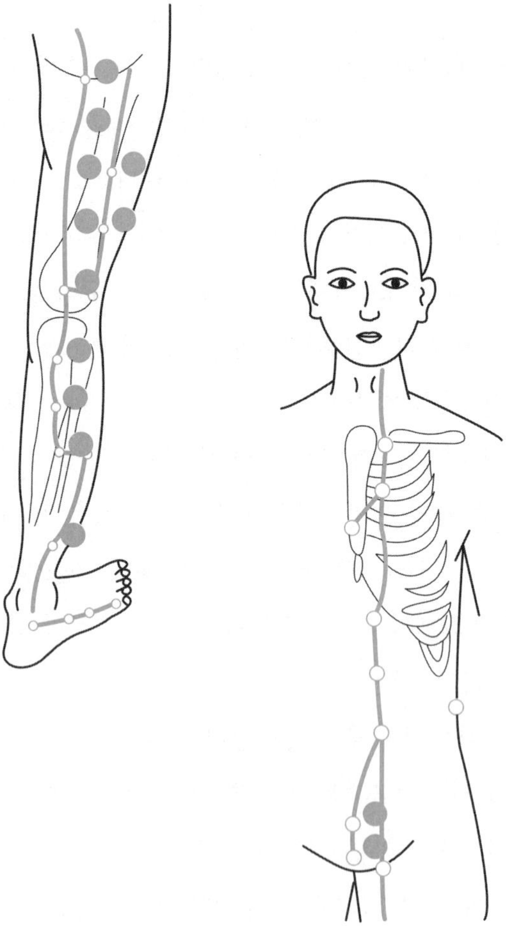

증상

방광은 신장에서 만들어져 요도를 통해서 보내진 오줌을 저장했다가 일정량에 달했을 때 배설하는 기관이다. 그 방관에 고장이 생겨 여려 가지 배뇨 장애를 일으키는 질병이 방광염이다.

방광염은 남성의 요도(약 18cm)보다 현저하게 짧은 여성(3.5cm)에게 압도적으로 많다. 오줌이 시원하게 배설되지 않고 언제나 새는 듯한 느낌으로 기분이 개운치 못하다.

조금 심해지면 오줌을 눌 때 통증을 느끼는데 특히 마치 마지막 무렵에 더욱 아프다. 배뇨 횟수가 많아지고 오줌이 탁하며 피가 섞이기도 한다. 식욕 부진에 미열이 나고 목이 타며, 서서히 몸이 야윈다.

원인

방광염은 대체로 세균의 감염에 의해서 일어난다. 대장균 · 포도상구균 따위인데 임질균의 경우도 있다. 방광에 염증을 일으키는 질병인데 급성 · 만성 · 결핵성 · 비결핵성으로 나누어진다.

치료법

다음과 같은 요법이 바람직하다.

① 세균의 발육을 저지하는 화학 요법은 반드시 의사의 지시에 따라야 한다. 네거티브 요법을 매일 한다.

② 아랫배를 항상 따뜻하게 한다.

③ 자극성 식품을 피한다.

④ 술 · 담배 · 염분이 많은 식품을 피한다.

⑤ 수분은 되도록 많이 섭취하는 편이 고름이나 세균을 오줌으로 씻

어 내게 되므로 좋은 효과를 거둘 수가 있다.

방광염에 유효한 식품은 철분 · 규소 · 마그네슘 등을 많이 함유한 것이 좋다. 방광을 튼튼히 하고 기능 장애를 회복시키며 배뇨 장애를 제거하는 효과가 있기 때문이다.

주식은 현미 8, 팥 1, 검정콩 1의 비율로 밥을 지어 깨소금을 듬뿍 쳐서 먹는 것이 좋다. 부식으로는 무 · 당근 · 토마토 · 셀러리 · 레터스 · 양배추 · 옥수수 · 해조류 · 수박 · 시금치 · 호박 · 콩나물 · 오이 · 멸치 · 바지락조개 따위가 꼽힌다.

민간 요법

민간 요법으로는 다음과 같은 것들이 있다. 곶감 5~6개와 검정깨 4그램 가량을 3백60cc(약 2홉)의 물에 반량으로 졸여 하루 3회에 나누어 마시면 매우 효과적이다.

대싸리의 열매도 방광염에 잘 듣는다. 어린 열매를 식용으로 먹어도 좋지만 그것을 달여서 마셔도 효과가 있다.

댕댕이 덩굴의 줄기와 뿌리껍질을 말려 4그램 가량에 감초를 약간 섞어서 5백40cc(약 3홉)의 물에 넣고 약한 불에 푹 달인다. 그 즙을 섞어서 5백40cc(약 3홉)의 물에 넣고 약한 불에 푹 달인다. 그 즙을 하루 몇 회씩 나누어 마시면 소화에도 좋고 이뇨 효과도 뛰어나다.

보통 건강한 사람은 방광에 300cc 가량의 오줌이 괴었을 때 요의를 느끼는데 환자의 경우는 50~1백cc만 괴어도 오줌이 마려워진다. 일반적으로는 물이나 차를 많이 마실수록 좋은 것으로 알려져 있지만, 근본적으로 고치기 위해서는 식생활의 개선으로 체질부터 고쳐야 한다.

복수증

복수증 부항 치료점

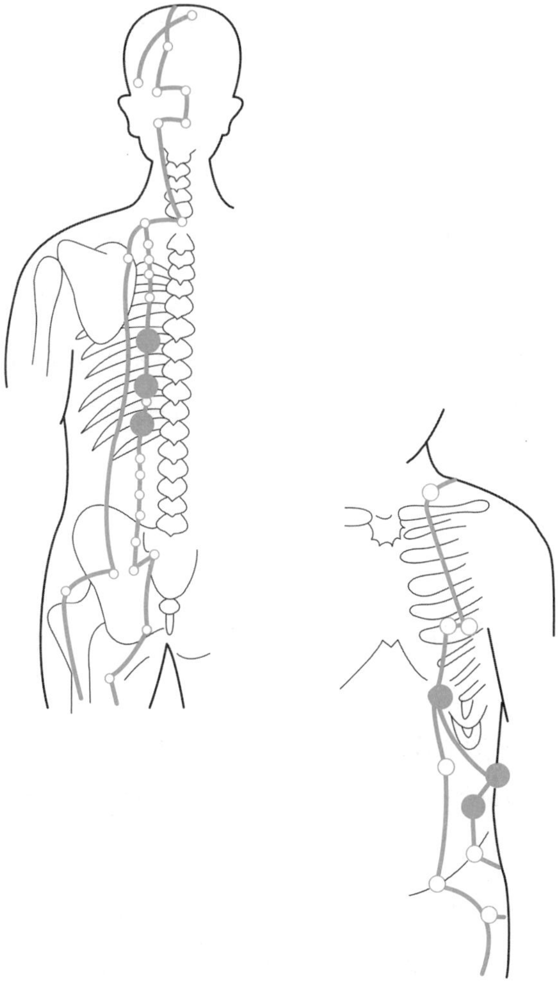

증상

배에 물이 괴이니까 복부가 부풀어오른다. 물이 많이 괴면 횡격막이 가슴 쪽으로 눌리므로 심장, 폐가 압박되어 동계가 일어나거나 가슴이 답답하고 괴로워진다. 복막염 때문에 복수가 생긴 때는 통증과 열이 있으나 그 밖의 원인 때문에 복수는 생기지 않는다. 따라서 요변은 줄어든다.

원인

복막염 이외에 간장병 · 신장병 · 심장병 · 폐결핵 · 암 · 악성 빈혈 등에 병발해서 일어난다. 복강의 염증의 확산을 막기 위해서 전신의 수분이 염증 주변에 동원되는 것이다. 따라서 염증이 낫게 되면 복수는 걷히기 마련인데 염증을 놔두고 강제적으로 물을 뽑는 것은 도리어 악화시키는 격이다.

치료법

① 부항으로 복부와 허리, 하지 전반에 네거티브 요법을 반복 시술한다.
② 말린 무를 삶아 즙을 많이 먹는다. 이뇨의 효과도 있어 다음날부터 배뇨량이 많아져 복수가 그친다. 말린 무는 오래된 것일수록 효과가 있다.
③ 수박을 많이 먹는 것도 효과적이다. 이뇨 효과가 있어 좋다.
④ 기계적으로 물을 빼면 환자는 탈진한다. 즉 흡수 기능이 쇠퇴하지 않게 자연적으로 해야 한다.

무릇, 아주까리 요법과 함께 발바닥에는 뜸을 뜨고 복부에는 토란찜질, 생강탕 요법을 하면 매우 효과적이다. 그리고 발뒤꿈치 중심에 뜸을 뜬 다음 무릇과 아주까리를 짓이겨 발바닥 전체에 바른다. 붕대로 감았다가 마르면 새것으로 다시 바꾼다. 그러면서 결명자차를 마시면 요변이 많이 나와 효과적이다.

통풍

통풍 부항 치료점

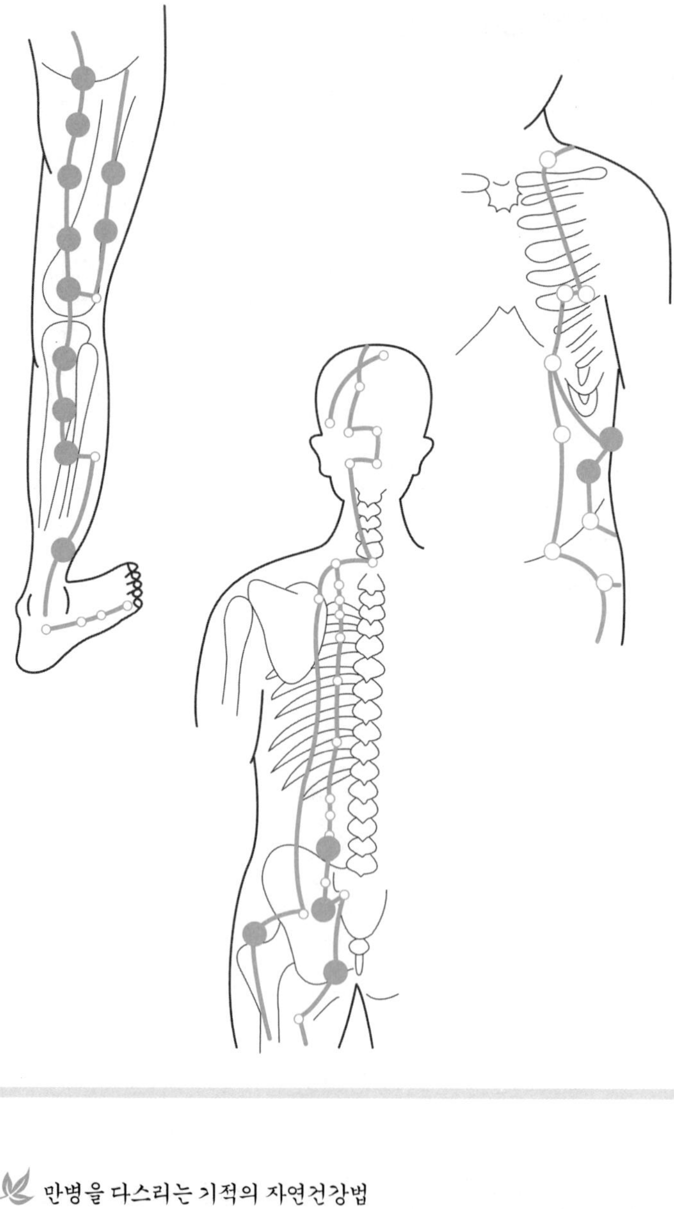

증상

흔히 야간에 발작이 많이 일어나게 되는데 엄지발가락 쪽에서 격렬한 통증을 일으킨다. 심하면 관절이 붓고 열이 나기도 하는데 낮에는 좀 가라앉다가 밤이 되면 다시 발작을 되풀이하여 수일간에서 1~2주간 계속되기도 한다. 차차 회복이 되면 감쪽같이 통증이 사라지는데 만성이 되면 관절이 변형되고 운동 장애가 된다.

원인

일명 제왕병이라 하며 육식 과다와 불성실한 생활을 하는 부유층의 남성에게 잘 걸린다. 유전 관계도 있다고 하지만 대체로 미식가로 술을 많이 마시고 운동 부족이 원인이 된다. 핏속의 요산이 증가하여 소변으로 배설하지 못하고 관절 · 근육 등에 축적되어 생긴다.

치료법

① 평소에 부항으로 네거티브 요법을 하여 체질 개선과 신장 기능을 강화시킨다. 허리와 하복부 · 다리 · 발바닥 등에 반복 시술한다. 발작시에는 다리와 발바닥에 시술할 것.

② 겨자찜질을 환부 일대에 하는 것도 진통 효과가 있다.

③ 결명자와 익모초를 달여서 수시로 차로 마신다.

④ 현미, 보리밥에 채식을 하고 술 · 커피 · 육류 · 계란 등은 절대 금물.

⑤ 특히 요산을 만드는 프린체가 많이 함유된 식품인 육류간 · 어패류 · 땅콩 · 팥 · 버섯류 등은 되도록 삼가는 것이 좋다.

⑥ 사과 · 수박 · 오이 · 호박 등은 피를 알칼리화시킨다. 매실 농축액도 좋다. 물은 되도록 많이 마시고 운동을 통해서 땀을 많이 흘리

도록 한다.

⑦ 야채수프를 매일 복용한다. 무농약, 무 뿌리와 이파리 · 당근 · 연근 · 표고버섯을 달여 마신다.

신장결석

신장결석 부항 치료점

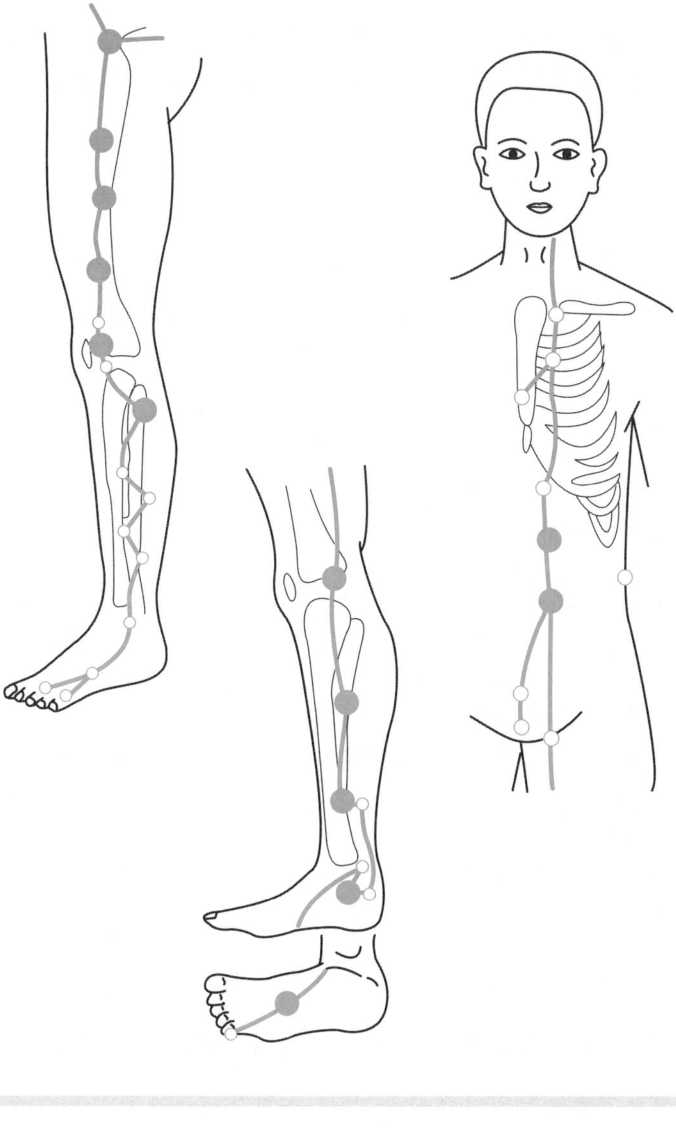

증상

심한 통증과 혈뇨를 배설하는 수가 있다. 갈비뼈 최하단부에서부터 바늘로 찌르는 것 같은 통증을 느끼며 신장 전체가 쥐어짜듯 아프다.

원인

결석이 잘 되는 체질이 있는데 평소 삶은 야채나 튀김, 짠 음식을 좋아하는 사람 중에 잘 걸린다. 비타민 A가 결핍되어도 원인이 된다.

치료법

① 네거티브 요법을 허리 · 하복부 · 다리 쪽에 한다. 통증이 발작할 때는 허리와 옆구리 하복부 등에 반복해서 부항을 붙인다. 발바닥 뒤꿈치에 오래 붙여 둘 것.

② 신장 부위에 생강탕으로 더운 찜질을 한다.

③ 생야채즙을 짜서 매일 마시면 결석을 녹이는 역할을 한다. 무기수산이 칼슘과 결합해서 결석을 만드는 원인이 되는데 녹즙에 있는 유기수산은 오히려 무기수산의 결석을 용해시키는 작용을 한다.

④ 생수를 매일 3ℓ 이상 마셔서 배뇨량이 많으면 배뇨 중에 결석이 자연배출되는 수도 있다.

⑤ 수박을 많이 먹는 것도 도움이 된다. 통증이 발작했을 때 수박을 먹으면 즉시 진통이 되는 사람도 있다.

⑥ 편식을 삼가고 염분 섭취를 줄이고 비타민 A가 많은 식품을 섭취할 것.

⑦ 할 수만 있으면 생식을 6개월간만 실천하면 어지간한 결석은 수술로 제거하지 않고도 자연용해 배출된다. 생식하는 방법은 생야채, 과일 등을 조리하지 않고 그것만으로서 주식으로 삼는 것이다.

호흡기계 질환 04

증상

호흡기계는 신체에 필요한 산소를 받아들이는 한편 몸 속의 신진 대사에 의해서 생긴 탄산가스를 방출하는 기능을 하는 기관으로서 그 중심 장기는 폐장이다. 호흡기계 질환 중에서 가장 사망률이 높은 것은 폐렴과 기관지염이고 다음이 폐결핵이다.

원인

호흡기계 질병은 세균의 감염에 의해서 일어나는데 단지 기관에 세균이 접촉되었다고 해서 발병하는 것은 아니고 다음과 같은 발병을 촉진하는 조건들이 문제가 된다.

그 조건이란 심신의 과로 · 감기 · 중병에 의한 저항력의 저하, 대기오염이나 자극성의 가스 · 분진 · 편식 등으로 인한 영양의 불균형, 정신 불안 등이다.

기본 요법

치료의 요점으로는 다음과 같은 일들에 유의해야 한다.

① 열이 있을 때는 안정을 시킨다. 네거티브 요법을 하면 열도 내린다.
② 병실은 춥지 않을 정도로 보온하고, 건조하지 않게 주전자에 물을 끓여 습도를 조절한다.
③ 먼지나 담배연기를 마시지 않도록 한다.
④ 가래는 모조리 뱉어 내고 결코 삼키지 않는다.
⑤ 온도의 급격한 변화를 피한다.
⑥ 정신 불안이나 공포심은 물론 너무 감동하는 일도 피한다.
⑦ 편식을 피하고 영양의 균형을 잡는다.
⑧ 혈액의 산성화를 막기 위해 육류 · 달걀 · 백설탕 등의 산성 식품을 제한하고 야채 · 해초 · 과일 등의 알칼리성 식품을 많이 섭취한다.
⑨ 특히 비타민 A · B_1 · B_2 · 칼슘이 부족하지 않도록 주의한다.
⑩ 성행위를 억제한다.

주요한 식품은 연근 · 둥근파 · 당근 · 양배추 · 마늘 · 셀러리 · 미나리 · 무즙 · 산마 · 토마토 · 참깨 · 곤약 · 땅콩 · 두부 · 은행 · 조개 · 콩 다시마 · 미역 등이다.

다음은 폐 · 기관지 · 기도 · 인후 등의 호흡기계 전반을 튼튼하게 하는 물리 요법 몇 가지를 소개한다.

전신의 피부마찰 : 피부를 튼튼히 하는 것은 그 속에 있는 점막이나 장기를 튼튼히 하는 것과 직결된다. 피부의 가장 손쉬운 단련법은 뭐니 뭐니 해도 마찰이 제일이다.

그 마찰의 방법에도 여러 가지가 있으며, 냉수마찰 · 건포마찰 · 수세미마찰 · 생강탕 마찰 등을 들 수 있다.

냉기욕 : 냉풍욕이라고 한다. 입고 있는 옷을 모두 벗고 팬티 차림으

로 전신의 피부를 직접 외기에 쐬는 요법이다. 방 안에서 할 경우에는 창문을 모두 열고 신선한 공기가 유통되게 한다. 10분간 이상 지속한다.

온랭욕 : 온탕과 냉탕에 번갈아 들어가는 요법이다. 순서는 먼저 냉탕에 1분간, 온탕에 1분간씩 5~6회 되풀이하는데 냉탕에서 끝낸다. 냉탕의 설비가 없으면 냉수는 양동이로 끼얹는 것으로 대용하면 된다.

냉수욕 : 냉탕 속에서 몸까지 담그고 얼마 동안 참다가 나온다. 잠시 후면 후끈후끈해져서 상쾌해진다. 냉탕 속에 들어가지 않고 양동이로 냉수를 어깨에 퍼부어도 된다. 샤워 시설이 있으면 냉수를 머리에서부터 뒤집어써도 좋다.

감기

감기 부항 치료점

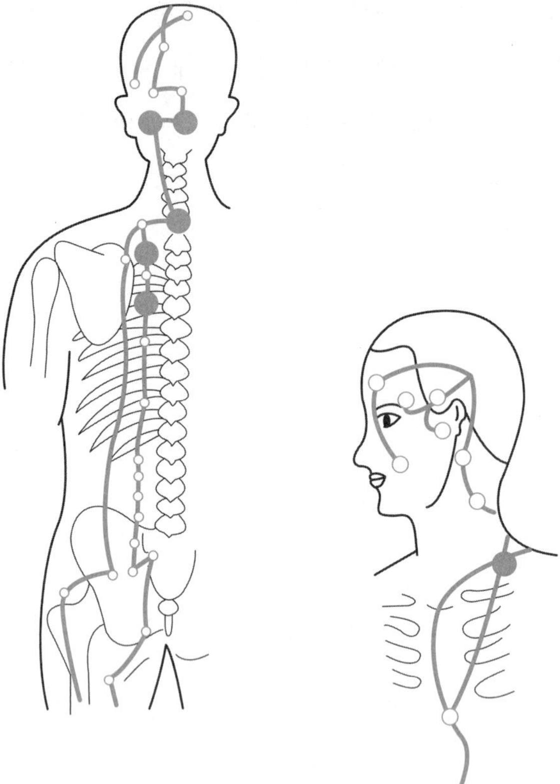

증상

감기의 증상은 사람에 따라 다소의 차이는 있으나 대체로 가벼운 경우는 오한 · 콧물 · 재채기 · 미열이 일어나는 정도지만 진전함에 따라 기침이나 가래가 나오고 목과 가슴에 통증을 느낀다. 악성이 되면 고열 · 두통 · 식욕 부진 · 전신권태 등이 따른다.

감기는 그 자체는 별로 대수로운 질병이 아니지만 만병의 근원이라고 할 만큼 다른 병을 병발하기 쉽다. 즉 기관지염 · 폐렴 · 폐결핵 · 심장병 · 신장병 · 류머티즘 등을 일으킬 우려가 있다.

원인

원인은 바이러스, 세균의 감염, 알레르기 때문이라는 등의 설이 있지만 아직껏 확연하게 밝혀지지 않았다. 그러나 유발 요인으로서는 기후의 변화, 목욕 후의 한기, 밤샘, 공기의 불결 등을 들 수가 있다. 또 감기에 잘 걸리는 체질은 피부가 약한 사람, 영양이 나쁜 사람, 위장이 약한 사람, 중병을 앓고 난 쇠약한 사람들이다.

치료법

요법으로서 다음과 같은 조처가 바람직하다.

① 가정상비약 아스피린정(0.5그램)을 따뜻한 물로 복용하고 따뜻하게 잔다(단, 알레르기 체질은 피린 계통의 약은 삼가는게 좋다). 평소에 네거티브 요법을 계속하면 체질 개선이 되어 감기에 잘 안 걸린다.

② 코가 막힌 데는 뜨거운 물수건을 코에 얹으면 좋다. 식기 전에 여러 번 되풀이한다.

③ 목이 부었을 때는 따뜻한 소금물로 양치질한다. 하루 2~3회 가량.

민간 요법

민간 요법은 매우 다양하다. 사람에 따라 자신의 체질에 가장 적당한 요법을 사용하는 것이 상례로 되어 있다.

가장 보편적인 것은 생강즙이다. 생강을 갈아서 공기에 넣고 끓는 물을 부어 마신 다음 따뜻한 방에서 두꺼운 이불을 덮고 잔다. 몸이 훈훈해져서 흠뻑 땀을 흘리고 나면 아침에 거뜬하게 낫는 수가 많다.

파를 잘게 썰어 큰 숟갈로 듬뿍 떠서 공기에 넣는다. 거기에 약간의 된장을 풀고 끓는 물을 부어서 마신다. 그리고 두꺼운 이불을 덮고 잠들면 땀을 흘리고 개운해진다.

연근을 강판에 갈아서 공기에 넣는다. 거기에 금귤 2개를 썰어 넣고 소주와 설탕을 약간 섞는다. 그 위에 끓는 물을 가득히 부어서 뚜껑을 한다. 5분간쯤 지난 다음에 마시고 곧 잠든다.

마른오징어를 잘게 찢고 역시 잘게 썬 파를 섞어서 공기에 넣는다. 거기에 끓는 물을 부어 마신 다음 따뜻하게 하고 잠든다.

현미 약 1홉과 귤껍질 1개분, 묵은 생강 3조각, 표고버섯 1개를 섞어서 7백20cc(약 4홉)의 물에 넣는다. 그것을 달여 물이 3분의 2쯤으로 졸았을 때 즙을 짜서 적당히 나누어 마시면 개운해진다.

마늘을 갈아서 된장에 버무려 프라이팬에 넣고 볶은 다음 공기에 옮겨 담고 끓는 물을 부어서 마신다.

목이 붓고 기침이 날 때는 파의 흰 줄기를 쪼개어 끈적끈적한 안쪽을 목에 대고 붕대로 감은 다음 그대로 잠들면 잘 듣는다.

기관지염

기관지염 부항 치료점

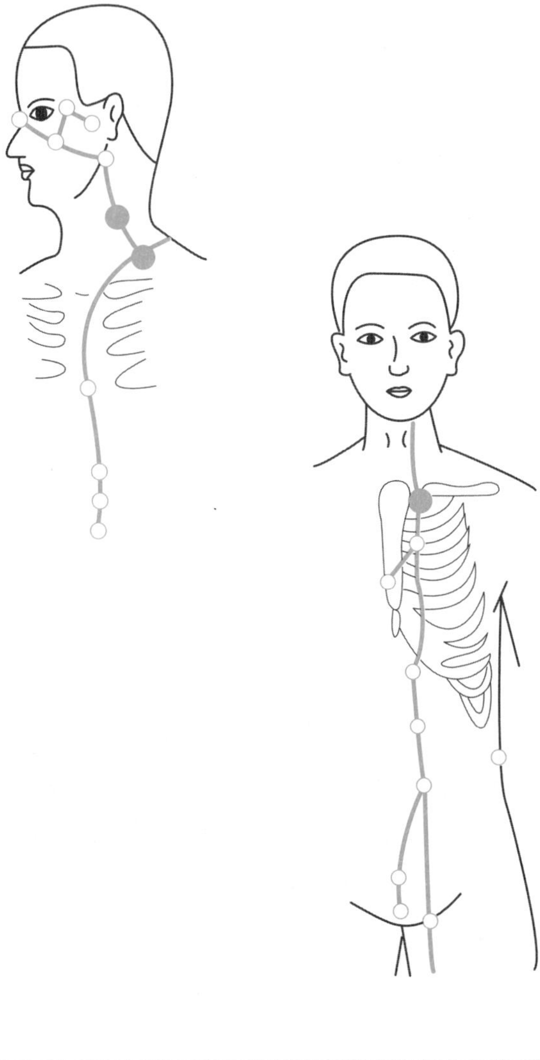

증상

기관지 내부의 점막에 염증이 생겨 탄력성, 저항성이 없어져서 여러 가지 장애를 일으키는 질병이다. 기관지의 탄력성이 약해지면 기관지가 넓어져 기관지 확장증이 되기 쉽다. 뿐만 아니라 가래가 차기 쉬워진다.

또한 그 영향이 폐포에까지 미치게 되면 폐가 확장된 채 수축되지 않는다. 그렇게 되면 폐에서 가스 교환이 잘 되지 않아서 마침내는 심장의 기능까지도 장애를 받게 된다. 급성과 만성에 따라 증상 또한 다르다. 급성의 경우는 처음부터 오한으로 열이 나고 끊임없이 기침이 난다. 동시에 가래도 나오는데 처음엔 양이 적다가 점점 많아진다.

열은 섭씨 37도에서 39도까지 오르지만 그 이상으로 오르지는 않는다. 가슴에 통증을 느끼는 수도 있다.

만성의 경우는 기침이나 잔기침이 끊임없이 나는데 좀처럼 멎지 않는다. 가벼운 미열이 따르는 수도 있다.

원인

기관지염의 발병 원인은 기관지가 바이러스나 세균에 침범되어 염증을 일으키기 때문인데 흔히 감기 끝에 걸리기 쉽다.

또 급성의 기관지염이 완치되지 않으면 만성으로 이행하기도 하지만 처음부터 만성으로 발병하는 경우도 적지 않다. 그리고 노인이나 체질이 약한 어린이들이 잘 걸린다. 최근에는 흡연이나 대기 오염이 발병 원인으로 주목되기 시작했다.

치료법

발병하면 다음과 같은 요법이 필요하다.

네거티브 요법을 흉부 일대에 반복 시술한다.

급성

① 안정과 보온에 힘써야 한다.

② 실내의 공기 유통을 좋게 하되, 바람이 환자에게 직접 맞지 않도록 한다.

③ 열이 있으면 머리와 심장 부위를 차갑게 한다.

④ 목과 가슴에는 생강찜질을 하는 것이 좋다.

만성

① 기관지를 자극하는 담배나 먼지를 마시지 않도록 조심한다.

② 대기 오염 지역에 거주할 경우에는 주거지를 옮길 필요가 있다.

③ 적극적으로 체질의 개선을 도모한다. 그러기 위해서는 적당한 운동, 영양의 보충들이 필요하다.

④ 아침의 숲속 산책 · 건포마찰 · 양치질 등을 생활화한다.

민간 요법

민간 요법으로서 다음과 같은 것들이 있다. 가장 손쉬운 것은 송진을 채취해서 하루 2~3회 복용하는 것인데 아주 잘 듣는다. 연근의 마디를 강판에 갈아서 그 즙을 뜨거운 물에 타서 마시면 기침이 멎는다. 또 남천촉의 열매를 그늘에 말려서 불에 까맣게 볶은 다음 설탕에 버무려 백탕을 만들어 마시는 것도 좋다.

한편 열을 떨어뜨리기 위해서는 구기자나무의 잎을 달여서 마신다. 도라지뿌리를 잘게 썰어 5그램 가량을 3백60cc(약 2홉)의 물에 넣고 절반으로 졸여서 하루 2~3회에 나누어 마셔도 효과가 있다.

무를 동그렇게 썰어 물엿 속에 넣어 두면 엿즙이 생긴다. 그것을 끓는 물을 부어서 마신다. 또는 무즙을 만들어 그 속에 엿을 넣어서 먹어도 된다. 기침과 목의 통증에 잘 듣는다.

폐결핵

폐결핵 부항 치료점

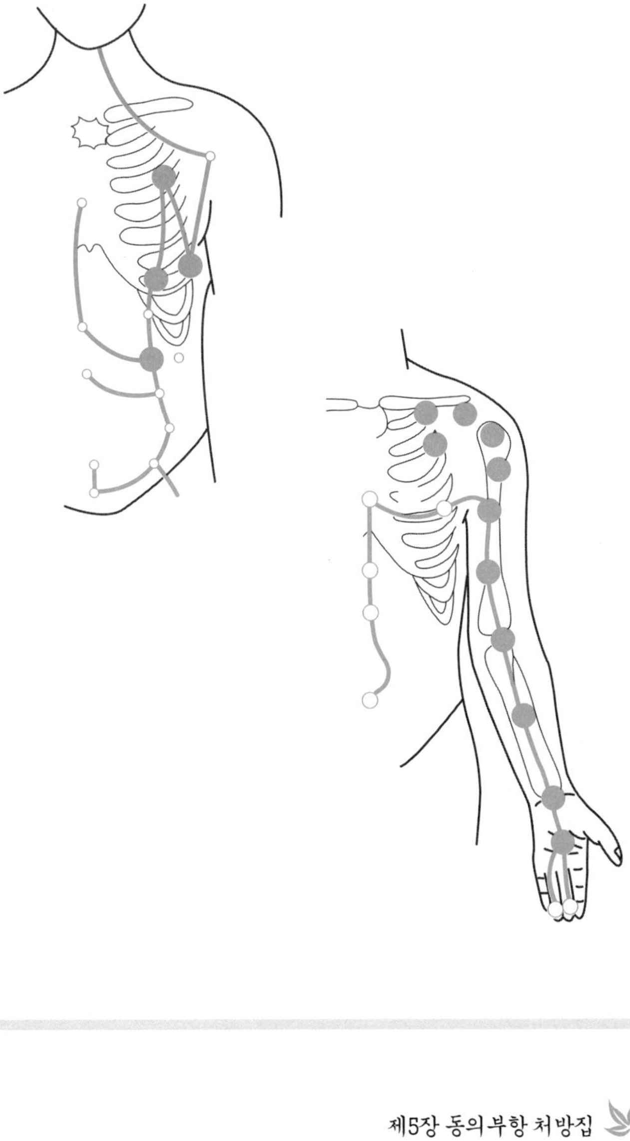

증상

초기 증상으로 미열 · 식욕 부진 · 기침 · 빈혈 등이 일어나고 피로감을 느낀다. 점점 그러한 증상이 심해진다. 초기에는 가래가 별로 나오지 않지만 병세가 진전됨에 따라서 횟수와 양이 증가한다.

그 가래를 현미경으로 조사해 보면 무수한 결핵균을 확인할 수 있다. 객혈을 하는 수도 있다. 아침에는 열이 없다가 오후부터 밤에 걸쳐 상승한다. 초기부터 잠잘 때 식은땀을 흘린다.

원인

원인은 말할 필요도 없이 폐가 결핵균에 침범되었기 때문이다. 그러나 결핵균에 감염됐다고 해서 모든 사람이 발병하는 것은 결코 아니다. 균의 힘이 강하거나 양이 많을 때, 또는 몸의 저항력이 쇠약해졌을 때에 걸리기 마련이다.

치료법

치료법은 네거티브 요법을 매일 하면서

① 열이 있을 때는 안정을 취한다.

② 신선한 공기를 마신다.

③ 균형 있는 영양식을 섭취한다.

④ 위장의 강화에 힘쓴다.

⑤ 혈액의 산성화를 피하고 알칼리성의 정상화에 힘쓴다.

⑥ 지나친 걱정을 하지 말고 정신의 안정에 힘쓴다.

식사 요법

식사 요법으로서 비타민 A · B_1 · B_2 · 칼슘을 풍부하게 함유한 식품을 섭취하는 것이 최선책이다. 그러기 위해서는 주식을 백미밥에서 현미밥으로 바꿔야 한다. 동시에 부식으로는 녹황색 야채 · 콩류 · 해조류 등을 많이 섭취해야 된다.

한편 혈액의 산성화를 방지하기 위해서 육류 · 달걀 · 생선회 · 백설탕 등을 제한하는 동시에 멸치 따위 작은 생선의 전체식을 취한다. 감미는 흑설탕이나 벌꿀을 섭취하며 모든 음식물을 잘 씹어서 먹어야 한다.

유효 식품

유효한 식품은 당근 · 둥근파 · 연근 · 마늘 · 양배추 · 미나리 · 셀러리 · 검정콩 · 콩 · 청국장 · 땅콩 · 두부 · 파 · 참깨 · 토마토 · 무 · 미역 · 곤약 · 미꾸라지(전체식) · 조개 · 해삼 · 은행 등.

민간 요법

민간 요법은 여러 가지가 있다. 청국장은 영양가가 높고 살균력도 강한 식품이므로 무채를 곁들여서 먹으면 식욕이 좋아지고 회복력도 강해진다.

사과 1개를 갈아서 즙을 내고 거기에 무즙을 섞는다. 그것을 식사 때마다 한 공기씩 마시면 위장의 소화 흡수력이 높아지고 뛰어난 강장 효과를 나타낸다.

율무를 껍질째 찧어서 찻숟갈 10개 가량에 약간의 감초를 섞어 1.8리터의 물에 넣는다. 그것을 센 불에 달인다. 한 번 끓었을 때 불을 약하게 해서 30분간 그대로 두었다가 그 즙을 수시로 차 대신에 마시면 매우 효과가 있다.

산에서 나는 산마를 구워서 먹으면 강장 효과가 있고, 식은땀을 막아준다. 구울 때는 불에 얹어도 되고 뜨거운 잿불 속에 묻어도 되는데, 껍질을 벗겨서 먹는다.

메뚜기에 마늘간장을 발라서 구워 먹는 것도 유효하다. 메뚜기 냄새가 싫은 사람은 생강을 섞어서 볶으면 된다. 또 구운 메뚜기를 갈아 가루로 만들고 검정깨를 볶아서 한데 섞은 다음 그 분말을 밥에 뿌려서 먹는 것도 좋다. 메뚜기는 폐결핵에 아주 유효한 특수 성분을 지니고 있는 것으로 알려져 있다.

마늘도 살균력을 지닌 강장식품이다. 그것을 으깨어 즙을 내서 찻숟가락 절반씩 하루 몇 차례 마시면 효과적이다.

천식

천식 부항 치료점

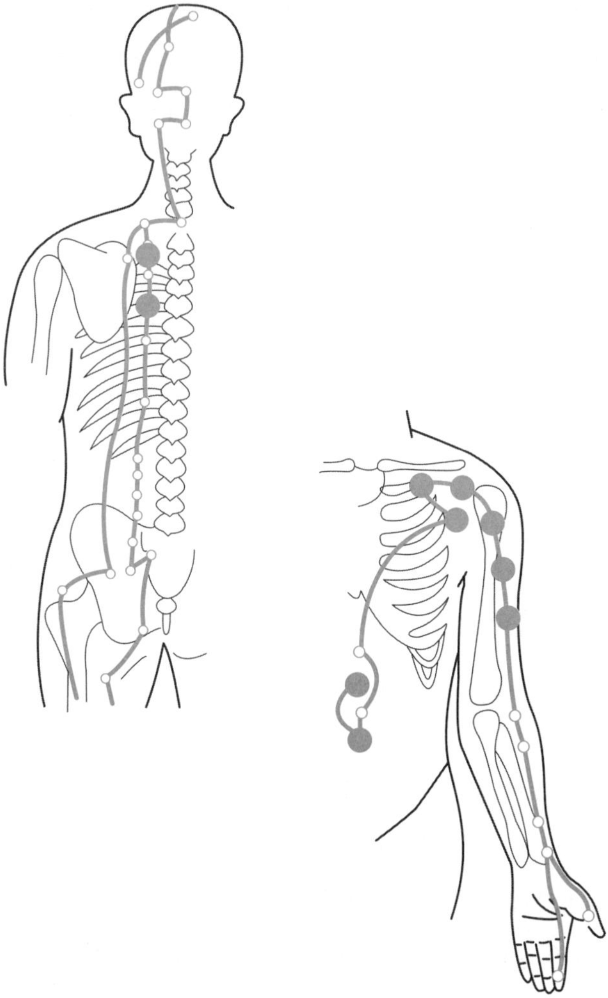

증상

보통 천식이라고 하는 것은 기관지천식을 말한다. 증상은 갑자기 심한 발작성의 호흡 곤란이 일어난다. 가슴이 답답해지고, 숨을 쉴 때 거북스런 소리가 난다.

열은 나지 않지만 맥박이 빨라진다. 발작은 보통 수십 분에서 수시간, 때로는 수일에 걸쳐 계속되기도 한다. 그러다가 기관지에서 끈적끈적한 가래가 나오기 시작하면 조금씩 괜찮아진다. 충분한 가래가 나오고 나면 발작이 멎는다.

원인

발병 원인은 확연하게 밝혀져 있지 않다. 유전적 소질에서 일어난다는 설, 자율신경의 미주신경이 이상하게 흥분하기 때문이라는 설, 호르몬의 이상 때문이라는 설, 알레르기 상태가 발작을 일으킨다는 설 등 여러 가지가 있다.

아무튼 급격한 온도의 변화, 기압의 급강하, 공기 속의 먼지나 꽃가루 또는 터럭 등이 자극이 되어 발작을 일으키는 것으로 생각된다.

치료법

치료법으로서 일시적으로 발작을 진정시키는 방법은 있지만 근본적으로 완치시키는 방법은 없기 때문에 현대 의학에서 골치를 앓는 난치병이다. 발작시에는 흉부 일대에 네거티브 요법을 반복 시술하면 진해, 진통 작용을 한다. 필자 자신이 어렸을 때부터 심한 천식으로 고생했는데 부항으로 하는 네거티브 요법으로 6개월 만에 완치한 경험을 가지고 있다.

의사의 처치로서 약물의 주사나 내복약이 행해지지만 그것으로 완치되지 않는다. 환자의 양생법으로는

① 심신의 안정.

② 담배나 술, 자극성 식품을 섭취하지 않는다.

③ 유우 · 달걀 · 청어 · 새우 · 게 · 죽순 · 가지 따위 알레르기를 일으키는 식품은 섭취하지 않는다.

④ 대기 오염이 심한 지역에서 주거지를 옮긴다.

⑤ 일광욕 · 냉수마찰 · 적당한 운동 · 식사의 개선 등으로 체질을 개선한다.

⑥ 온천의 탄산천이 이롭다.

유효 식품

유효한 식품은 연근 · 검정깨 · 검정콩 · 호박 · 둥근파 · 당근 · 시금치 · 무 · 우엉 · 셀러리 · 머위 · 곤약 · 쑥갓 · 토란 · 감자 · 참마 · 컴프리 등이다.

민간 요법

민간 요법으로 가장 유효하고 또 보편적인 것은 머위의 상식이다. 머위는 천식의 묘약으로 알려져 있다. 줄기를 3cm 길이로 잘라 엷은 간장에 쪄서 먹는다. 잎도 잘게 썰어 간장에 양념을 해서 식용으로 한다. 또 봄철에 돋아나는 머위의 장다리는 된장국에 넣어서 먹는다. 그리고 머위의 뿌리를 그늘에 말렸다가 달여서 차처럼 마신다. 이렇듯 머위를 장복해서 고질병인 천식을 고친 예가 있다.

배도 좋다. 커다란 배를 둘로 쪼개어 7대 3의 비율로 절단한다. 그

큰쪽의 씨를 파내어 구멍에 흑설탕을 재어 넣고 작은 쪽으로 뚜껑을 한다. 그것을 불 위에 얹고 구우면 설탕이 녹아서 엿처럼 걸쭉해진다. 그것을 숟가락으로 긁어서 먹되 잠들기 직전에 먹는 것이 좋다.

처음에 1주일에 한 번씩 3개월간 계속하고 나서는 1개월에 한 번씩으로 줄이면 된다.

송진을 말려 가루로 만들어서 찻숟갈 1개의 분량을 하루 2회씩 식사 전에 갑에 싸서 복용한다. 이것은 분량이 지나치면 위장을 해치기 쉬우므로 특히 위장이 약한 사람은 분량을 줄여야 한다. 이 요법을 3개월간 계속해서 몇 십 년에 걸친 고질적인 천식을 완치시킨 많은 사례가 있다.

폐렴

폐렴 부항 치료점

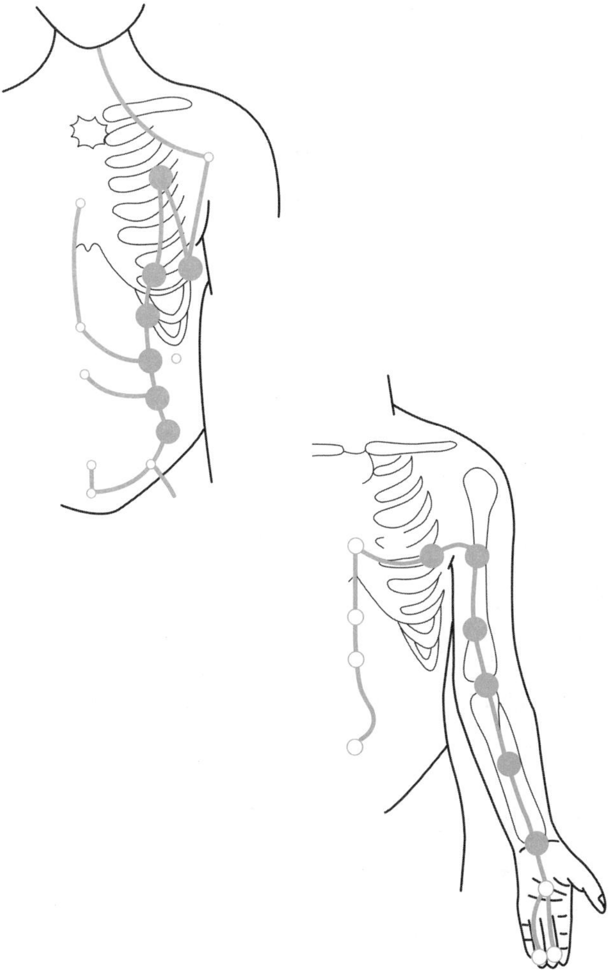

증상

오한기가 들고 두통 · 구토증 · 식욕 부진 · 가슴앓이 등을 호소하며 열이 섭씨 40도 전후로 오른다. 증상과 병원病原에 따라 진성폐렴과 기관지폐렴으로 구별된다. 기침을 몹시 하고 호흡이 가빠지며 끈적끈적한 가래를 배출하고 심할 때는 혈담을 토하기도 한다.

원인

독감이나 과로, 중병 후에 전신의 면역력이 떨어졌을 때 세균성으로 감염된다. 독감 등에 걸리지 않도록 할 것.

치료법

항생제에 의한 화학 요법은 의사의 지시에 따라 하되 집에서 할 수 있는 방법은 다음과 같다.

① 네거티브 요법은 국소 요법을 반복한다. 어깨 · 등 · 가슴 · 옆구리에 부항을 붙이면 열이 섭씨 40도까지 오르는 사람도 차츰 열이 내리게 된다.

② 몸을 따뜻하게 보온하고 안정을 취한다. 각탕을 하는 것이 좋다.

③ 식사는 되도록 가볍게 현미미음이나 두유, 야채국 등 유동식을 한다.

④ 흉통이 있을 때는 환부에 생강찜질이나 겨자찜질이 효과가 있다.

⑤ 호흡이 곤란할 때는 산소호흡을 시킨다. 약 10일 정도 요양을 하면 차차 풀리게 된다.

민간 요법

민간 요법으로는 산 잉어를 소금으로 잘 씻어 머리를 자르고 생피를 받아 소주잔 반컵을 1회 복용량으로 해서 마시면 열이 내린다고 한다. 또 달팽이를 쪄서 말린 와우말도 폐렴에 효과가 있다. 염증이 진행할 때는 비타민 C를 대량 투입하면 면역력이 생긴다. 그러기 위해서 감차를 준비하여 수시로 마시게 한다.

늑막염 부항 치료점

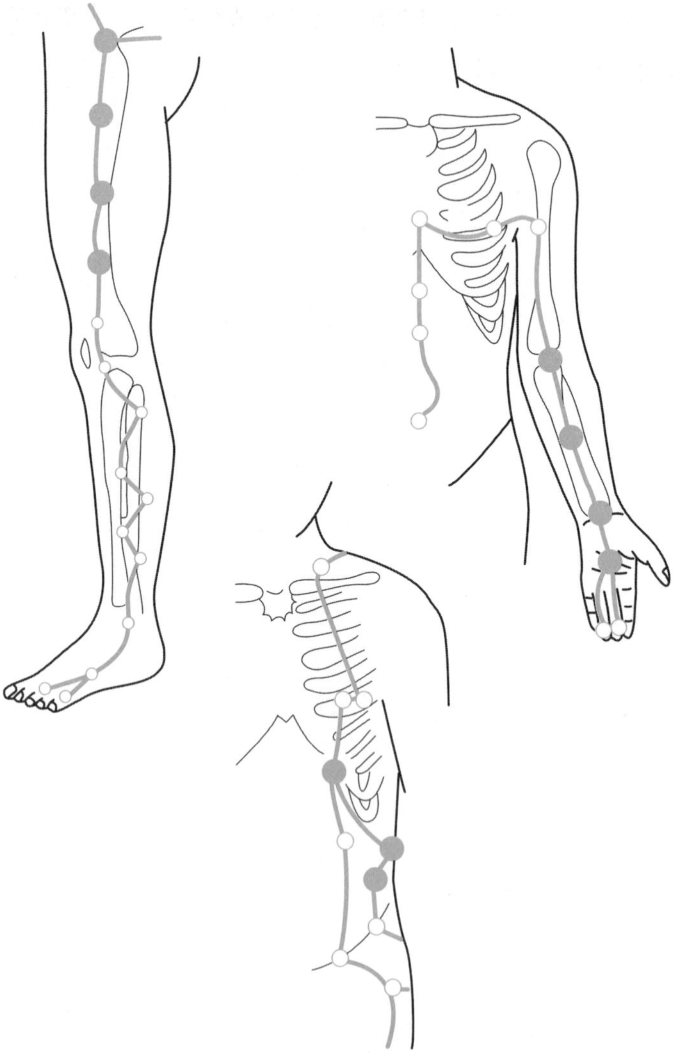

증상

건성과 습성 두 가지가 있다. 건성의 경우는 대개 만성으로 경과를 오래 끌며 쉽게 낫지 않는다.

숨을 쉴 때 가슴이 메어지듯 아픔을 느낀다. 습성은 늑간에 물이 고여 섭씨 38도에서 39도의 열이 나고 가슴을 억누르는 듯한 중압감을 느끼며 배뇨량이 줄어든다. 양쪽 모두 담은 나오지 않지만 안색은 창백하고 식욕은 떨어지며 전신권태와 피로감을 느낀다.

원인

폐결핵 · 과격한 운동 · 타박상에서 속발하거나 기타 질병의 합병증으로 발병한다. 평소 설탕, 가공식품 등으로 체내에 칼슘이 부족한 체질이 잘 걸린다.

치료법

① 부항으로 하는 네거티브 요법을 환부 일대에 반복 시술한다. 염증의 삼출액인 물이 늑간에 괴었을 때 주사로 물을 뽑아내면 빨리 괴게 되지만 부항을 붙이면 염증이 해소되면서 물이 걷힌다.

② 환부에 겨자찜질도 효과가 있다.

③ 열이 오를 때는 각탕을 하면 이뇨 작용이 잘 되면서 열도 내린다. 얼음찜질 같은 것은 삼가하되 열이 심할 때는 머리와 심장부만 냉각시킬 것.

④ 용설란의 잎을 잘게 썰어서 달여 마셔도 효과가 있다.

⑤ 마늘을 소주 속에 넣어 2개월 가량 경과된 마늘술을 아침저녁으로 한 잔씩 마셔도 좋다. 마늘은 살균 작용을 한다.

⑥ 매실 농축액을 더운물에 꿀 한 숟갈을 타서 마신다.

⑦ 달팽이 가루를 복용해도 효과가 있다.

편도선염

편도선염 부항 치료점

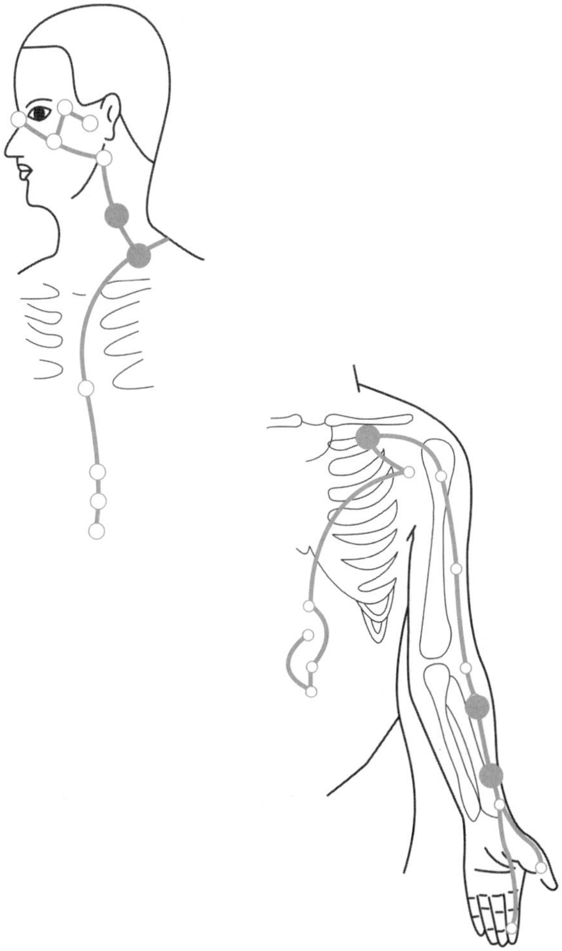

증상

처음엔 목구멍이 부은 느낌이 점점 심해지며 통증이 온다. 편도선도 빨갛게 붓는다. 열도 섭씨 39도에서 40도의 고열로 된다. 열이 나면 오한이 따른다. 물을 마셔도 목이 아프고 식사도 곤란하다. 황백색의 설태 · 목마름 · 두통 · 어깨 결림 · 요통 · 불면증이 따른다.

원인

기온의 급격한 변화로 목이 자극을 받거나 감기에 뒤따라 일어난다. 과음, 심한 담배도 원인이 된다. 대체로 몸의 면역력이 떨어졌을 때 일어나기 쉽다.

치료법

① 부항으로 네거티브 요법을 한다. 목 주위의 일대에 반복 시술하면 즉효가 있다.

② 겨자찜질이 매우 효과가 있다. 목 주위에 겨자를 바르고 발작할 때까지 참고 기다린다(약 20~30분간).

③ 목 주위에 냉온습포를 한다.

④ 50배의 붕산수나 짠 식염수로 자주 양치질을 한다.

⑤ 자극성 식품을 삼가한다.

⑥ 사과즙을 마시거나, 흰 파의 뿌리를 세로 2가닥으로 갈라, 미끈미끈한 안쪽을 목 주위에 붙이고 붕대로 감아 둔다.

⑦ 껍질을 벗긴 감자를 갈아 같은 분량의 밀가루와 반죽해서 초를 약간 섞어 가제에 바르고 목 둘레에 붙인다. 3시간마다 바꿔 준다.

⑧ 남천촉의 잎을 따서 날것째 씹으면 즙이 나온다. 삼키면 통증이

맺는다.

⑨ 토란껍질을 벗기고 갈아서 같은 분량의 소맥분과 생강즙 2,3 방울 섞어 반죽하여 환부에 두껍게 바른다.

05 뇌신경기계 질환

증상

신경기계는 중추신경계와 말초신경계로 나누어진다. 중추신경계는 또 뇌수와 축수로 나뉘며 뇌수에는 대뇌 · 소뇌 · 뇌간이 포함되어 있다. 한편 말초신경계는 뇌척수신경계와 자율신경계로 나뉘며 온 몸에 분포되어 있다.

이렇듯 복잡한 신경기계는 인체의 모든 기관과 조직의 기능을 조절해서 서로 연락을 취하게 하는 구실을 담당하고 있다. 그 대신 영양은 선선한 혈액에 의해서 공급되어 활동력이 발휘되는 것이므로 만약 혈액의 순환이 원활하지 않으면 뇌신경의 기능이 둔화되어 질환을 일으키는 원인이 된다.

원인

뇌신경의 질환에는 여러 가지가 있어서 발병하는 원인도 한결같지 않지만 대체로 공통되는 원인을 들자면 다음과 같다.

뇌신경의 조직을 길러 주는 혈액을 운반하는 혈관의 고장, 병원균의 감염, 독소의 해, 영양의 부족, 외상에 의한 장애, 정신적인 충격, 유전적인 소인.

기본 요법

병을 다스리는 치료법은 대체로 다음과 같다.

급성인 증상은

① 안정을 하면서 네거티브 요법을 한다.

② 옷을 헐렁하게 입는다.

③ 공기의 유통을 원활하게 한다.

④ 주위에서 소리를 내지 않는다.

⑤ 그 밖의 처치에 대해서는 의사의 지시에 따른다.

일단 위급을 벗어난 후부터의 일반적인 유의점으로는

① 변비를 일으키지 않도록 조심한다.

② 손발이 찰 때는 따뜻하게 한다.

③ 과로나 흥분을 피한다.

④ 자극성이 강한 식품을 금한다.

⑤ 육류 · 달걀 · 생선회 · 백설탕 · 과자 따위 산성 식품을 극력 삼가고 야채 · 해초 · 과일 따위 알칼리성 식품을 많이 섭취한다.

⑥ 백미에서 현미로 주식을 바꾼다.

⑦ 비타민 B와 칼슘이 부족하지 않도록 힘쓴다.

유효한 식품은 참마 · 풋콩 · 참깨 · 양배추 · 상추 · 셀러리 · 콩 · 메밀 · 조개 · 미역 · 다시마 · 포도.

한편 뇌신경을 강하게 해서 병에 대한 저항력을 높이는 데 유효한 방법은 여러 가지가 있다. 단전호흡법을 비롯해서 건포마찰 · 냉수마찰 · 냉기욕 · 냉수욕 · 온랭욕 · 단식 등 이미 소개한 치료법들이 모두 효과가 있는데 다음과 같은 방법도 있다.

머리 부분 전체를 손가락으로 지압한다. 지압을 남에게 받는다는 것은 뜻대로 되는 일이 아니지만 자기 손으로 하는 것은 간단한 일이다. 등과 달라서 머리의 지압은 스스로 손쉽게 할 수 있다.

방법은 양손의 가운데 세 손가락을 나란히 세워서

① 머리의 중앙을 이마에서부터 정수리까지, 계속해서 목 뒤까지 눌러 준다.

② 다음엔 좌우로 약간 간격을 높여서 역시 이마 쪽으로부터 목 뒤까지 지압을 해서 마침내 머리 전체에 달하도록 한다. 말하자면 동시에 6군데를 지압하는 셈인데 한 번 누르는 시간은 약 5초로 열까지 빨리 세는 정도면 된다. 그리고 한 군데를 3회씩 눌러 준다. 강도는 너무 세게 누르지 말고 지압을 느낄 수 있는 정도의 세기면 충분하다.

신경통

신경통 부항 치료점

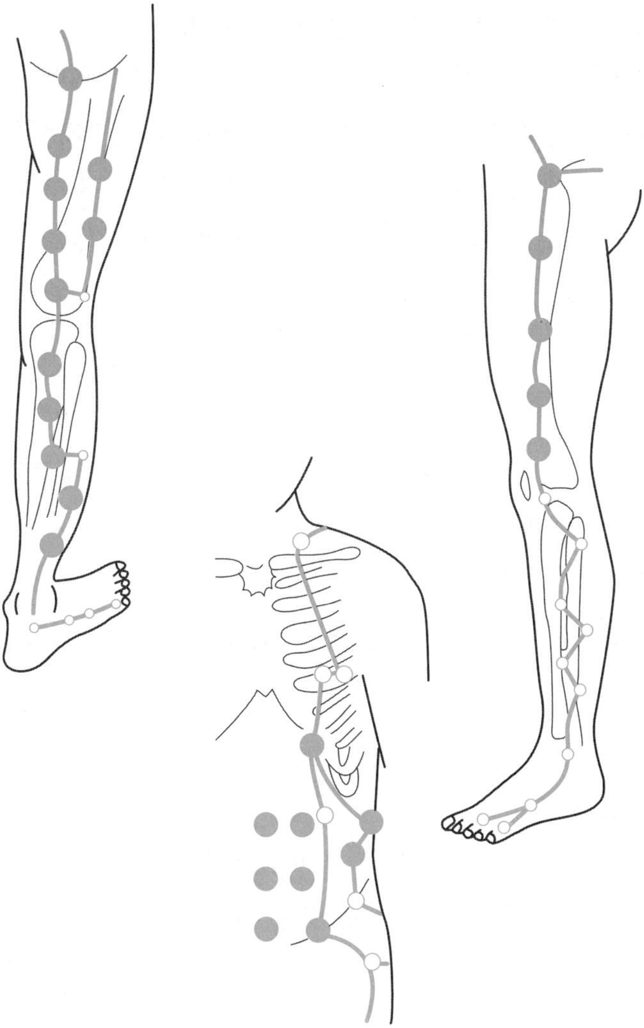

증상

신경통에는 삼차신경통 · 늑간신경통 · 좌골신경통 등이 있다.

증상은

① 삼차신경통은 얼굴에 송곳으로 찌르는 듯한 통증이 일어나 그 통증이 후두부 · 목덜미 · 어깨에까지 퍼진다.

② 늑간신경통은 늑골의 한쪽에 통증이 발작적으로 일어나 늑골을 따라서 통증이 뻗으며 때로는 옆구리 아래쪽과 등까지 이동한다.

③ 좌골신경통은 엉덩이에서 허벅지 뒤쪽, 무릎 뒤쪽을 따라서 묵직한 통증이 일어나 그것이 장딴지, 발까지 뻗친다. 몸을 차게 하거나 걷거나 하면 더욱 아프다.

원인

발병 원인은 삼차신경통은 감기, 충치 등에서 일어난다. 늑간신경통은 흉부 질환이나 흉부 타박, 좌골신경통은 자궁암, 당뇨병 등에 의해서 일어난다. 유발 원인으로는 심신의 과로 · 수면 부족 · 정신의 동요 · 한랭 · 풍우 · 습기 · 기후의 격변 · 변비 등을 들 수가 있다.

치료법

치료법은

① 통증이 있는 부위에 네거티브 요법을 하면 신기할 정도로 즉효가 있다. 그 다음에 원인이 되는 질병의 치료를 서두른다.

② 한랭이나 습기를 피해서 보온에 힘쓴다.

③ 심신의 과로를 피한다.

④ 술 · 담배를 끊는다.

⑤ 자극적인 향신료(겨자 · 후추 따위)를 섭취하지 않는다.

⑥ 육류 · 달걀 · 백설탕 등 산성 식품을 제한한다.

⑦ 야채 · 해초 · 과일 등 알칼리성 식품을 많이 섭취한다.

⑧ 주식을 백미에서 현미로 바꾼다.

⑨ 비타민 B_1이 풍부한 식품을 특히 많이 섭취한다.

⑩ 수면을 충분히 취한다.

유효 식품

유효한 식품은 연근 · 토마토 · 다시마 · 김 · 바지락조개 · 참깨 · 호박 · 당근 · 시금치 · 콩나물 · 사과 등.

민간 요법

민간 요법으로는 흔히 찜질이나 쑥탕 등이 많이 쓰이는데 다음과 같은 복용 요법들도 있다.

생강을 껍질을 벗겨 갈아서 즙을 낸 다음 칡뿌리(갈분)와 흑설탕을 섞는다. 거기에 열탕을 부어서 마신다. 그냥 흑설탕도 좋은 약제가 된다.

흑설탕 2백 그램 가량을 곱게 빻아서 달걀 흰자위 반개분을 섞어서 4홉 가량의 물에 넣는다. 그것을 약한 불에 얹어 설탕이 녹았을 때 센 불에 끓인다. 한소끔 끓인 다음에 다시 약한 불에 20분간 달이고 나서 거품을 건져 내고 하루 2회씩 마시면 효과가 있다.

댕댕이 덩굴의 뿌리를 그늘에 말려 굵은 부분 한 줌을 3백60cc(약 2홉)의 물에 넣고 달여 반량으로 졸여서 하루 3회씩 식간에 마신다.

뽕나무의 잔가지를 잘게 썰어 그 25그램에 결명자의 씨 20그램을 섞어서 약 4홉의 물에 넣고 달인다. 약 3홉으로 졸여서 하루 3회씩 식후에 마신다.

찜질 요법으로는 식초를 냄비에 넣고 한창 끓일 때 파뿌리를 집어 넣고 다시 끓여 그 속에 수건을 담갔다가 환부를 찜질하면 효과가 있다.

거지덩굴의 뿌리를 찧어 걸쭉한 즙을 천에 바르고 환부에 댄다. 마르면 다시 새것으로 갈아 준다. 또 껍질 벗긴 토란 3개와 작은 생강 1개를 강판에 갈아서 같은 분량의 밀가루를 섞는다. 그것을 잘 재어서 한지에 골고루 바르고 잠자리에 들기 전에 환부에 붙인다. 피부가 약한 사람은 먼저 발라둬도 무방하다.

노이로제

노이로제 부항 치료점

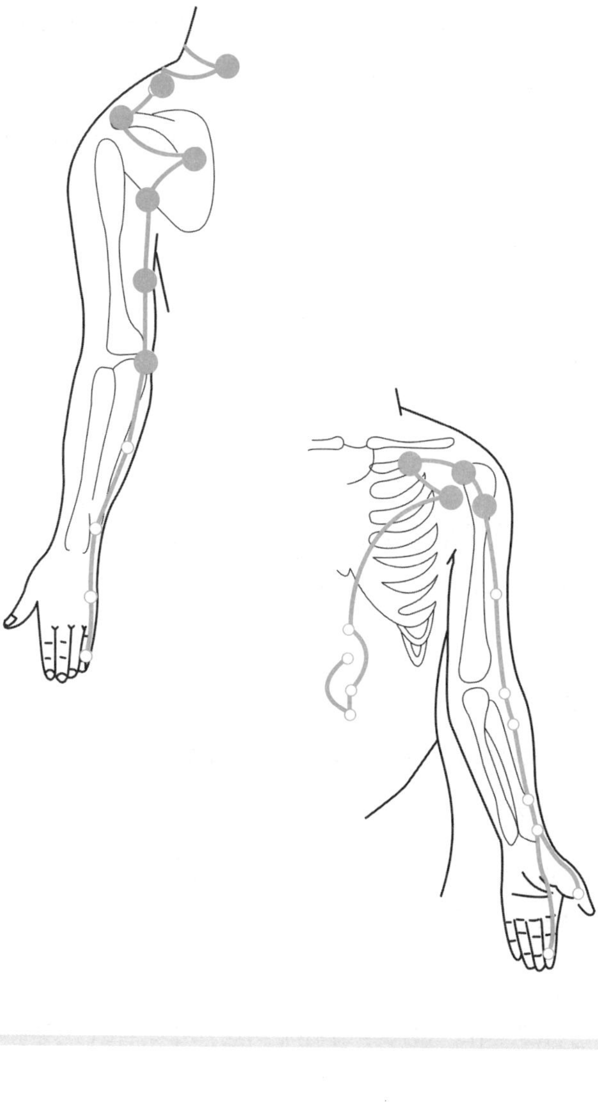

증상

사람에 따라서 여러 가지 증상을 나타낸다. 일반적으로는 불필요한 걱정이나 불안에 사로잡히기도 하고, 주의가 산만해지고, 살아갈 자신이 없어지는 등의 정신 불안 상태를 일으킨다.

아무래도 내가 좀 이상하다. 또는 병이다 하는 자각 의식이 있고, 이것을 고치지 않으면 안 된다고 하는 강한 의욕을 지니게 되므로 정신장애 치고는 가벼운 축에 속한다. 그러나 그렇기 때문에 본인의 고민은 더욱 커져서 자포자기 또는 절망적인 기분이 되어서 범죄를 저지르거나 자살하기 쉽다.

신체적 증상으로는 두통 · 현기증 · 불면 · 위장 장애 등을 일으키기 쉬운데 증상에 따라 다음의 3종류로 나뉜다.

강박신경증

사람들 앞에서는 긴장해서 말을 잘 못한다(대인공포). 암이나 다른 중병에 걸리지 않았나 걱정한다(질병공포). 자신의 몸이나 입에서 악취가 나기 때문에 남들이 염증을 낸다(채취공포)는 것들이 있다. 정상인에게는 아무에게나 있는 심리적 · 생리적 현상인데 그것을 이상하다고 생각한다.

불안신경증

심장이 두근거리니까 심장 마비로 죽는 것이 아닐까, 잠을 제대로 못 자니까 뇌세포가 터져서 죽는 것이 아닐까 하고 걱정한다. 보통 사람이면 예사로 참을 수 있는 일에도 과민하게 반응하고 불안해한다.

보통신경증

불면, 두통 등을 호소하며 쉽게 피로해진다. 곧장 잊어버린다. 자꾸만 목에 걸린다. 변비, 현기증 따위에 이르기까지 몸의 고통을 자주 호소한다. 보통 사람이면 이런 일을 낱낱이 사람들에게 호소하는 대신 스스로 해결책을 강구한다.

원인

원인은 선천적인 소질이나 유전에도 있지만 어릴 때부터 현재에 이르는 생활환경의 영향도 크다. 유발 요인으로는 마음의 고민, 쇼크, 정신적 갈등 등인데, 가정불화, 사업의 실패, 실연, 대인 관계의 알력 등도 크게 작용한다.

치료법

① 네거티브 요법을 하면서 원인이 되는 불안의 요소를 제거한다.

② 레이크리에이션 등으로 기분을 전환한다.

③ 술 · 담배 · 커피 등을 끊는다.

④ 숙면한다. 그러기 위해서는 자기 전에 목욕, 전신 마사지, 가벼운 실내 운동을 하는 것이 효과적이다.

⑤ 노이로제는 쉽게 고칠 수 있다는 자신감을 가진다.

⑥ 최면 요법에 의한 암시도 효과적이다.

⑦ 칼슘이 풍부한 식품을 섭취한다. 칼슘은 정신안정의 영양소라고 한다.

유효한 식품은 셀러리 · 참마 · 완두콩 · 참깨 · 양배추 · 상추 · 콩 · 조개 · 메밀 · 포도 · 문어 · 오징어 · 김 · 녹미채 · 미역 · 다시마, 민간요법으로는 개연꽃의 뿌리를 가을철에 채취해서 말렸다가 달여서 마시면 효과가 있다. 또 결명자의 씨를 살짝 볶아서 물에 넣고 끓여 차 대용으로 매일 마신다.

한편 물리 요법으로는 생강탕 마찰법이 있다. 생강을 갈아 즙을 물에 넣고 끓인 다음 수건을 담갔다가 짜서 전신을 마찰한다. 뜨거운 물수건 마찰이므로 겨울에도 손쉽게 할 수 있다.

불면증

불면증 부항 치료점

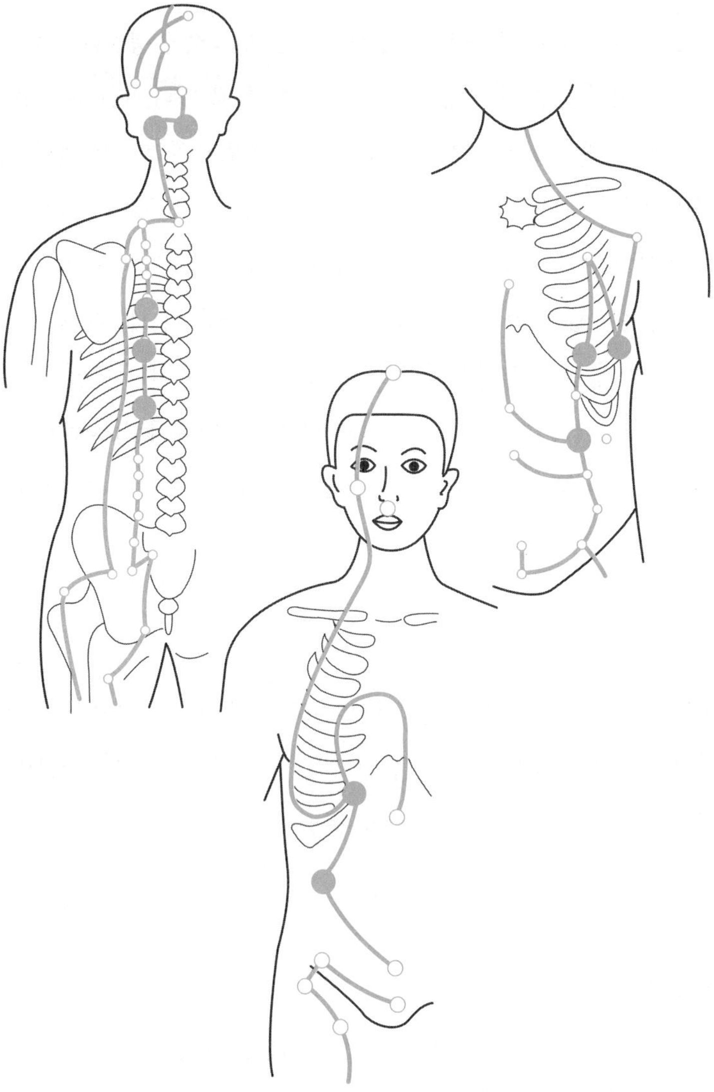

증상

우리들의 정신이 가장 해방되는 시간은 수면할 때다. 그 동안에 심신의 피로를 풀고 새로운 활동의 에너지를 저축한다.

이것을 좀 더 구체적으로 말하면 '위장을 쉬게 한다'는 것이 된다. 위장은 음식물이라는 단순한 물질을 받아들여 그것을 생명활동을 영위하는 새로운 물질로 바꾸는 중대한 구실을 하고 있다. 따라서 위장은 다른 어떤 기관보다도 가장 피로하다. 그러한 위장의 피로를 덜기 위해서 수면이라는 현상이 필수불가결한데, 불면증은 그것을 못 하게 방해하는 질환인 만큼 중대한 문제가 아닐 수 없다.

불면증은 사람에 따라서 여러 가지 형태로 나타나는데, 대체로는 쉽게 잠들 수 가 없다. 잠들었다가도 곧 깨어나서 숙면하지 못한다. 자는 둥 마는 둥 가물가물하면서 꼬박 밤을 새운다는 따위가 대부분이다. 따라서 대체로 두통 · 피로감 · 주의 집중 곤란 등의 증상이 따르기 마련이다.

원인

원인은 대부분 노이로제에 기인한다. 그 밖에 고혈압 · 발열 · 두통 · 기침 따위의 신체 증상도 불면을 일으킨다. 또 주위의 소음, 생활의 불규칙 등 환경의 부조화도 원인이 될 수 있다.

치료법

치료법은 다음과 같다.

① 척추를 따라 네거티브 요법을 반복 시술할 것.

② 절도 있는 생활을 한다.

③ 술 · 담배 · 커피 · 차 · 향신료 등의 자극성 식품을 피한다.

④ 과식을 삼가고 소식에 힘쓴다.

⑤ 발을 따뜻하게 한다.

⑥ 수면제로 잠드는 버릇을 들이지 않는다.

⑦ 매일 적당한 운동을 한다.

⑧ 전신 마찰을 하고 취침 전에 각탕을 한다.

유효 식품

유효 식품은 연근 · 둥근파 · 당근 · 시금치 · 파 · 셀러리 · 상추 · 호박 · 마늘.

민간 요법으로는 둥근파를 잘게 썰어 과일초와 식물성 기름을 치고 벌꿀을 타서 먹는다. 또 둥근파의 겉껍질을 벗겨 버리고 머리맡에 놓아 두면 그 냄새의 자극으로 쉽게 잠들 수가 있다. 둥근파 대신에 마늘을 썰어서 그 냄새를 맡아도 효과가 있다. 말린 매실 한 개를 공기에 넣고 끓는 물을 부어서 잠자기 전에 마시면 숙면할 수 있다.

한편 손쉬운 물리 요법으로는 다음의 두 가지가 있다.

첫째, 양동이에 따뜻한 물을 10cm 가량 붓고 두 발을 담근다. 거기에 주전자에 끓인 물을 천천히 부어서 참을 수 있을 정도까지 뜨겁게 한다. 그리고 10~20분간 지속해서 발을 담갔다가 발이 빨갛게 됐을 때 마른 타월로 깨끗이 물기를 닦아 낸다.

취침하기 전에 이 족열법을 시행하면 반드시 숙면할 수 있게 된다.

둘째, 직경 2㎝ 내지 2.5㎝, 길이 1m 가량의 나무막대기를 요 위에 놓고 두 발로 번갈아 밟는다. 발바닥이 움푹 들어간 부위를 자극하는 요법이다. 취침하기 전에 3분간 이 운동을 하면 뚜렷한 효과를 보게 된다.

이러한 요법 등으로도 효과를 거두기 어려운 고질적인 불면증이라면 부항 요법을 시도하면 거의 완쾌시킬 수가 있다. 심지어는 수면제의 장기 복용으로 거의 절망 상태에 빠진 중환자들도 부항 요법으로 거뜬하게 치유된 사례가 많다.

자율신경 실조증

자율신경 실조증 부항 치료점

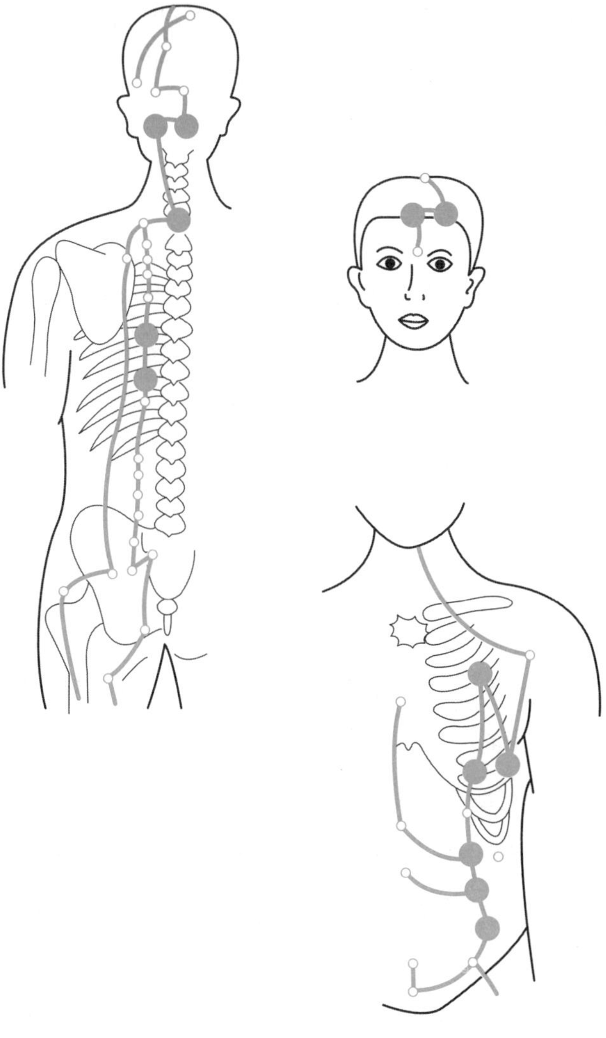

증상

어쩐지 몸의 컨디션이 좋지 않고 금세 피로하고, 불면 · 식욕 부진 · 동계 · 숨가쁨 등 사람에 따라 여러 가지 증상이 나타난다. 또 장기와 관계되어 심장신경증 · 위장신경증 등도 나타난다. 심장신경증의 경우는 가슴이 답답하고 현기증 · 가슴의 통증 · 부정맥 등이 나타난다. 위장신경의 경우는 식욕 부진 · 위가 답답하다 · 위통 · 설사 · 변비 등을 수반하게 된다.

원인

자율신경에는 교감신경과 부교감신경의 2종류가 있어 촉진과 억제의 작용을 균형 있게 조화시킴으로써 건강을 유지하게 된다. 그러나 어느 쪽이든 한쪽 신경의 작용이 강하거나 기능이 저하되면 균형이 무너져 버린다. 이것을 자율신경 실조증이라고 하는데 일반적으로 체질에서 오는 수가 많고 과로나 스트레스가 주원인이 된다.

치료법

① 네거티브 요법을 한다. 등뼈에 따라 목쪽에서 허리까지 반복해서 부항을 붙인다.

② 스트레스를 일으키는 원인 제거가 첫째 조건이 된다. 신체적인 것으로는 한랭 · 소음 · 러시아워 · 산소 부족 · 중독 · 출혈 등 정신적인 것으로는 가정불화 · 사업 실패 · 흥분 · 분노 · 쇼크 · 사회불안 등이다.

③ 기분을 전환시킨다. 레크리에이션 · 스포츠 · 취미 · 오락 등에 힘쓴다. 그리고 과로를 삼가고 수면을 충분히 취한다.

④ 칼슘이 함유된 식품을 많이 섭취하고 냉온욕 · 건포 마사지 · 풍욕 · 일광욕을 한다.

간질병

간질병 부항 치료점

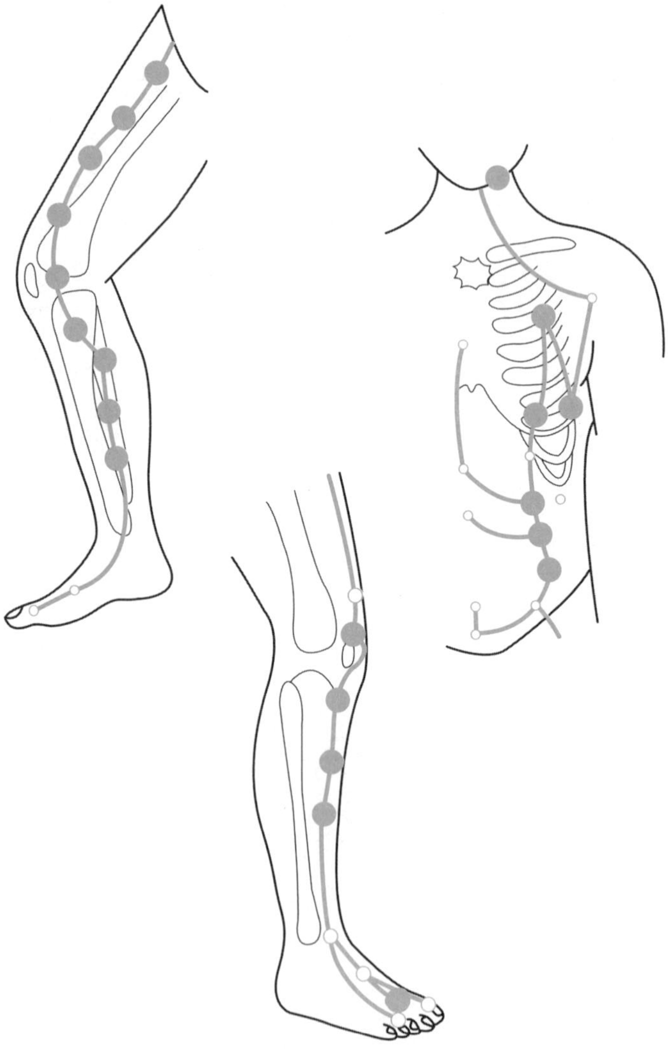

증상

주기적인 발작을 하는데 온 몸이 경련되면서, 사지를 몹시 떨고 이를 악물면서 입에서 거품을 내뿜고 의식을 잃게 된다. 대개 30분 정도 경과하면 차츰 의식을 되찾고 정상으로 회복된다.

발작의 전구 증상으로는 귀울림이 일어나며 손발이 차고 가슴이 답답하면서 어지럼증을 느끼면 수분 안에 발작이 일어난다.

원인

선천적인 유전의 경우가 많다. 부모의 알코올중독 · 매독 · 근친혼 등이 원인이 되기도 하며 본인에게는 빈혈 · 영양 실조 · 과로 · 불안 · 변비 등이 있을 때 발작을 유발하기도 한다. 평소의 부자연한 식생활 즉, 가공식품 · 육류 · 계란 · 설탕 등을 선호하면 발작이 자주 일어난다.

치료법

발작시에는 혀를 깨물지 못하도록 타월을 입 안에 넣어 주고 손발을 잡고 흔들어 모관 운동을 시키면 진정이 빨리 된다. 네거티브 요법을 하면 체질 개선이 되어 발작의 예방 효과가 있다 두 달에 한 번 꼴로 발작하던 사람이 네거티브 요법을 계속한 결과 6개월 만에 가볍게 한 번 하다가 차차 발작 횟수가 줄어든 사례가 있다. 치료점은 복부와 등 가슴 부위에 집중적으로 한다.단식도 효과가 있다. 15일간의 단식을 3회 한 후에 다시 발작이 없고 완치했다는 경우도 있다 민간 요법으로는 작약의 뿌리 10g에 감초를 약간 섞어 3홉의 물을 부어 절반 정도가 될 때까지 끓여 식힌 다음 하루 3회씩 마신다. 평소 변비가 없도록 섬유질이 많은 현미, 채식을 철저히 실천하도록 한다.

06 피부과 질환

증상

피부는 표피 · 진피 · 피하조직의 3개 층으로 형성되어 있다. 그 중에서 가장 중요한 부분인 진피에서 땀샘 · 기름샘모근 · 혈관 · 신경 등이 있어서 피부의 영양과 기능을 관장한다.

피부의 중요한 역할은 체내의 모든 기관의 보호와 체온의 조절에 있다. 여러 가지 원인에 의해서 피부에 나타나는 이상한 상태를 총칭한 것이 이른바 피부병이다.

원인

피부병이 발생하는 원인은 여러 가지가 있는데 대략 다음과 같이 요약해서 분류할 수가 있다.

약물이나 화장품 또는 동물성 · 식물성 · 광물성의 유독 물질들이 외부로부터 자극을 가했을 경우.

지나치게 뜨겁고 덥거나 또는 반대로 차갑거나 추웠을 때의 자극.

강렬한 햇볕이나 자외선을 쬐었을 때의 자극.

체내에서 혈액 순환에 의해서 작용하는 음식물의 관계, 거기에는

게 · 새우 · 고등어 · 다랑어 · 햄 · 버섯 등 여러 가지가 있다.

체내에서의 약물의 작용. 어떤 약을 복용했을 때 체질에 따라 피부로 발진하는 경우를 말한다.

세균 · 바이러스 · 기생충이 침입했을 경우.

변비 · 위장 장애 · 내분비 이상 등도 피부병의 유발 요인이 된다.

기본 요법

일단 피부병에 걸리면 그 종류 여하를 막론하고 다음과 같은 요법에 유의하고 손을 써야 한다.

① 원인을 정확하게 파악해서 그것을 제거할 것.

② 변비에 걸리지 않도록 조심할 것.

③ 환부를 청결하게 하고 네거티브 요법을 할 것.

④ 쓸데없는 피부 자극을 피할 것.

⑤ 자극성 식품을 섭취하지 말 것.

⑥ 육류 · 달걀 · 생선회 · 백설탕 등의 산성 식품을 삼가는 반면, 야채 · 해초 · 과일 등의 알칼리성 식품을 많이 섭취하도록 노력할 것.

⑦ 기타 비타민 B_2와 칼슘이 풍부한 식품을 많이 섭취할 것.

피부병에 공통적으로 유효한 식품으로는 당근 · 시금치 · 곤약 등을 꼽을 수 있다. 그리고 비타민 B_2를 풍부하게 함유하고 있는 식품은 그 밖에 김 · 셀러리 · 표고버섯 · 청국장 · 팥 · 콩 등이다. 또 칼슘을 많이 함유한 식품으로는 녹미채 · 미역 · 다시마 따위 해조류와 완두콩 · 참깨 · 두부 · 파슬리 등을 들 수 있다.

한편 피부병에 유효한 약초는 종류에 따라 여러 가지가 있지만 공통적인 것으로는 다음의 3가지를 들 수 있다.

첫째, 삼백초. 길가나 산기슭에 많이 나는 다년식물로서 특히 울릉도에 많이 나며 한의원에서도 구할 수 있다. 그것을 15그램 가량 3백cc의 물에 넣고 달여서 이것을 하루 분량으로 3회에 나누어 마신다.

둘째, 결명자의 씨를 진하게 달여서 매일 차 대신 마신다.

셋째, 소나무잎을 따다가 잘게 썰어 쇠절구에 찧어서 즙을 낸 다음 매일 조금씩 마신다. 이 소나무잎이나 초결명의 씨는 혈액 순환에 유효한 약제이므로 다른 부작용은 염려하지 않아도 된다.

습진

습진 부항 치료점

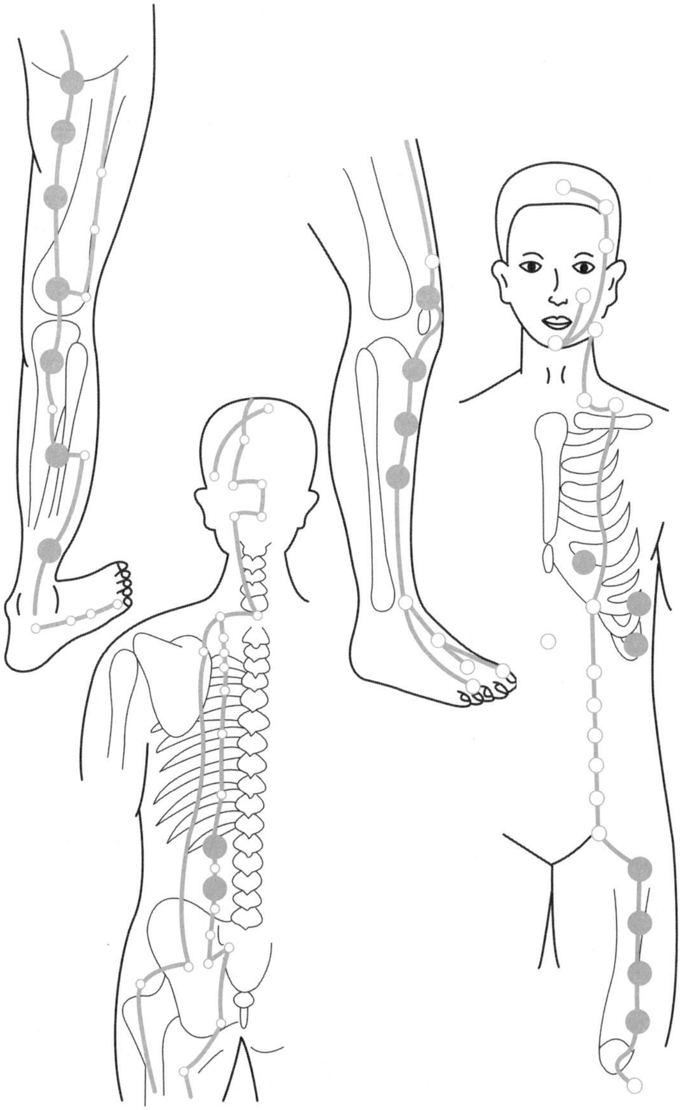

증상

습진에도 급성과 만성이 있다. 급성의 초기에는 피부의 한 부분이 빨갛게 되어 조금 가려운 정도지만 점차 그 부분이 부으면서 좁쌀 같은 두드러기가 생긴다. 그것이 물집으로 변하고 고름이 차는 수도 있다.

이렇게 화농할 무렵에는 가려워서 견딜 수가 없다. 만성의 경우는 그 부분이 딱딱하게 부어올라 색깔도 암갈색을 띠게 된다. 그리고 둘레와의 경계가 뚜렷해진다. 몸을 따뜻하게 하면 더욱 가려워진다.

체질이 알레르기 반응을 일으키기 쉽고 특히 습진을 일으키기 쉬운 상태에 있을 때 습진을 일으키기 쉬운 자극이 가해지면 발병한다.

원인

그 자체의 체질에서 오는 경우와 외부적인 침입에 의한 경우가 있다. 습진을 일으키기 쉬운 체질로는 선병질 · 삼출성 체질 · 흉선임파 체질 등을 들 수가 있는데 그 밖의 위장병 · 간장병 · 당뇨병 · 부인병 · 월경이상 · 빈혈 · 내분비 질환 등이 있는 사람도 걸리기 쉽다.

또 외부적인 원인으로는 약품이나 화장품에 의한 부작용, 강렬한 햇볕이나 열기 · 습기 등에 의한 피부 자극, 허리띠나 옷, 목도리 등의 압박이나 마찰에 의한 자극 등을 들 수가 있다.

습진을 일으키기 쉬운 체질을 만드는 것은 동물성 단백질 식품과 백미 · 백설탕 등의 과잉 섭취다. 이것들이 장내에서 이상 발효를 일으켜 여러 가지 독소를 만든다. 또 변비를 일으켜 노폐물을 몸 속에 정체시킨다. 모두가 혈액을 어지럽히는 조건들이다.

이렇게 혈액이 더러워지면 간장이나 신장의 기능에 장애가 되어 피부의 생리 기능까지 혼란해져서 습진에 걸리기 쉽다.

치료법

습진에 걸리면 일반적으로 정신안정제나 항히스타민제를 써서 가려움을 덜고 또 소염제로서 스테로이드 연고를 바르는데, 그것은 일시적인 효과밖에 없다. 또 본디 약제에는 매우 민감한 체질이므로 그러한 약제를 남용하는 것은 위험하다. 특히 스테로이드 연고(부신피질 호르몬)는 피부에 발라도 혈액 속에 흡수되기 마련이므로 주의를 요한다.

환부 일대에 네거티브 요법을 반복 시술하면 독소를 제거하여 확실한 효과가 있다.

식사 요법으로는 술 · 커피 · 진한 차 · 후추 · 고추 등 흥분성과 자극성 식품을 끊어야 한다. 그리고 육류 · 달걀 · 지방이 많은 생선 · 새우 · 게 · 조개 · 죽순 · 파 등의 식품을 피하고 야채나 해조류를 많이 섭취해야 한다.

민간 요법으로는 다음과 같은 것들이 있다. 무를 둥글게 썰어 환부에 문질러 주면 가려움증이 멎는다.

벌꿀 20그램 가량에 아연화 분말 약간을 넣어 걸쭉해질 때까지 잘 젓는다. 그것을 환부에 바르고 붕대를 감지 않은 채 그대로 둔다. 하루에 2회씩 덧발라서 4~5일 계속하면 대체로 완치된다.

개오동나무를 달인 즙에 수건을 담갔다가 환부를 습포하면 잘 듣는다. 또 복숭아나무의 잎을 끓인 물에 목욕을 해도 효과가 있다. 환부는 항상 공기가 잘 통하도록 개방하는 것이 유리하다.

동상 부항 치료점

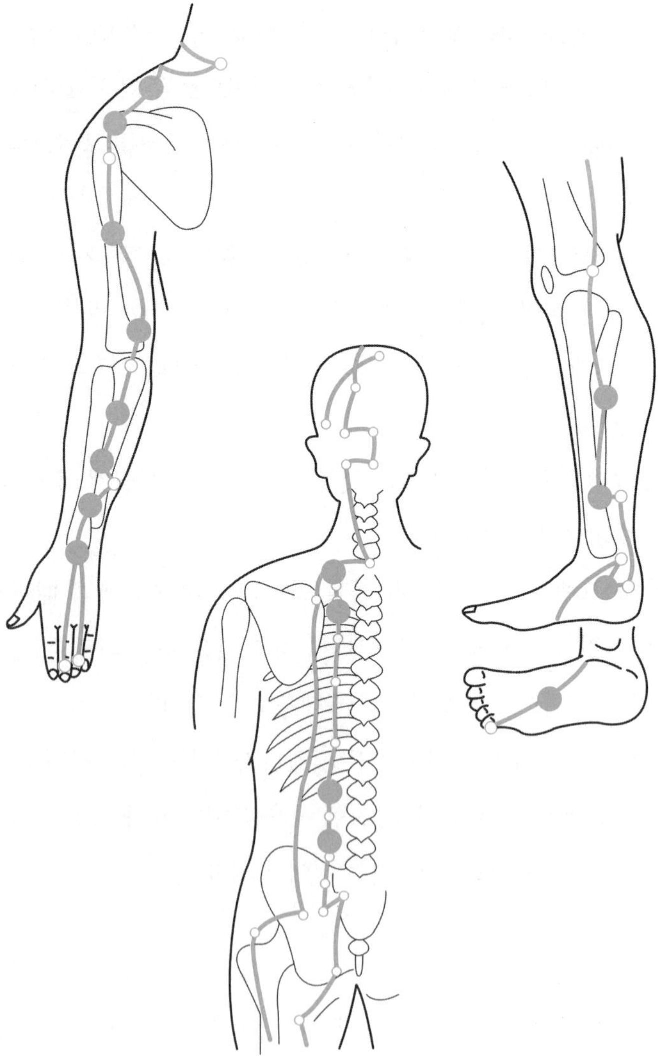

증상

손 · 발 · 코 · 귀 · 얼굴에 발생하기 쉽다. 처음엔 그곳 피부의 일부가 발그스레해져서 가렵다. 그것이 점점 거무스레해지면서 부어오르고 심하게 가렵다 못해 통증을 느낀다.

더욱 전진하면 피부가 문드러지고 몹시 아리다가 그 부분이 썩기 시작한다.

원인

동상은 너무 차갑거나 추워서 혈관이 마비되고 혈액 순환이 나빠져 울혈이 생기기 때문에 발생한다. 체질에도 관계가 있어서 선병질 · 빈혈성 · 다한증 · 영양 불량 등의 사람들이 걸리기 쉽다.

치료법

치료법은 다음과 같다.

① 환부 주변에 네거티브 요법을 반복 시술하고 마사지해서 혈액 순환을 좋게 한다.

② 환부를 미지근한 물에 담갔다가 마사지해 준다.

③ 손에 동상이 걸렸을 때는 반드시 미지근한 물에서 일을 하고 나중엔 마른 수건으로 물기를 말끔히 닦아 낸 다음 마사지해 준다.

④ 양말 · 장갑 등으로 손발의 보온에 유의한다.

⑤ 체질에서 오는 사람은 체질 개선에 힘쓴다.

민간 요법

민간 요법으로는 쌀겨를 무명자루에 넣고 끓인 물에 환부를 담가 30분간 따뜻하게 해 준 다음 자루에서 겨를 꺼내어 환부를 문질러 준다. 그 젖은 겨가 마르기까지 30분쯤 충분히 환부를 마사지해 주고 나서 겨를 털어 낸다. 중증이라도 2~3일 계속하면 낫는다.

생강을 잘게 썰어 무명자루에 넣는다. 그것을 물에 넣고 끓여 환부를 담그면 효과를 볼 수 있다. 셀러리의 잎을 물에 삶아 뜨거운 잎을 환부에 붙여도 뚜렷한 효과를 나타낸다.

여드름

여드름 부항 치료점

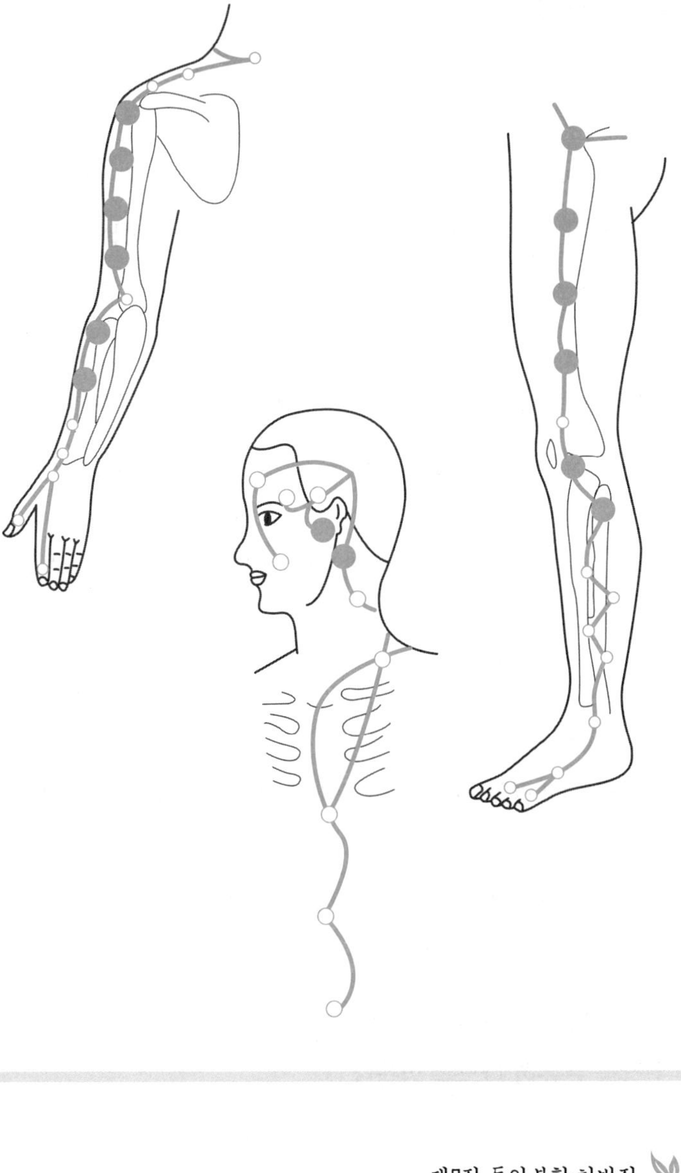

증상

처음에는 털구멍에 피지와 각질이 괴어 그로 인해서 황백색의 피지 덩어리가 생긴다. 그것이 중심이 되어 점점 둘레의 피부가 부풀어오른다. 그러다가 농포가 생기고 그것이 문드러지면 자국이 남는다. 얼굴 · 가슴 등 중앙에 생기기 쉽다.

원인

털구멍으로 나오는 피지의 분비가 너무 많아서 털구멍이 메워져 딱딱한 결절이 생기거나 한다. 여드름이 사춘기에 발생하는 까닭은 성선이나 부신피질로부터 호르몬의 분비가 많아져서 피지의 분비가 왕성해지기 때문이다.

체질적으로 유성의 피부를 지닌 사람이 많다. 또 위장이 약한 사람, 영양 불량에 빈혈증인 사람, 여성으로서 월경 불순인 사람에게도 많이 생긴다.

그 밖에 변비 · 피부의 불결 · 세균의 감염 등도 유발 원인이 된다.

치료법

치료법으로는

① 네거티브 요법의 전체 요법을 매일 하면서 얼굴 피부를 청결하게 한다.

② 지방질이 많은 식품, 자극성 식품, 당분이 많은 과자류 등을 섭취하지 않는다.

③ 변비에 걸리지 않도록 조심한다.

④ 위장을 튼튼히 하도록 힘쓴다.

⑤ 조바심을 내거나 흥분하지 않는다.

⑥ 수면을 충분하게 취한다.

민간 요법

민간 요법으로는 복숭아나무 잎을 물에 삶아 그 물로 얼굴을 씻으면 뚜렷한 효과를 보게 된다.

삼백초를 물에 넣고 끓여서 그 즙을 차처럼 매일 마시게 되면 여드름이 사라지고 피부가 고운 얼굴이 될 수 있다.

기미 · 주근깨

기미 · 주근깨 부항 치료점

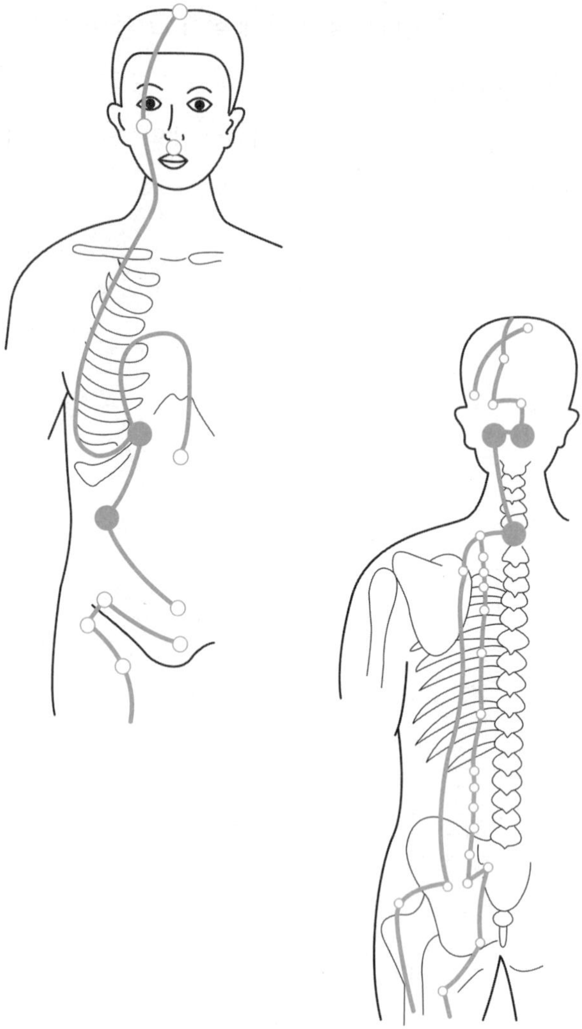

증상

피부에 담갈색의 거무스레한 색소가 번져나온다. 커다란 반점을 기미라 하고 작은 반점이 여러 개 점점이 흩어져 있으면 주근깨라고 한다.

어느 쪽이나 주로 얼굴에 나는데 특히 입 · 볼 · 턱 · 목 언저리에 많이 난다.

원인

원인은 유전의 영향이 크고 전신적인 변조에 의해서도 일어나기 쉽다. 햇볕의 직사광선도 악화의 원인이 된다. 또 임신 · 월경 불순 · 부인병 · 부신피질 장애 · 간장 장애 등도 큰 영향을 끼친다.

치료법

피를 맑히는 네거티브 요법(전체 요법을 주로)을 한 달간만 계속하면 기미가 없는 경우가 많다. 한 달에 효과가 없으면 두 달, 석 달 계속하면 반드시 기미가 없어지고 피부가 몰라보게 고와진다.

민간 요법

민간 요법은 다음과 같은 방법들이 있다. 율무 40그램 가량을 죽을 쑤어 매일 먹는다. 2주일간 계속하면 효과가 나타나기 시작한다.

오이를 썰어 매일 아침 얼굴을 문지르면 말끔히 없어진다. 순무를 강판에 갈아서 환부에 발라도 효과가 있다.동과의 껍질을 벗겨 잘라 씨와 함께 냄비에 넣는다. 거기에 정종과 물을 반반으로 해서 동과를 덮을 만큼의 분량을 붓는다. 중불에 끓여 동과가 물렁물렁해졌을 때 즙을 짜낸다. 그 즙을 다시 반으로 졸아들 때까지 달인다. 매일밤 자기 전에 얼굴을 씻고 즙을 환부에 바른다. 꾸준히 계속하면 서서히 스러져 버린다.

그늘에 말린 복숭아꽃과 동과의 씨를 반반으로 해서 빻은 다음 벌꿀에 갠다. 자기 전에 얼굴을 씻고 바른 다음 아침에 깨끗이 닦아 낸다.

탈모증

탈모증 부항 치료점

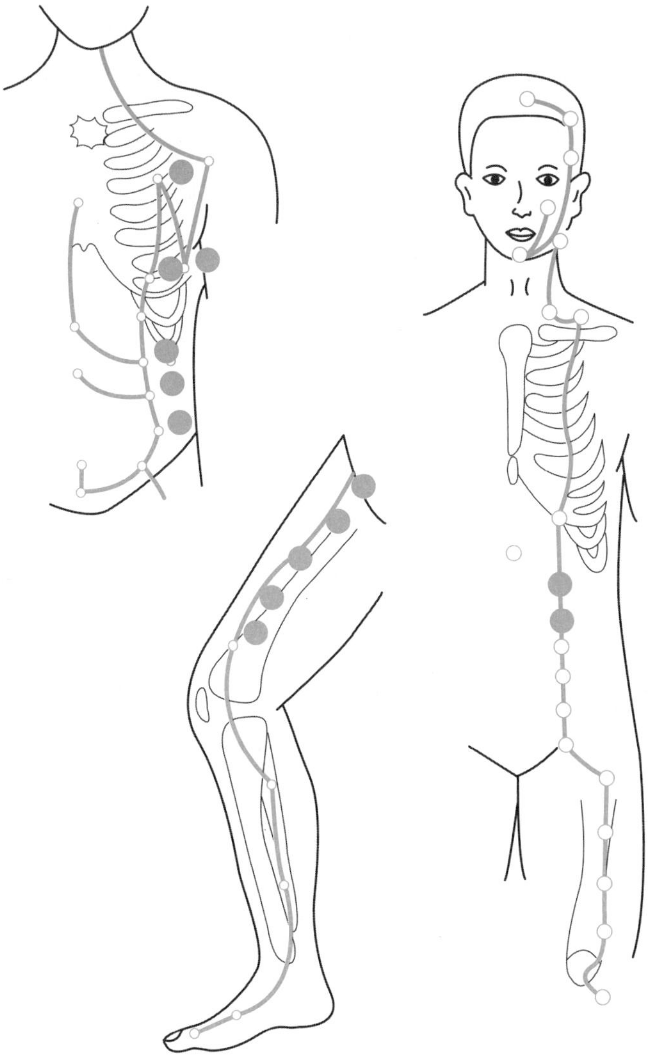

증상

머리의 한 부분이나 전체적으로 털이 빠지는 증세를 탈모증이라고 한다. 원인에 따라 여러 종류가 있다.

한정된 부분의 머리카락이 둥그렇게 빠지는 것은 원형탈모증, 비듬으로 인해서 점점 성글어지는 것은 비강성 탈모증, 이마가 위로 벗겨지거나 정수리 부분이 성글어지는 것은 장년성 탈모증이라고 한다.

또 외상이나 화상 · 종기 등으로 인해서 털이 빠지는 것은 반흔성 탈모증, 장티푸스 같은 열성 전염병 · 당뇨병 · 폐결핵 · 매독 · 약물중독 등에 의해서 일시적으로 머리카락이 빠지는 것은 증후성 탈모증이다.

원인

원인도 각기 다르다. 원형탈모증은 자율신경 장애, 알레르기 체질, 호르몬 이상 등을 원인으로 내세우기도 하나 정설은 확립돼 있지 않다. 장년성 탈모증은 유전성에 기인하는데 머리의 피부가 굳어져 혈액 순환이 나빠지기 때문에 일어나는 것으로 추측되고 있다. 또 남성호르몬의 과다 때문이라는 학설도 있다.

증후성 탈모증은 원인이 되는 질병이 치유되면 저절로 회복되고 반흔성 탈모증은 머리카락의 재생을 바랄 수 없다.

민간 요법

기타의 탈모증에 대해서는 다음과 같은 민간 요법들이 있다.

매 식사 때마다 검정깨를 많이 먹으면 발모를 촉진함과 동시에 머리가 희게 세는 것도 방지하게 된다.

순수한 참기름과 소금을 반반으로 섞어 잘 개어서 탈모 부분에 문질러 흡수시킨다. 꾸준히 계속하면 성글어진 숱은 짙어지고 머리가 빠졌던 곳에서도 새로 발모한다.

검정깨를 곱게 빻아 알코올을 섞어서 걸쭉하게 갠 다음 그것을 환부에 꾸준히 바르면 발모를 촉진하고 머리숱이 짙어진다.

해초의 일종인 녹미채를 식사 때마다 장복하면 머리숱도 많아지고 백발도 방지해 준다. 싱싱한 생강을 강판에 갈아 그 즙을 2배의 물로 희석한다. 그것을 탈지면에 적셔 탈모 부위의 피부를 문질러 흡수시킨다. 매일 계속하면 새로운 털이 돋아나기 시작한다.

쌀겨기름을 받아서 매일 2회씩 탈모 부위에 발라 주면 발모를 촉진한다. 쌀겨기름을 받는 방법은 밥공기 위를 한지로 덮고 실로 동여맨다. 그리고 팽팽한 종이에 바늘로 여러 개의 구멍을 뚫는다. 그 위에 쌀겨를 수북이 올려놓고 맨 꼭대기에 불타는 숯불 한 덩이를 올려놓는다. 그러면 쌀겨가 타들어가면서 번져나온 기름이 종이의 구멍을 통해서 공기 속으로 흘러 떨어진다.

뽕나무 껍질을 달이면 갈색의 즙으로 된다. 그 즙을 탈지면에 적셔서 탈모 부위를 문질러 준다. 매일 계속하면 비듬이 없어져서 탈모를 방지하게 된다.

07 부인과 질환

증상

부인과에서 취급하는 질환을 부인병이라고 한다. 그 속에서 호르몬이나 자율신경 실조에 의한 부인 특유의 증상도 포함되어 있다.

원인

질병의 종류에 따라 발병 원인에도 여러 가지가 있으나 대략 다음과 같이 요약할 수 있다.

① 세균의 감염

② 호르몬 분비의 이상

③ 월경시의 불섭생

④ 거듭되는 인공임신중절

⑤ 자율신경의 실조

⑥ 영양의 불균형

⑦ 성기의 발육 부전

⑧ 상습적인 변비

⑨ 체질의 허약

⑩ 생활환경의 악영향

⑪ 섹스의 과잉

⑫ 감기로부터 발병

기본 요법

치병을 위한 유의 사항을 요약하면 다음과 같다.

① 부인병에는 네거티브 요법이 탁효가 있다.

② 열이 있을 때나 통증이 올 때는 안정을 취한다.

③ 변비가 있을 때는 설사제나 관장으로 배변을 꾀한다.

④ 편식을 피하고 영양의 균형을 잡는다.

⑤ 적당한 운동에 힘쓴다.

⑥ 국부를 항상 청결하게 한다.

⑦ 자극성 식품과 술 · 담배를 끊는다.

⑧ 섹스를 삼간다.

⑨ 과로를 피한다.

⑩ 정신의 안정에 힘쓴다.

⑪ 혈액의 산성화를 막는다. 그러기 위해서 육류 · 달걀 · 생선회 · 백설탕 등 산성 식품을 제한하고 야채 · 해초 · 과일 등 알칼리성 식품을 많이 먹는다.

⑫ 약물의 내복 · 주사 · 수술 등의 조치는 반드시 의사의 지시에 따른다.

부인병에 유효한 식품으로는 팥 · 당근 · 시금치 · 파슬리 · 미나리 · 참깨 · 바닷말 · 잉어 · 오징어 · 메밀 · 컴프리 등을 꼽을 수 있다.

스스로 할 수 있는 요법으로는 자율신경을 강화하고 혈액 순환을 좋게 해서 체질을 개선하는 운동 요법이 가장 이상적이다. 전신의 근육을 일제히 움직여서 건강을 증진시키는 벤네트식 운동법이 안성맞춤이다.

미국의 실업가 벤네트 씨가 자신의 병약 체질을 고치기 위해 고안해 낸 운동법인데 잠자리에 누운 채로 할 수 있는 점이 특색이다. 그는 50세 때 너무 노쇠해서 절대로 거동하지도 못할 정도였는데 이 운동을 계속한 결과 71세 때에는 샌프란시스코의 경기장에 출전, 1천6백m를 7분 55초에 주파해서 관중을 깜짝 놀라게 한 사람이다.

그 운동법으로 목 · 등줄기 · 어깨 · 폐 · 위장 · 간장 · 허리 · 팔 등의 운동 19가지를 엮은 것인데. 여기서는 다음 두 가지만 소개한다.

A : 베개 없이 드러누워 팔짱을 끼고 머리와 등을 약간 치켜올린다. 허리에 힘을 주어

① 상반신을 위쪽으로 힘껏 기울인다.

② 원위치로 돌린다.

③ 이번엔 오른쪽으로 힘껏 기울인다.

④ 이것을 1회로 해서 10회 반복한다.

B : 베개를 베고 왼쪽 옆구리를 바닥에 대고 옆으로 눕는다. 팔짱을 끼고 왼쪽 팔꿈치로 몸을 지탱한 채 두 무릎을 약간 구부린다.

① 숨을 아랫배에 한껏 들이쉬면서 다리와 머리를 동시에 한껏 위로 들어 올린다.

② 숨을 내쉬면서 원위치로 돌린다. 이것을 5회 반복한다.

③ 다음에는 반대로 오른쪽 옆구리를 아래로 하고 동일한 요령으로 5회를 반복한다.

자궁내막염

자궁내막염 부항 치료점

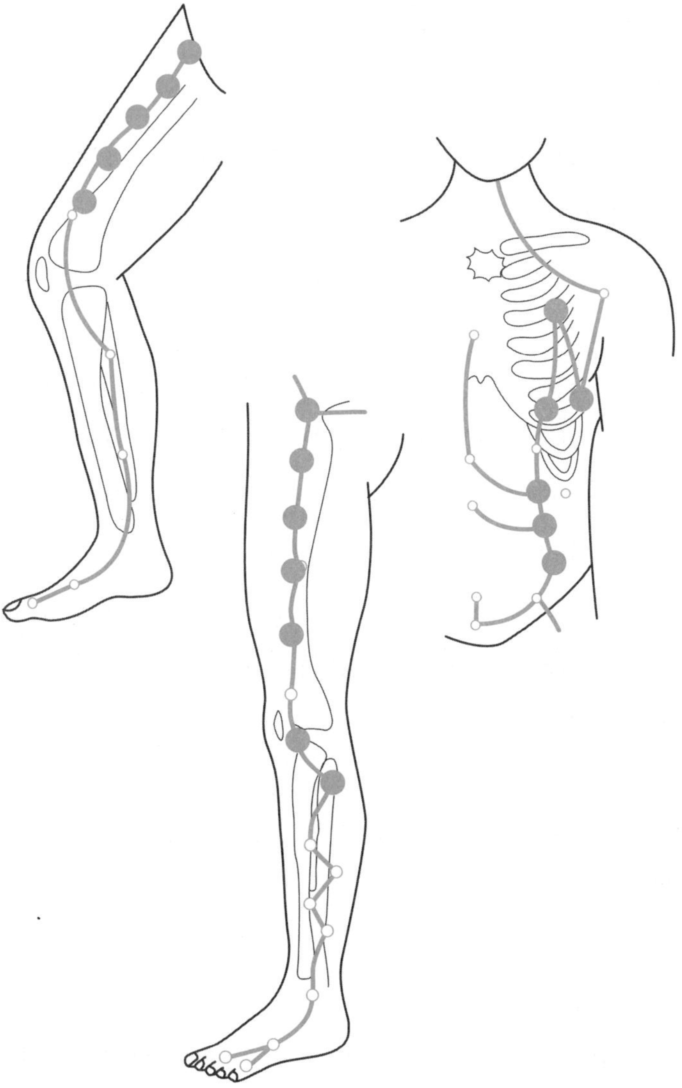

증상

급성과 만성이 있다. 급성은 오한이 나고 발열을 하며 하복부에 불쾌감이나 통증이 일어난다. 그리고 백대하에 섞여 때로는 출혈도 있다. 만성의 경우는 출혈은 없지만 월경 불순을 일으킨다.

원인

자궁내막염은 주로 화농균 · 임균 · 결핵균의 감염에 의해서 발병한다. 유발 요인으로는 감기, 월경 전후의 불섭생, 불결한 성교, 유산, 자궁소파 등을 들 수가 있다.

치료법

① 급성은 먼저 안정을 취하고 성교를 금하는 동시에 하복부에 냉습포찜질을 한다. 변비가 있을 때는 완화제를 써서 배변을 꾀한다. 약제의 주사나 내복은 의사의 지시에 따라야 한다.

② 만성의 경우는 자극성 식품을 피하고 하복부의 보온에 유의한다. 혈액 순환을 좋게 하기 위해 앉은 자세로 허리 아래만 담그는 좌욕을 하면 좋다.

유효한 식품은 팥 · 당근 · 시금치 · 미나리 · 파슬리 · 참깨 · 미역 · 다시마 따위.

민간 요법

민간 요법으로는 그늘에 말린 삼백초와 질경이를 각각 한 줌씩 섞어 5백40cc(약 3홉)의 물에 넣는다. 그것을 달여 약 2홉으로 졸여서 하루 분량의 차 대용으로 마시면 유효하다. 말린 무청을 솥에 넣고 끓여서 그 물로 좌욕을 해도 효과가 있다. 이질풀 20그램에 꿀물을 약간 섞어 5백 40cc(약 3홉)의 물에 달여 약 2홉으로 졸인다. 그 즙을 하루 3회에 나누어 마시면 아주 좋은 효과를 볼 수가 있다.

월경이상

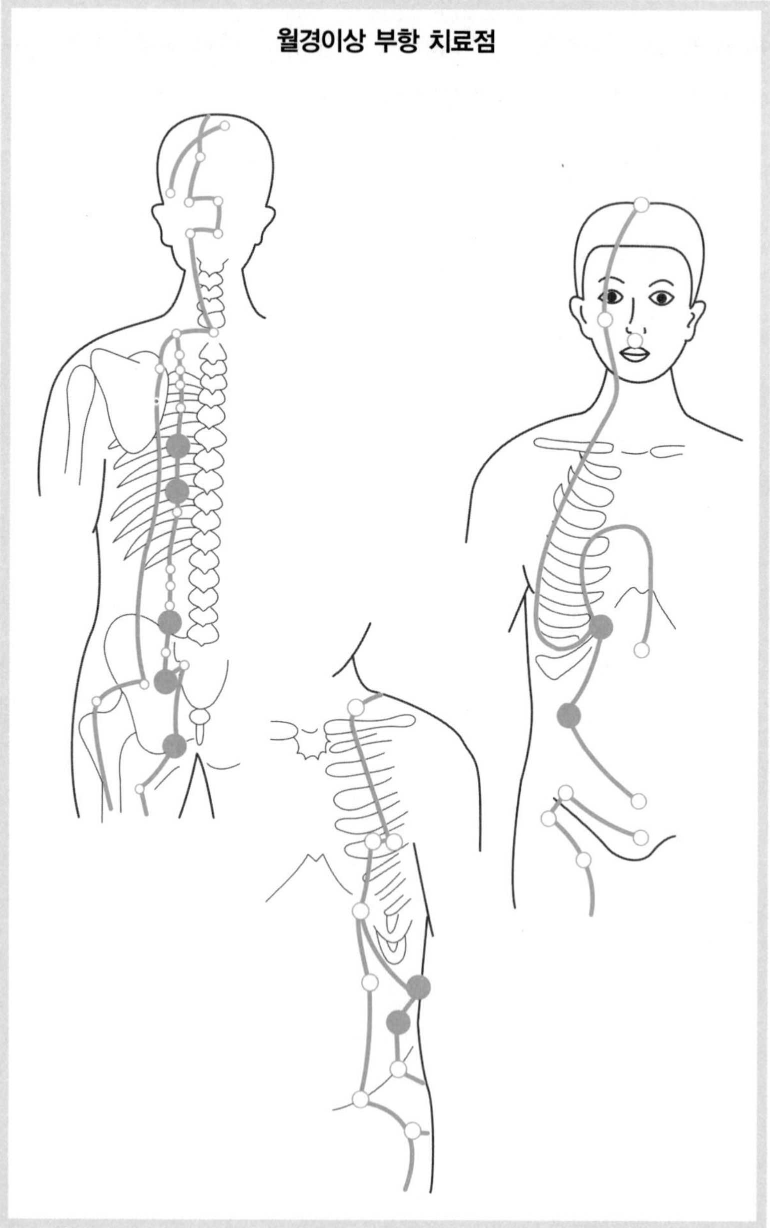

증상

월경이상에는 여러 가지가 있는데 주로 월경과다 · 월경 불순 · 월경 곤란 등을 꼽는다. 월경과다는 월경의 일수나 분량이 보통보다 많고 빈혈이나 쇠약 증세를 일으킨다. 월경 불순은 월경의 주기가 불규칙해지고 양도 많아졌다 적어졌다 한다. 그리고 월경 곤란은 월경을 자연스럽게 치르지 못하고 아랫배나 허리에 통증을 일으킨다.

원인

원인은 세 가지가 모두 자궁의 발육 부전, 자궁의 위치 이상, 자궁근종, 그 밖의 부인병이나 과도한 성교 · 상습 변비 · 심장병 등으로 인해서 일어난다.

치료법

네거티브 요법을 할 것, 허리 · 하복부 · 다리 일대에 부항을 반복 시술한다. 그러면서

① 원인이 되는 질병을 치료할 것.

② 자극성 식품을 피할 것.

③ 변비에 걸리지 않도록 조심할 것.

④ 아플 때는 안정을 취할 것.

⑤ 평소에 균형 잡힌 영양과 적당한 운동에 유의할 것.

⑥ 그 밖의 처치는 전문의의 지시에 따라야 한다.

민간 요법

민간 요법으로는 첫째, 월경과다에 대해서는 그늘에 말린 질경이풀

15그램 가량을 5백40cc(약 3홉)의 물에 달여 반량으로 졸여서 그것을 하루 3회에 나누어 마신다.

둘째, 월경 불순에 대해서는 당귀의 뿌리를 잘게 썰어 12~13그램을 5백40cc(약 3홉)의 물에 달여 반량으로 졸여서 하루 3회에 나누어 마신다.

셋째, 월경 불순은 향부자뿌리 10그램과 질경이풀 10그램을 5백cc의 물에 달여 3백cc로 졸여서 하루 3회에 나눠 마시면 뚜렷한 효과가 있다.

냉증

냉증 부항 치료점

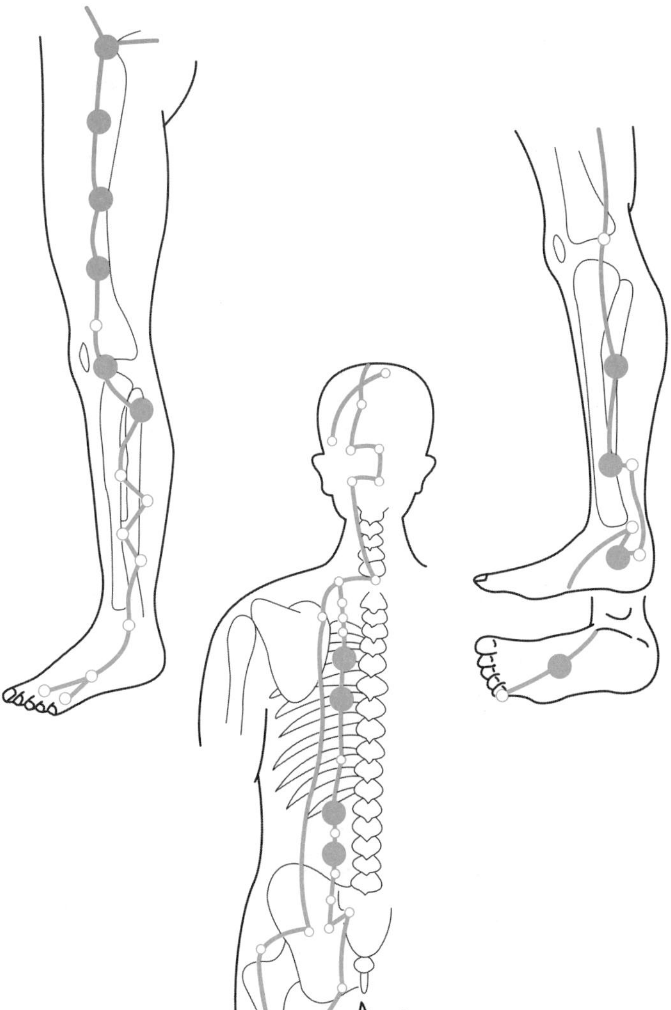

증상

몸의 일부가 차갑게 느껴진다. 그것도 한 군데가 아니라 보통 두 군데 이상이 차갑게 느껴지는 경우가 많다. 그러한 부위는 허리와 발이 가장 많고 다음으로 아랫도리 · 손 · 배의 순위가 된다.

원인

원인은 몸의 한 부분에서 혈액의 순환이 나빠지기 때문에 일어난다. 또 빈혈이나 영양 장애, 한랭한 생활환경도 이 증상의 유발 요인이 된다.

그런데 자율신경의 기능의 한 가지에 혈관의 확장이나 수축을 적절하게 조절하는 작용이 있는데, 어떠한 원인에 의해서 변조를 일으키면 신체 표면의 혈액의 순환이 나빠져서 차갑게 느껴진다.

치료법

주로 혈액 순환 장애에서 오기 때문에 혈액 순환 촉진과 정혈 작용을 하는 네거티브 요법이 가장 효과적이다. 그러면서

① 원인을 먼저 제거한다.

② 한랭을 피한다.

③ 보온에 유의한다.

④ 지방질 · 단백질 · 철분 · 비타민이 풍부한 식품을 섭취한다.

⑤ 건포마찰을 매일 실행한다.

⑥ 목욕을 자주 한다.

⑦ 일광욕에 힘쓴다.

⑧ 적당한 운동을 한다.

⑨ 마사지도 유효하다.

유효한 식품은 마늘 · 팥 · 콩나물 · 양배추 · 당근 · 청국장 · 파 · 머위 · 고추 · 무 · 콩.

대체 요법

배꼽까지의 하반신의 반신욕半身浴을 30분씩 매일 한다. 섭씨 40~41도 욕조에서.

민간 요법은 다음과 같다. 껍질 벗긴 마늘을 적당히 썰어 한 되들이 병에 담고 마늘이 잠길 정도로 소주를 붓는다. 뚜껑을 하고 어두운 곳에 2개월 가량 놓아 두면 엿빛의 투명한 액체가 된다. 그 액체를 하루 2~3회씩 복용하면 냉증에 잘 듣는다.

또 마늘에 흑설탕을 섞어서 삶아 매일 한 조각씩 먹어도 효과적이다. 한편 쑥을 달여 마시거나 쑥탕에 목욕을 해도 효과를 볼 수 있다.

대하증

대하증 부항 치료점

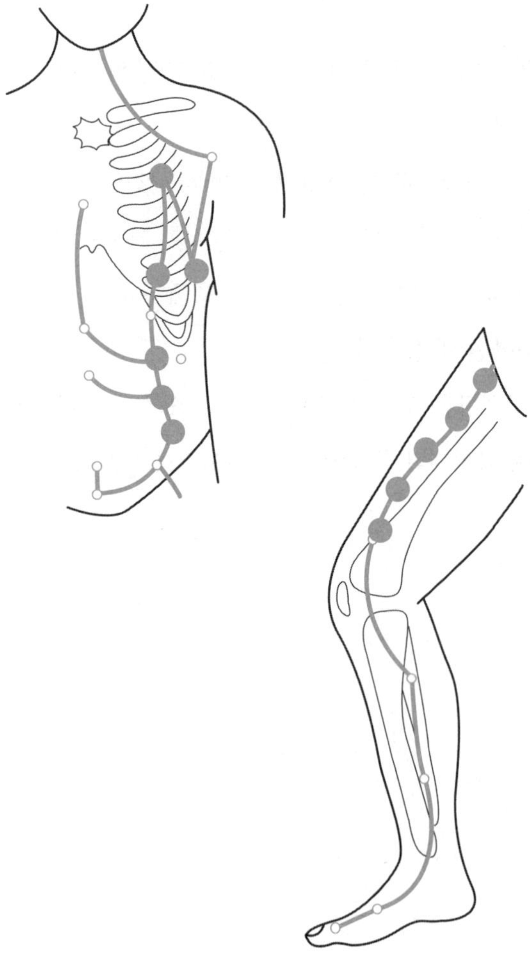

증상

대하증에는 생리적인 것과 병적인 것이 있다. 생리적인 것은 염려가 없으나 병적인 것은 치료가 필요하다. 병적 대하증에는 점액성 · 화농성 · 출혈성 등이 있어 원인에 따라 각기 증상이 다르다. 중증이 되면 대하량이 많아지고 하복부가 무겁고 괴로워지면서 요변도 자주 하게 되는데 성교 때에 불쾌감을 느끼게 된다.

원인

임균 · 화농균 등의 감염으로 일어나며 요즘에는 트리코모나스라는 편모충의 기생에 의해서 생기는 대하증도 적지 않다.

치료법

① 부항으로 네거티브 요법을 한다. 하복부와 허리, 다리 안쪽에 부항을 반복해서 붙인다.

② 국부를 항상 청결히 한다.

③ 소금을 볶아서 더운물에 약간 짠기가 있을 정도로 조정한다. 미지근하게 해서 국부를 씻는다. 가벼운 것은 대개 낫는다.

④ 사철쑥을 진하게 달여 마시기도 하고 또 그 물로 목욕을 한다.

⑤ 삼 열매(씨앗)를 한 줌 정도 토기에 넣고 약 3홉의 물을 붓는다. 그것을 2홉쯤 되게 달여서 1일 2~3회로 나누어 먹으면 효과가 있다.

⑥ 석류꽃을 그늘에서 말려 그것을 목욕탕에 넣어 온욕을 한다.

질염

질염 부항 치료점

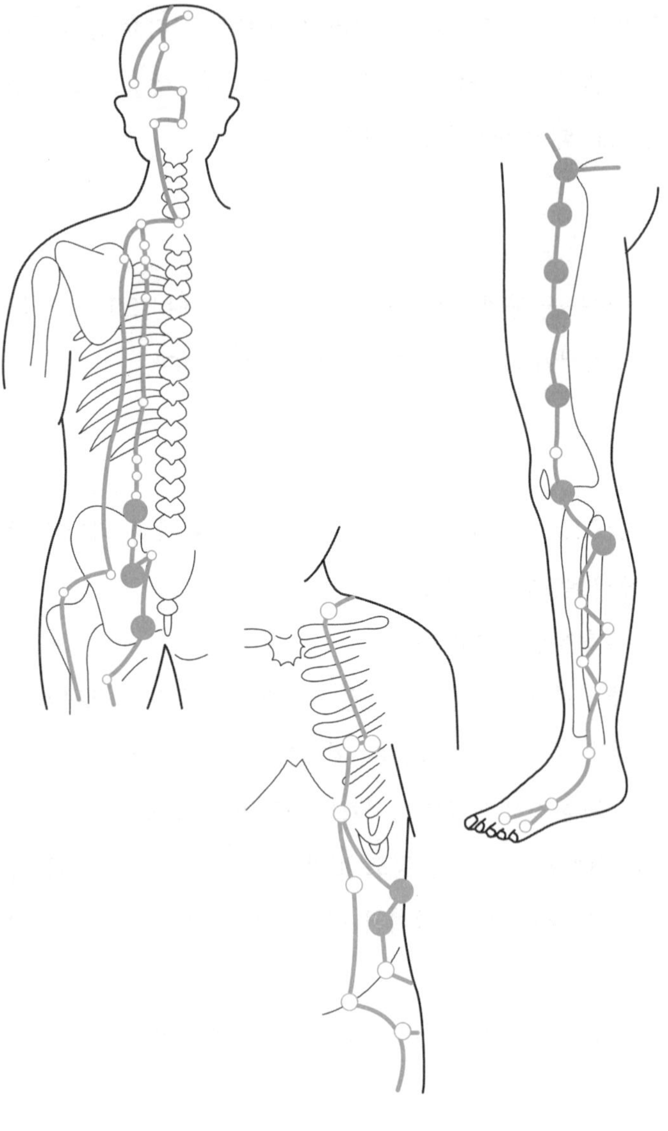

증상

질염에는 트리코모나스 질염 · 칸디나 질염 · 노인성 질염 등이 있다. 요즘에 많은 것은 트리코모나스 질염이다.

보통, 농처럼 희게 탁하거나 엷게 노란 액체가 많이 나온다. 악취가 심하고 질구 부근이 빨갛게 헐어 가려움과 통증이 따른다.

원인

트리코모나스 질염은 보통 소화 기관에 기생하는 트리코모나스 원충이 질내에 침입해서 일어난다. 감염은 성교나 목욕탕이 대부분이다.

칸디나 질염은 칸디나균이란 효모와 흡사한 세균의 침입 때문이다. 임균성은 임균의 침입으로 생기며 노인성 질염은 불결이 원인이 된다.

치료법

① 하복부 일대와 회음부에 부항으로 네거티브 요법을 한다.

② 질내 세척을 한다. 아루가톨이란 유리병에 고무 호스가 달린 것이 있다. 이것을 화장실 안에 국부보다 0.6미터 높이 매달고 그 속에 3%의 붕산수를 온탕으로 해서 넣는다. 그리고 고무 호스의 끝을 질 안에 삽입, 세척한다. 높이를 잘 조정해야 흐름이 알맞다.

③ 단식 요법도 좋다.

④ 솔잎 · 인동덩굴 잎을 삶아 물과 섞어 온탕을 하면 유효하다.

⑤ 그늘에서 말린 석류즙을 물과 섞어 온탕을 한다.

유선염

유선염 부항 치료점

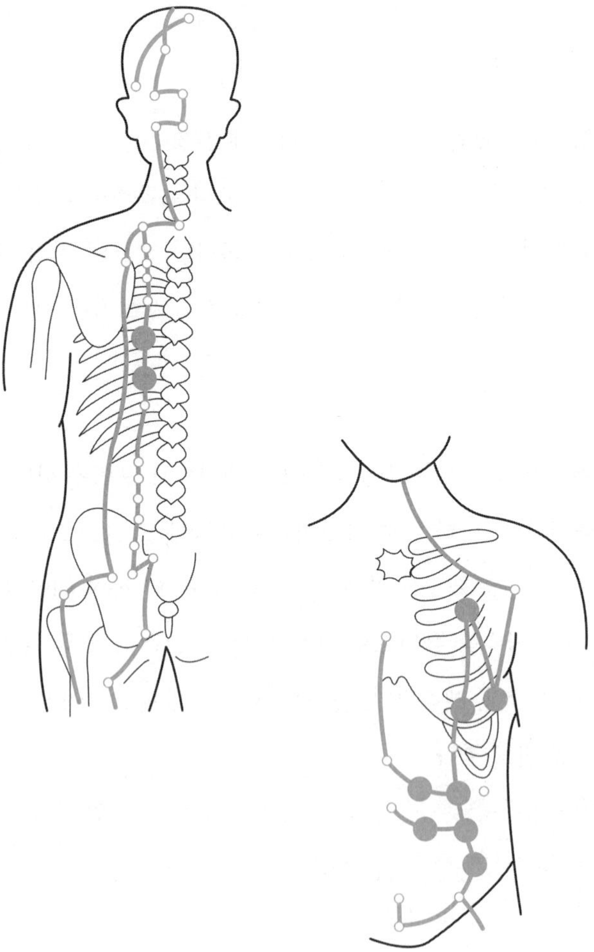

증상

처음에는 유방에 단단한 응어리가 생겨 누르면 아프다. 다음에는 열이 나고 통증도 가속화되어 빨갛게 부어오른다. 겨드랑이의 임파가 붓고 아픔 때문에 팔을 움직이지 못한다.

원인

거의가 포도상구균이 젖꼭지나 유방의 작은 상처 구멍으로부터 침입 유선의 화농을 일으킨다. 젖꼭지는 연약한 상피여서 젖먹일 때 상처가 잘 나고 세균 침입이 쉽다. 불결하면 세균이 침입한다.

치료법

① 부항으로 네거티브 요법이 매우 효과적이다. 환부 일대에 반복 시술한다.

② 열이 심하면 안정을 취하고 부은 쪽의 젖은 먹이지 않는다.

③ 부은 곳에 얼음으로 냉습찜질을 한 다음 온습찜질을 한다. 이것을 되풀이한다.

④ 수선 뿌리를 갈아서 젖꼭지를 제외한 전체에 바른다. 1일 2~3회 새것으로 바꾸어 반복한다.

⑤ 말곰취의 잎을 불에 쬐어 연하게 되면 환부에 바른다. 마르면 새것으로 다시 해서 바른다. 되풀이하는 도중에 화농이 잘 빨려 나온다.

⑥ 소백분을 식초로 반죽해서 헝겊에 발라 환부에 붙인다. 통증도 가시고 부기도 가라앉는다.

08 소아과 질환

증상

갓난아기의 몸은 발육의 도상에 있다. 이미 몸이 완성된 어른과 달라서 질환에 저항력이나 발병 경과가 전혀 다르다. 갓난아기는 결코 어른의 축소판일 수는 없다.

소아과 질병의 특징은 다음과 같다.

① 질환의 경과가 매우 빠르며 전신적으로 전이되기 쉽다.

② 어른의 경우는 만성병이라도 소아에게는 급성으로 진행된다.

③ 병세의 악화도 빠르지만 치유도 빠르다.

④ 질병의 증상도 발육의 시기(신생아 · 유아 · 소년)에 따라 상당한 차이가 있다.

⑤ 완치되지 않을 경우 장래의 건강에 미치는 영향이 크다.

원인

소아는 각종 증상을 똑똑하게 표현할 수 없는 만큼 부모나 보호자가 주의 깊게 보살펴 주지 않으면 안 된다. 상태가 이상하면 재빨리 의사의 진찰을 받는 것도 중요하지만 그보다도 가정에서 먼저 손을 쓰기만 해도 병세의 진행을 멈출 수 있다.

기본 요법

소아가 자주 병에 걸리거나 허약한 상태가 계속될 때는 약이나 주사에만 의존할 것이 아니라 식사의 내용, 배변 상태, 운동, 생활환경 등에 주의해서 나쁜 점을 개선해 주지 않으면 안 된다.

어떤 증세가 발견되면 다음과 같은 요령으로 빨리 손을 써야 한다. 좀 더 상태를 관망하려는 신중성은 오히려 금물이다.

① 항상 대변을 주의 깊게 살펴서 소화 불량일 때는 식사량을 줄인다.

② 변비일 때는 관장이나 설사제로 배변을 꾀한다.

③ 고열일 때는 특별한 경우를 제외하고는 피마자유로 장내를 청소한다.

④ 복통일 때는 뜨거운 물수건으로 배를 찜질한다.

⑤ 되도록이면 주식을 현미죽이나 현미밥으로 바꾼다.

⑥ 비타민 결핍을 막기 위해 토마토 · 양배추 · 상추 · 당근즙 등의 생식을 시킨다. 젖먹이일 때는 현미수프 · 야채수프 · 토마토즙 등을 먹인다.

⑦ 변비나 설사에는 결명자씨와 이질풀을 달여 먹인다.

⑧ 음식물이 위 속에 괴어 있지 않도록 오른쪽으로 잠들지 않게 한다.

⑨ 과식, 편식을 피한다.

⑩ 열이 있을 때는 안정을 시키고, 바깥 바람을 쐬거나 목욕을 시키거나 하지 않는다.

⑪ 보온에 유의하고 옷이나 침구를 따뜻하게 해 주며 외풍을 막아 준다.

⑫ 방 안은 건조하지 않도록 하며 환기를 충분히 한다.

⑬ 불안감이나 공포감을 주는 언동을 삼간다.

병에 잘 걸리는 허약한 어린이는 평소에 체질 개선에 힘쓰는 것이 보호자의 책임이다. 그것을 위한 허약아 체질 개선법을 다음에 소개한다.

① 피부를 단련할 것, 그러기 위해서는 먼저 손발의 건포마찰부터 시작해서 차츰 범위를 전신으로 넓혀 간다. 건포마찰에 익숙해지면 브러시 마찰, 냉수마찰로 바꾼다.

② 일광욕을 한다. 이것도 손발부터 시작해서 전신으로 넓혀 간다. 시간도 단계적으로 늘리되 열이 있을 때는 피한다.

③ 편식을 피하고 영양의 균형을 좋게 한다.

④ 과로하지 않을 정도의 운동을 매일 시킨다.

백일해

백일해 부항 치료점

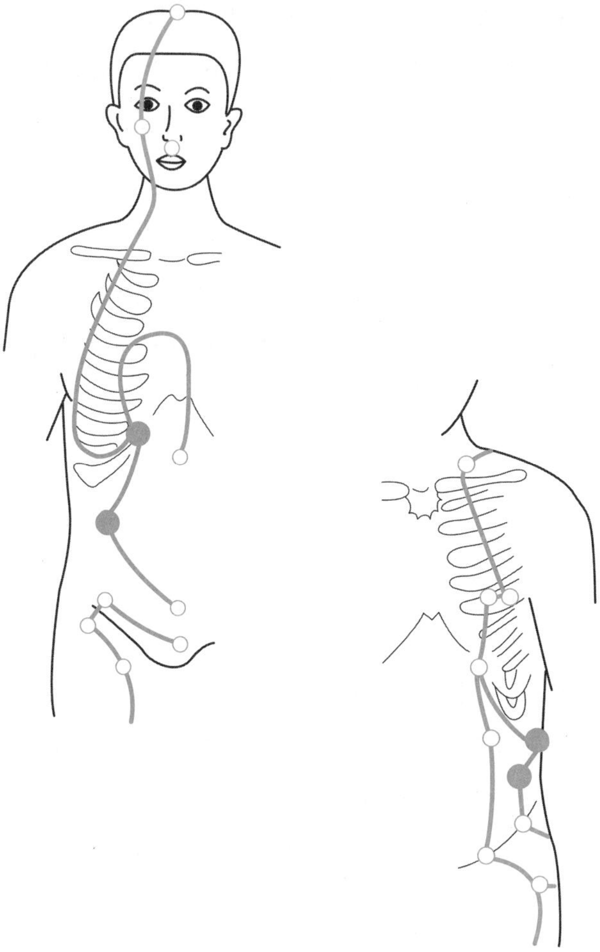

증상

1~2주일 가량의 잠복기를 거쳐 발병한다. 처음엔 보통의 감기와 비슷한 기침이 난다. 그것이 점점 심해져서 밤과 새벽에 더욱 극성을 부린다.

이런 상태가 1~2주일쯤 계속되다가 백일해 특유의 경련성 기침이 시작된다. 즉 콜록콜록 짧은 기침을 몇 번 계속한 뒤에 후유하고 괴로운 듯이 깊은 숨을 들이쉰다. 이것을 여러 번 되풀이하다가 마침내 끈적끈적한 점액을 토해 내고서야 겨우 기침이 멈춘다.

이런 특유한 발작이 하루에도 몇 번씩 일어나면 그 때문에 얼굴이 붓고 눈이 충혈되기도 한다. 이런 증상이 3~6주간 기침이 뜸해져서 2~3주간 후에는 회복한다. 발병에서 회복까지 백 일 가까이 걸리므로 백일기침이라는 병명이 붙었다.

백일해에 걸리면 기관지염이나 폐렴이 병발하기 쉽고 잠재성 결핵도 되살아날 우려가 있다. 또 홍역과 합병되면 매우 위험하다.

원인

원인은 바이러스성의 백일해균의 감염에 의해서 일어난다. 환자가 기침을 할 때 침이 튀어서 균이 전파된다. 주로 겨울에서 봄에 걸쳐 많이 발병하는데 한 번 치르고 나면 평생 면역이 된다.

예방법은 환자에게 근접하거나 함께 놀지 않는 것. 예방왁진이 있기는 하나 완전하지 못한 것으로 알려져 있다.

치료법

① 가슴과 등쪽에 부항으로 네거티브 요법을 반복 시술한다.

② 그러면서 몸이 쇠약해지지 않도록 소화가 잘 되면서 균형 잡힌 영양 식사를 시킨다.

③ 울면 기침이 많이 나므로 되도록 울리지 않도록 조심한다.

④ 합병증이 없는 한 바람 없는 따뜻한 날에는 바깥에서 놀며 햇볕을 쬐고 신선한 공기를 마시도록 한다.

⑤ 추운 날에는 외출시키지 않는다.

⑥ 젖먹이가 기침으로 질식했을 때는 즉시 인공호흡을 실시한다.

민간 요법

민간 요법은 다음과 같다. 당근의 마디 없는 부분을 갈아서 즙을 짠 다음 흑설탕을 넣고 마시게 한다. 분량은 한 숟갈씩, 하루 3회.

배와 무를 같은 분량으로 갈아서 흑설탕을 넣고 잘 젓는다. 그것을 하루 한 공기씩 먹인다. 젖먹이에게는 배만 갈아서 먹인다.

배를 껍질째 1cm 두께로 썰어 기름기 없는 프라이팬에 뚜껑을 덮어서 찐다. 말랑말랑해지면 한 번에 두 쪽씩을 식간에 먹인다. 가래가 삭고 기침의 발작도 가벼워진다. 껍질을 벗긴 호두 20그램 가량을 1백cc의 물에 달여 반량으로 졸인 다음 그것을 하루 분량으로 2~3회 나누어 먹인다.

검정콩 50그램을 5백cc의 물에 넣고 흑설탕을 약간 넣고 1백cc로 졸 때까지 달인다. 그 즙을 발작이 일어났을 때 마시게 하면 좋은 효과가 있다.

호박씨를 검게 볶아 흑설탕을 약간 넣고 적당히 먹이는 것도 좋다. 또 무씨를 볶아 빻아서 가루를 조금씩 복용시키는 것도 효과적이다.

선인장을 손가락만큼 잘라 내어 그것을 갈아서 식사 후에 한 숟갈씩 마시게 하면 잘 듣는다. 1주일 계속하면 효과를 알 수가 있게 된다.

유아 소화 불량증

유아 소화 불량증 부항 치료점

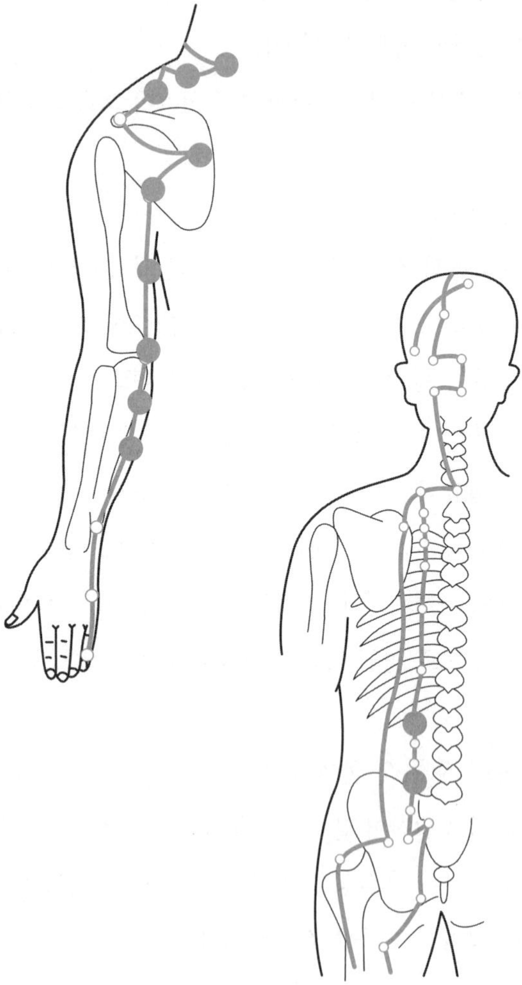

증상

젖먹이의 소화 불량증에도 급성과 만성이 있다. 급성은 젖먹이의 기분이 갑자가 나빠져 잘 웃지도 않고 숙면하지도 않는다. 젖을 충분히 빨지도 않는다. 억지로 먹이면 토해 낸다.

점액이 섞인 푸른 물똥을 싼다. 하루에도 10여 회의 설사를 하는데 퀴퀴한 악취가 난다. 체중이 줄며 때로는 열이 나기도 한다.

만성의 경우는 급성처럼 심하지는 않지만 하루에 4~5회의 설사를 한다. 또는 설사와 변비가 교대로 오는 수도 있다. 보통은 토하지 않는데 때로는 토하는 수도 있다. 식욕이 아주 떨어져 버리지는 않지만 숙면하지 못하고 기운도 없어진다. 좀처럼 잘 낫지도 않으며 점점 몸이 쇠약해진다.

원인

발병의 원인으로 급성은

① 인공영양의 과잉이나 부족

② 설탕의 과잉

③ 암죽만 먹이는 데서 오는 영양 결핍

④ 불규칙한 수유

⑤ 비타민 부족

⑥ 더위로 인한 체력의 저하 등이다.

만성의 경우는

① 급성에서의 후유증

② 젖의 부족

③ 인공영양의 부족

④ 비타민 부족

⑤ 체질의 이상

⑥ 감기나 폐렴으로부터 병발 등에 의해서 일어난다.

치료법

치료법은

① 6~24시간 젖을 끊고 생수나 보리차를 마시게 한다.

② 설사약 같은 약품을 남용하지 않는다.

③ 비타민 B_1 · B_2 · C 등을 충분히 보급한다.

④ 백설탕은 금물이고 흑설탕을 조금씩 사용한다.

민간 요법으로는 토마토의 생즙을 조금씩 마시게 하는 것이 좋다. 결명자와 이질풀을 섞어서 달여 마시게 해도 잘 듣는다.

선병질

선병질 부항 치료점

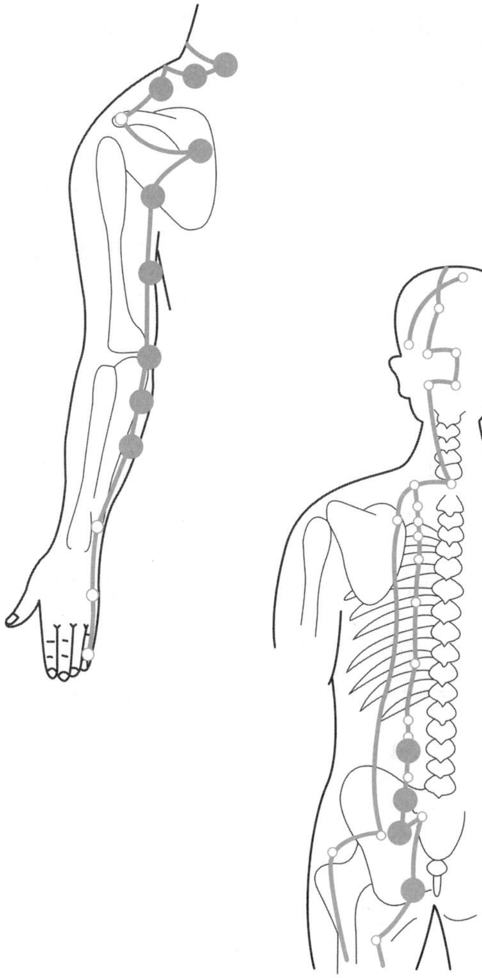

증상

과민성과 치둔성의 두 종류가 있다. 과민성의 선병질은 얼굴빛이 창백하고 볼이 약간 발그스레하며 몸이 가늘고 피하지방이 적다. 따라서 피하의 정맥이 파르스름하게 드러난다. 신경과민으로 감동하기 쉬우나 의젓하고 침착하지 못하다.

한편 치둔성 쪽은 전신의 피하지방의 발육은 괜찮은 편이지만 얼굴이 부은 듯이 부풀고 입술이 두꺼우며 코가 크고 동작이 활발치 못하며 멍청해 보인다.

양쪽이 모두 얼굴 · 머리 · 손발 등에 습진이나 헌 데가 생기기 쉽고 감기나 다른 병에 대한 저항력이 약하다. 특히 비염 · 인후염 · 편도선 · 중이염 · 각종 임파선염 등에 걸리기 쉬운 이른바 허약 체질이다.

원인

원인은 주로 결핵균이 체내의 임파선에 잠복해 있어서 전신의 기능에 불리한 상태를 조성하기 때문이다. 체내에 널리 분포돼 있는 임파선 중에서 결핵균이 잠복하기 쉬운 부분은 목줄기의 경부임파선과 좌우의 폐의 중간에 있는 폐문임파선이다.

어째서 결핵균이 임파선에 잠복하게 되는 유발 요인에 대해서는 다음과 같은 경우를 들 수가 있다.

① 부모로부터의 감염

② 허약한 체질의 유전

③ 인공영양의 결핍 등으로 인한 영양 불량

④ 어머니의 영양 불량의 영향

⑤ 혈액의 산성화에 의한 항병력의 저하

⑥ 백설탕의 과잉 섭취

⑦ 편식으로 인한 각종 비타민 · 미네랄의 부족

⑧ 생활 환경의 불량

⑨ 운동 부족

⑩ 정신의 불안정

치료법

치료법은 다음과 같다.

① 매일 네거티브 요법을 해서 체질 개선을 꾀하고 균형 잡힌 영양식을 섭취한다.

② 특히 비타민 A · B_1 · B_2 · C · 칼슘을 과부족 없이 섭취하게 한다.

③ 그러기 위해서 생식이 가능한 것은 날것으로 먹인다. 예컨대 무즙 · 당근즙 · 토마토 · 양배추 따위.

④ 야채류를 믹서에 갈아서 푸른 즙을 주는 것도 좋다.

⑤ 백미 주식을 현미 주식으로 바꾼다.

⑥ 과일이나 과즙으로 비타민 C를 공급해 준다.

⑦ 열이 없을 때는 되도록 일광욕을 시킨다.

⑧ 매일같이 건포마찰이나 냉수마찰로 피부를 튼튼하게 해 준다. 생강즙 마찰이면 더욱 좋다.

⑨ 매일같이 과로하지 않을 정도의 운동을 20~30분간 실시한다.

⑩ 백설탕 · 육류 · 달걀 · 생선 따위 산성 식품을 과잉 섭취시키지 않는다.

⑪ 야채 · 해조류 · 멸치 따위를 많이 먹인다.

⑫ 편식을 교정한다.

⑬ 유해식품 첨가물이나 농약이 묻은 식품을 피하고 자연식품을 먹이도록 힘쓴다.

⑭ 대기 오염, 소음 따위 나쁜 환경을 개선해 준다.

⑮ 정신 불안감이나 공포심을 품지 않도록 한다.

유효한 식품은 팥 · 참깨 · 당근 · 참마 · 토마토 · 부추 · 마늘 · 다시마 · 김 · 셀러리 · 청국장 · 멸치 · 조개.

위장이 약한 아이에게는 복부마사지를 해서 복부의 혈액 순환을 좋게 하는 것이 바람직하다. 생강탕을 끓여 수건에 적셔 마찰해 주는 것도 효과적이다.

민간 요법으로는 마늘을 구워 먹이는 것이 유효하다. 분량은 어린이의 연령에 따라 가감하는데 대체로 1회에 1~2쪽씩 하루 3회 식후에 먹이는 것이 좋다. 또 칠성장어를 설탕, 간장양념에 구워 3일에 한 마리씩 먹이면 아주 좋다.

오줌싸개

오줌싸개 부항 치료점

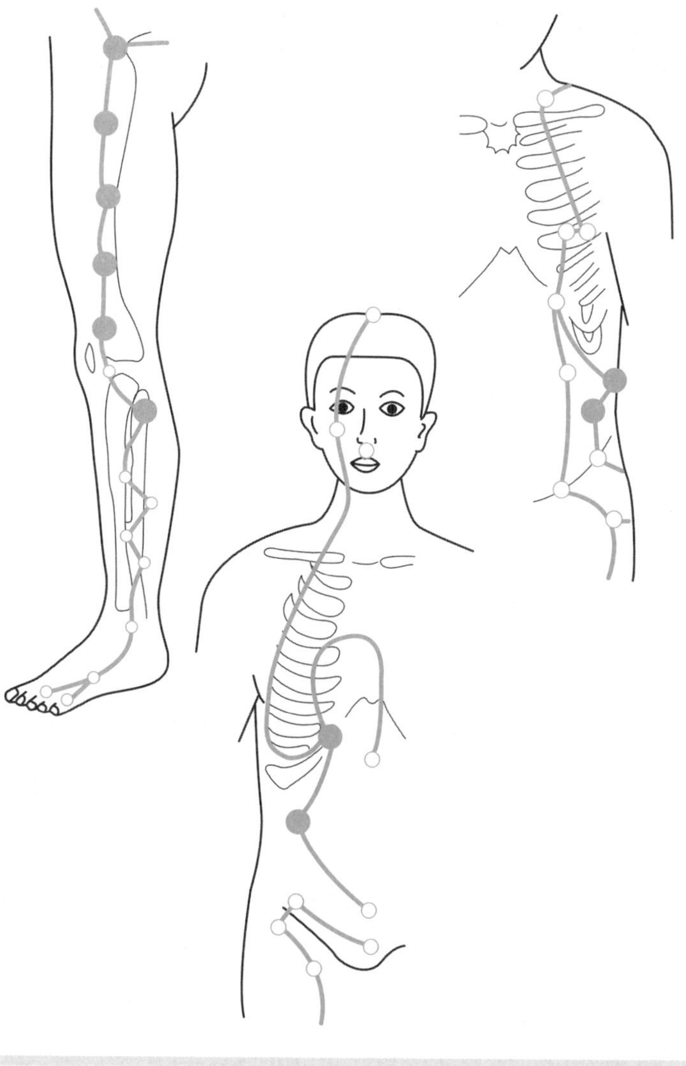

증상

3~4세가 지나도 자면서 오줌을 못 가릴 때는 병적인 야뇨증으로 보아야 한다. 심할 때는 성인이 된 후에도 이불에 오줌을 싼다.

원인

신경증에서 오는 심리적인 것과 신체적인 것 두 가지가 있는데 애정 결핍으로 인한 정신 불안, 긴장 등에서 오는 것과 외음부의 습진 · 요도 · 성기의 염증 · 회충의 자극에 의한 경우가 있다.

체질적으로는 선병질 체질 · 편도선 비대 · 내분비 이상의 원인도 있다.

치료법

치료법은 다음과 같다.

① 심리적인 경우는 정서적인 안정을 도모하도록 애정으로 배려하고 야뇨에 대해서 질책하면 하면 도리어 역효과를 나타낸다. 취침 전에 땀이 날 정도로 운동을 시킬 것. 긍정적인 암시 요법으로 자신감을 갖게 할 것.

② 부항으로 하는 네거티브 요법은 야뇨증에도 매우 효과가 있다. 배꼽을 기점으로 한 직선상의 양옆구리와 배꼽 밑 단전 부위에 네거티브 요법을 반복 시술한다.

③ 평소 생강즙 마찰을 한다. 하복부와 하지, 볼기의 피부가 빨갛게 될 때까지 생강즙에 적신 타월로 마찰하는 것이다.

④ 자기 전에 찹쌀떡을 먹이면 취침 중에 배뇨 횟수가 줄어든다. 현미 찹쌀이나 수수, 조로 만든 떡이면 더욱 좋다.

⑤ 김가루를 곱게 빻아 더운물에 끓여 걸쭉하게 하여 취침 전에 한 컵씩 마셔도 효과가 있다.

⑥ 자기 직전에 더운물에 발을 담그는 각탕을 30분 하고 자면 예방 효과가 있다.

홍역 부항 치료점

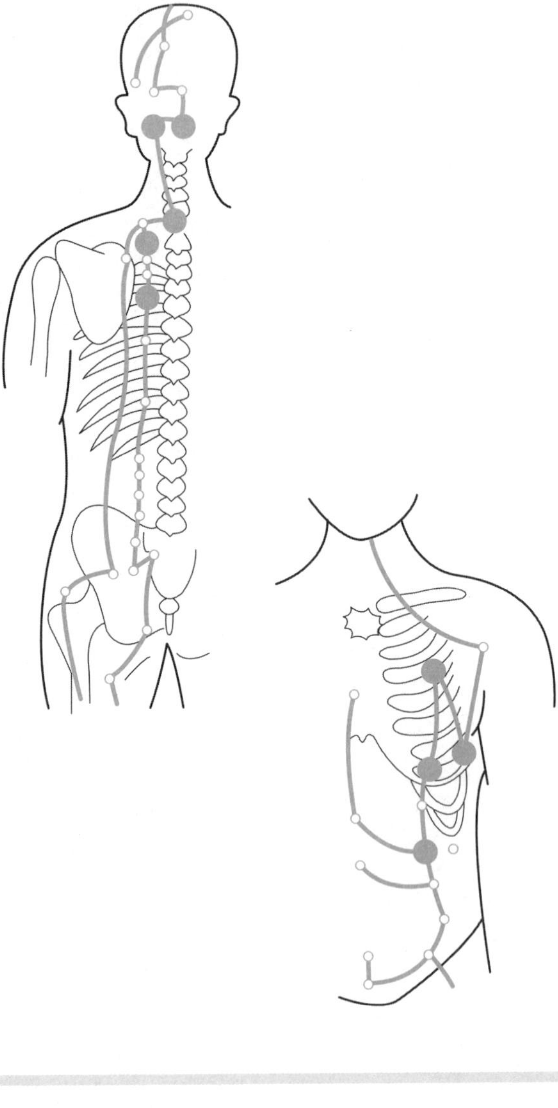

증상

잠복기가 10일쯤 있다. 발병 초기는 약간의 열 · 기침 · 콧물 · 목이 아프면서 감기 증상과 비슷하다. 이어서 눈이 빨갛고 눈물이 나며 두통과 함께 식욕이 떨어진다. 입 속의 점막은 부어서 충혈되고 빨갛다. 이 시기를 전구기라고 하는데 이 시기를 지나면 발진기로 접어든다. 얼굴에서 목 둘레 · 가슴 등의 차례로 전신에 퍼진다. 열은 섭씨 37도 이상, 기침도 심해진다. 발진한 다음 1주일 정도 지나면 열도 내리고 발진도 숙어진다. 내린 열이 다시 오르지 않으면 치유된 것이다.

원인

일종의 바이러스 감염에 의해 발병된다. 환자의 호흡 · 침 · 담 등에서 전이된다. 바이러스의 저항력은 아주 약하고 인체 바깥에서는 금세 사멸해 버림으로 제3자나 기물을 통해서 전염하는 일은 거의 없다. 발진이 일어났을 때가 가장 강하고 열이 내려서 10일 이상 지나면 거의 전염의 염려는 없다. 걸리기 쉬운 나이는 2살에서 5살. 면역력이 있으므로 한 번 앓고 나면 생애를 통해 두 번 발병하지 않는다.

치료법

① 가슴과 등에 부항으로 네거티브 요법을 한다. 열이 오르고 발진이 있을 때도 부항을 붙이면 가볍게 넘어간다.

② 안정이 첫째임으로 방 안의 광선을 차단한다.

③ 보온하여 몸을 결코 차게 하지 않을 것과 바깥 바람이나 얼음으로 머리를 식히는 일은 금물이다.

④ 설사와 해열제를 먹이지 말 것.

⑤ 실내의 공기가 건조하지 않게 한다.

⑥ 식사는 발병 초기에 유동식 · 현미죽 등을 쑤어 먹이면 치유를 촉진시킨다.

만성비염

만성비염 부항 치료점

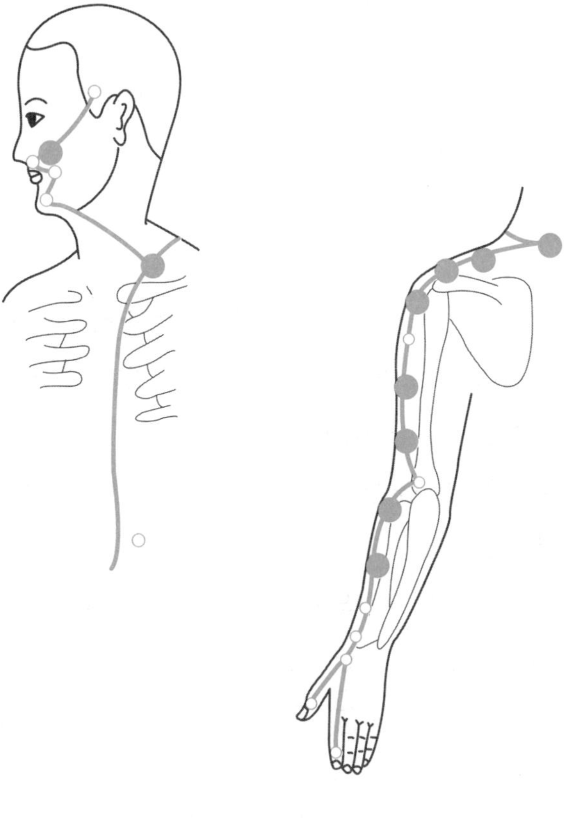

증상

좌우의 코가 교대로 막히면서 분비물이 나온다. 코의 점막은 빨갛게 붓고 냄새를 분별할 수 없으며 머리가 무겁다. 따라서 기억력과 주의력도 산만해진다.

원인

급성비염에서 전이되는 일이 많다. 그 밖에 허약 체질 · 편도선 비대 · 운동 부족 · 상습 변비 · 음주 · 담배 등도 한 원인이 된다.

치료법

① 목 부분과 가슴 일대에 부항으로 네거티브 요법을 한다. 얼굴에 부항 마사지를 한다.

② 식염수로 코를 세척한다.

③ 적당한 운동을 해서 코점막의 울혈을 막는다.

④ 무즙을 내어 탈지면을 면봉에 감아 탈지면에 스미게 한다. 그것을 콧구멍 아래쪽으로 밀어 넣고 즙이 코의 점막에 스미도록 한다. 막힌 코가 뚫리는 상쾌감이 온다.

⑤ 마른 대추와 감초를 물에 넣고 달인다. 그 물을 자주 마시면 막힌 콧구멍이 뚫린다.

⑥ 현미와 감을 같은 분량으로 해서 4배의 물로 죽을 쑨다. 이것을 매일 먹으면 막힌 코가 좋아진다.

⑦ 도라지 뿌리의 껍질을 벗기고 6그램 정도를 하루 분량으로 해서 물로 끓여서 먹는다.

⑧ 유칼리 기름은 유칼리나무의 어린 잎을 증류해서 만든 기름이다.

이 기름을 탈지면에 적셔 콧속에 삽입하고 염증이 있는 비점막에 바른다.

축농증

축농증 부항 치료점

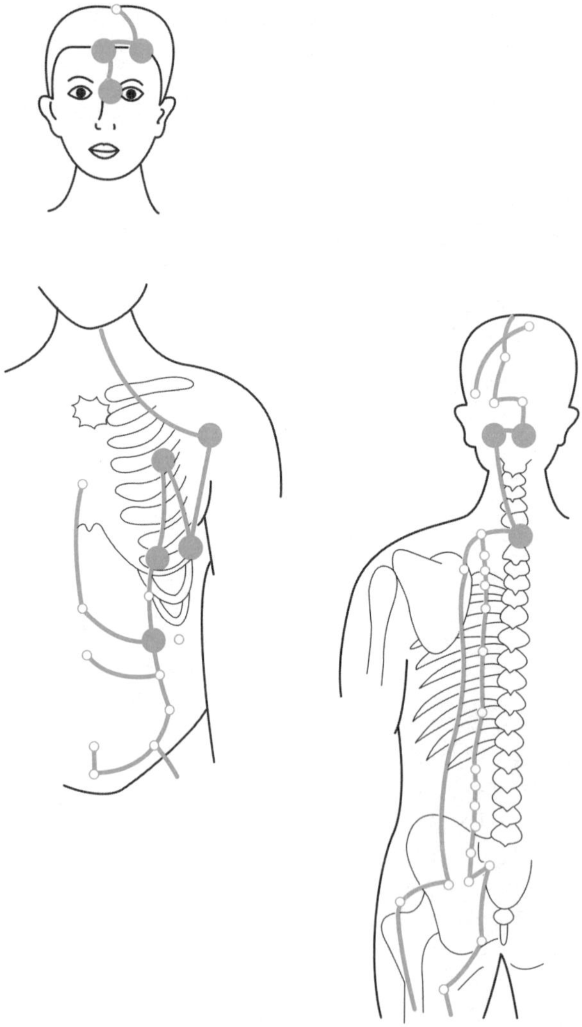

증상

푸르스름한 농과 같은 콧물이 많이 나온다. 악취가 나며 항상 코가 막혀 후각이 둔하다. 통증은 없으나 멍한 불쾌감 때문에 기억력이나 주의력이 산만해진다. 따라서 공부나 일에 열중할 수가 없다.

원인

부비공에 염증이 생겨 농이 괴기 때문이다. 감기로부터 연발되기도 하며 체질에도 관계되는데 평소에 당분을 과다 섭취한 사람으로서 알레르기 체질은 걸리기 쉽다고 한다.

치료법

① 혈액 오염에서 오기 때문에 피를 깨끗이 하는 네거티브 요법이 축농증에도 매우 효과적이다. 목과 가슴 부위에 반복 시술하여 완치된 사례가 있다.

② 식염수 등으로 코를 자주 세척한다.

③ 동물성 단백질과 지방질을 제한한다.

④ 야채 · 해초를 많이 먹는다.

⑤ 칼슘 · 비타민 A를 충분히 먹는다.

⑥ 매일 적당한 운동과 일광욕을 한다.

⑦ 2주일 정도 단식을 해도 효과적이다.

⑧ 연근 · 파 · 참깨 · 다시마 · 시금치 · 검정콩 · 당근 · 곤약 · 셀러리 · 파슬리 · 우엉 · 가막조개 · 녹미채 등을 상식하면 효과적이다.

⑨ 무즙을 내어 탈지면을 꼬아 적셔 콧구멍 속에 집어넣고 바른다. 하루 3,4회 하는데 그때마다 새것으로 한다.

중이염

중이염 부항 치료점

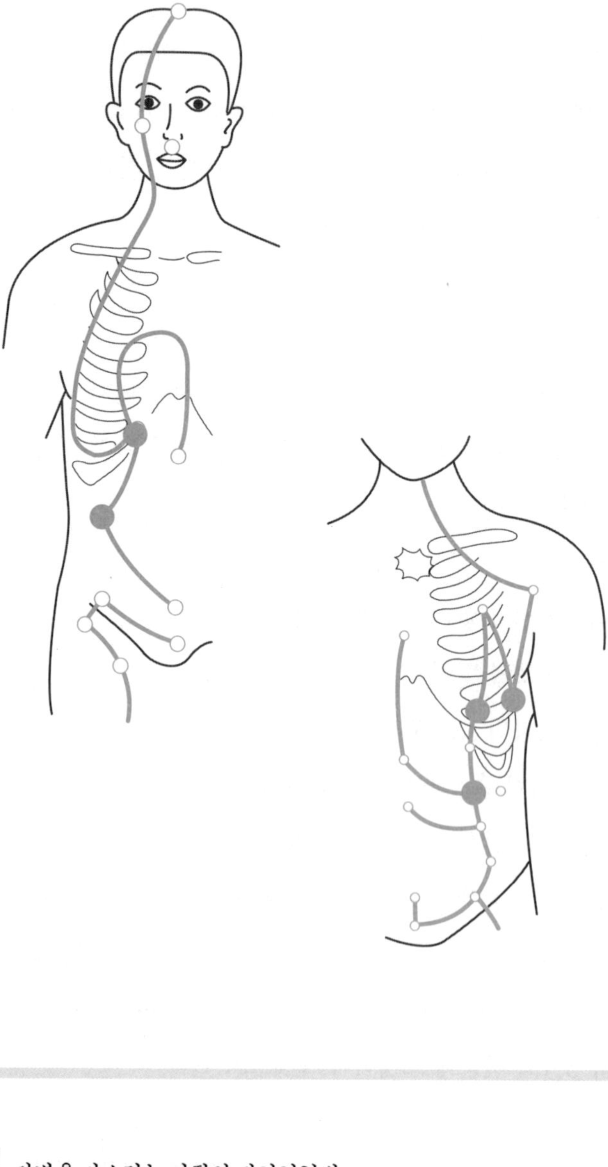

증상

귓속이 쑤시는 듯이 아프고 윙윙거리며 귀울림이 난다. 귀가 막힌 느낌으로 잘 들리지 않는다. 고막은 빨갛게 부어오르고 발열한다. 만성이 되면 통증은 심하지 않으나 귀에서 고름이 나오기도 한다.

원인

염증을 일으키는 세균 침입으로 발생한다. 감기가 유인이 되는 수도 있고 수영할 때 더러운 물이 들어가 생기기도 한다. 산성 체질이 되면 잘 걸린다.

치료법

① 목 뒤와 귀 밑에 부항으로 네거티브 요법을 한다.

② 심신의 안정을 취한다.

③ 초기에 얼음으로 귀 뒤쪽을 습포한다.

④ 식욕이 감퇴됨으로 식사는 유동식과 반유동식으로 하고 비타민 B · C가 풍부한 식품이나 야채 · 과일즙을 섭취한다.

⑤ 3%의 옥시풀 세정액으로 귀를 씻는 것도 효과적이다.

⑥ 체질 개선을 위해 편식을 금하고 영양의 균형을 취한다.

⑦ 유효한 식품은 연근 · 당근 · 시금치 · 우엉 · 검정콩 · 셀러리 · 파슬리 · 팥 등이다.

⑧ 산 미꾸라지 1홉쯤을 모면자루에 집어넣고 꿰맨다. 그것을 귀 위로부터 씌우듯이 댄다. 통증과 부기가 있는 중이염에 효과적이다.

⑨ 무즙을 헝겊으로 짜낸 물을 탈지면으로 꼬아 적셔 귓속에 집어넣는다. 하루에 3,4회 하는데 그때마다 새것으로 한다.

코피

코피 부항 치료점

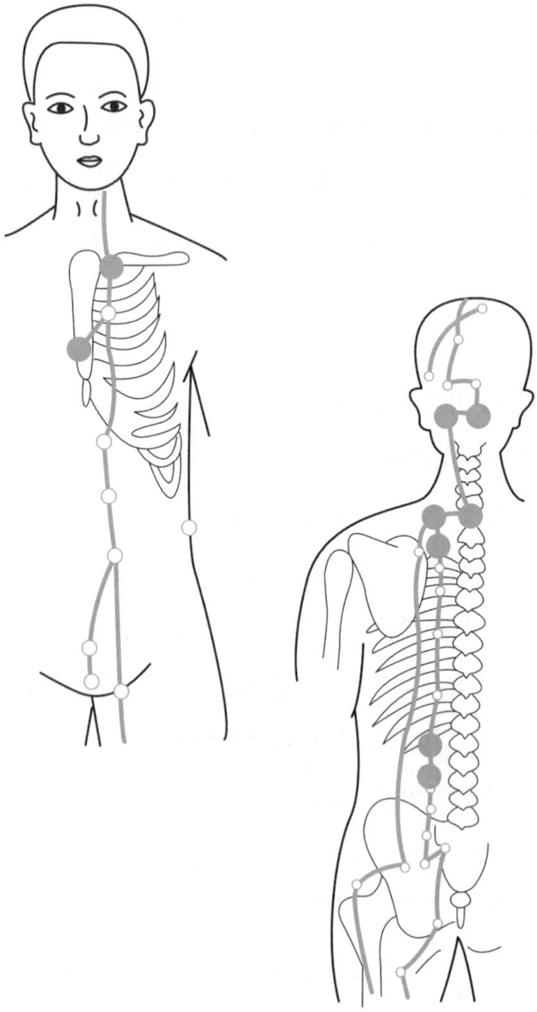

증상

코 중격의 앞쪽에서 출혈하는 경우가 많다. 출혈이 오래 계속되면 안색이 창백해지고 맥박도 약해져서 뇌빈혈을 일으켜 쓰러지기도 한다.

원인

콧구멍 속의 상처, 코의 타박, 흥분 · 고혈압 · 무월경의 부인, 기타 만성병도 한 가지 원인이 된다.

치료법

① 맥반석 가루를 면봉에 묻혀 환부에 바른다.

② 코피가 나왔을 때는 결코 옆으로 눕지 말고 서거나 앉은 채로 있을 것, 출혈하는 코 옆을 세게 누르고 탈지면을 콧속에 집어 넣어 둔다. 그리고 20~30분 그대로 있는다.

③ 코 위에 냉수나 얼음으로 냉습포를 한다.

④ 콧속을 씻는 것은 좋지 않다.

⑤ 노인의 경우는 무리해서 출혈을 막으면 뇌졸중을 일으킬 염려가 있으므로 위험하지 않는 한 그대로 방치해 둔다.

⑥ 무즙을 내어 면포에 싸서 뒤통수에 습포를 한다. 분량은 공기로 2,3 그릇. 출혈이 멎는다.

⑦ 연근 줄기로 즙을 내어 일부는 마시고 나머지는 탈지면을 콧속에 넣은 다음 콧속의 탈지면에 떨어뜨린다.

10 기타 질환

타박상

타박상 부항 치료점

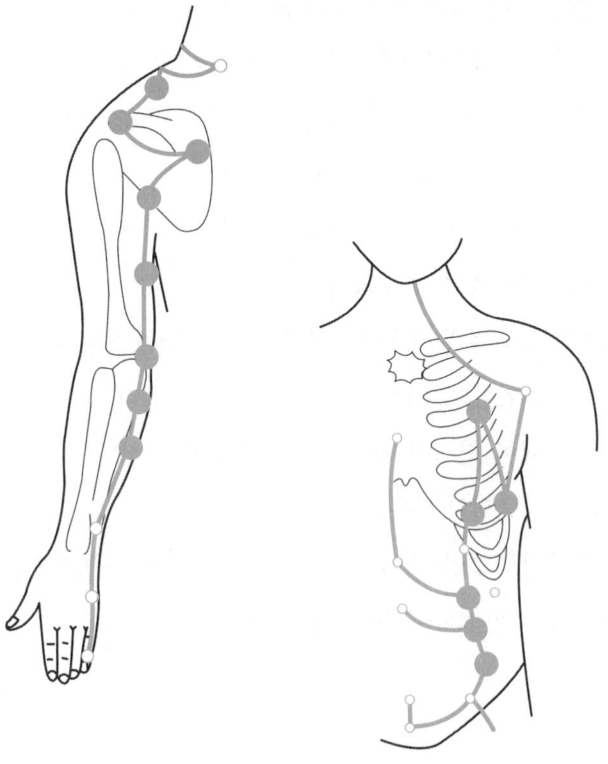

증상

외부적인 타격에 의하여 국부가 부어서 통증이 일어난다. 내출혈이 있을 경우는 국소가 자색으로 물들어 열이 난다. 머리의 타박상일 때는 뇌진탕을 일으키는 수도 있다. 두개골 안에서 출혈이 있을 때는 구토증이 있으며 때로는 의식 불명이 되기도 한다.

원인

넘어져 부딪친다든지, 주먹이나 단단한 물건 같은 것으로 세게 얻어맞았을 때 생긴다. 외부에는 그다지 상처가 심하지 않으나 피하조직에 상처를 입게 된다.

치료법

① 환부 일대에 부항으로 네거티브 요법을 하면 혈액 순환이 잘 되어 치유가 빨리 된다.

② 2%의 붕산수 등으로 냉습포를 한다.

③ 염증이 가라앉았으면 이번에는 온습포로 바꾼다.

④ 다음에는 국부의 안정을 꾀할 것, 두부 타박상일 때는 당분간 절대 안정을 해야 한다.무즙을 헝겊에 발라서 타박상 국부에 붙인다. 마르면 새것으로 교체한다.

⑤ 토란과 생강을 같은 분량으로 갈아서 국부에 습포한다.

⑥ 소맥분을 식초로 익혀 반죽해서 환부에 바른다.

⑦ 참깨기름을 환부에 잘 문질러 바른다.

⑧ 치자 열매를 분말로 한 것에 소맥분을 혼합해서 반죽한다. 그것을 환부에 두껍게 바른다.

견비통

견비통 부항 치료점

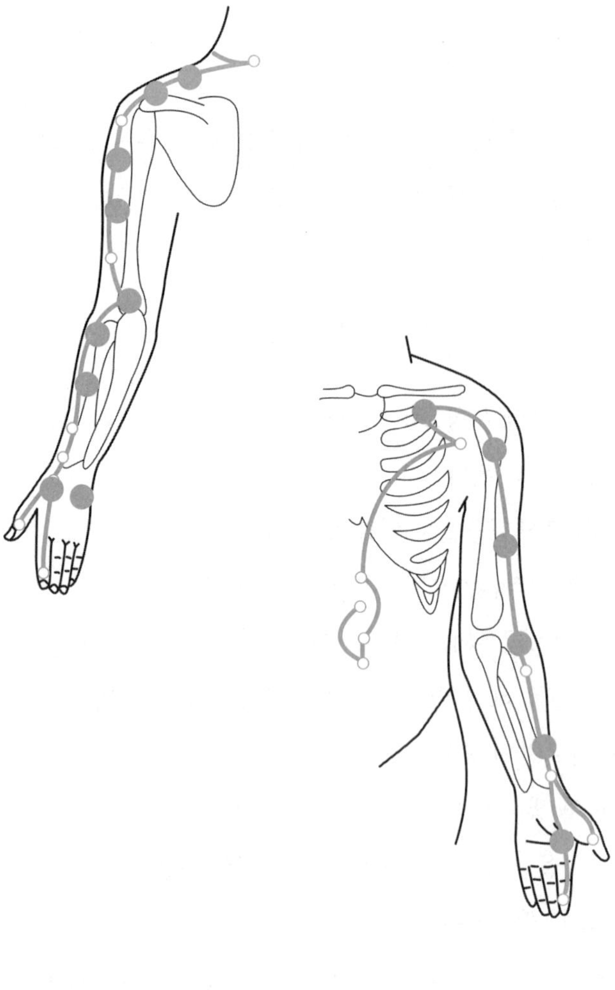

증상

어깨의 근육이 무겁고 기분이 내키지 않아 움직이지 못한다. 손을 대 보면 어깨 근처가 판자처럼 단단한 느낌이다.

원인

심신의 과로, 스트레스 때문에 일어난다. 또한 동맥 경화증 · 고혈압 · 폐결핵 · 늑막염 · 류머티즘 · 부인병 등의 원인이 되는 것도 있다. 노령에서 오는 것도 있는데 50대 이후에 잘 걸린다 하여 오십견이라고도 한다. 어깨에 울혈이 생겨 노폐물이나 독소가 괴면 생긴다.

치료법

① 부항으로 하는 네거티브 요법이 가장 효과적이다. 견갑골 주변과 어깨와 팔 일대에 부항을 반복 시술한다.

② 어깨나 전신의 마사지를 실시한다.

③ 온습포를 해서 혈액 순환을 꾀한다.

④ 어깨 운동을 자주 한다.

⑤ 생강을 갈아서 약 4배의 소맥분을 섞어 물로 반죽하다. 그것을 종이나 헝겊에 발라 어깨에 붙이면 잘 듣는다.

⑥ 생강과 토란을 갈아서 소맥분을 약간 혼합하고 반죽한다. 이것을 헝겊에 발라 어깨에 붙이면 20, 30분 후에 효과가 나타난다.

⑦ 무즙을 헝겊에 싼다. 수분이 흐르지 않게 해서 어깨에 붙인다.

⑧ 남천촉 나뭇잎을 잘게 썰어 갈아 밥을 약간 넣고 반죽한다. 찐득찐득하게 되면 어깨에 바른다.

⑨ 수선 구근을 갈아 약 절반의 소맥분을 혼합하여 반죽해서 어깨에 바르면 울혈을 해소하게 한다.

염좌

염좌 부항 치료점

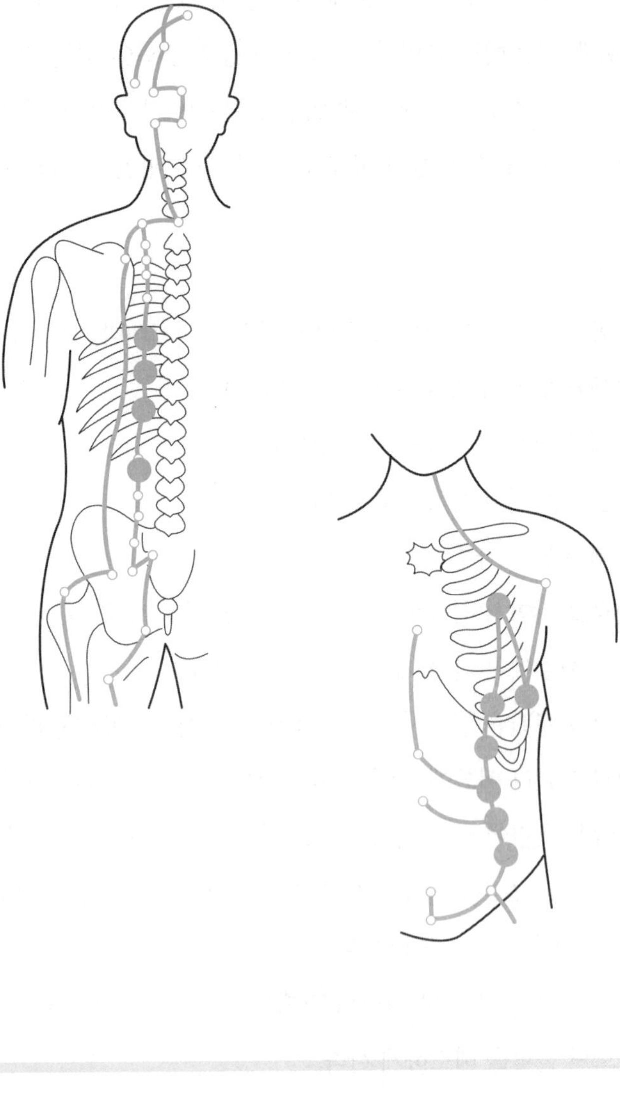

증상

염좌는 국부의 통증이나 붓는 것은 타박상과 비슷하나 장소가 관절 부위이므로 통증 때문에 관절 운동에 장애가 생긴다. 관절을 굽히면 강렬한 통증을 일으킨다. 관절 안에 출혈이 있으면 관절 전체가 부어 오른다.

원인

염좌는 운동이나 보행으로 몸이 뒤틀려서 관절을 무리한 방향으로 굽히다가 관절조직에 손상을 입게 된다.

치료법

① 환부에 부항으로 네거티브 요법을 한다.

② 관절을 안정하게 하고 타박상과 같이 냉습포를 한다.

③ 관절의 안정유지는 손상 때 뒤틀린 반대 방향 쪽으로 관절을 굽혀서 고정해 두는 것이 좋다. 참깨기름을 국소에 바른다.

④ 치자열매를 분말로 한 것에 밀가루를 혼합, 반죽해서 환부에 두껍게 붙인다.

⑤ 소맥분을 식초로 익혀 두꺼운 종이에 발라서 그 종이에 환부를 붙인다.

⑥ 무즙을 헝겊에 바르고 염좌 환부에 붙인다. 마르면 새것으로 바꾸어 또 붙인다.

⑦ 처음에는 냉습포를 하고 부기가 가라앉으면 온습포를 한다.

⑧ 생강과 토란을 같은 분량으로 갈아서 환부에 습포를 하면 효과적이다.

결막염

결막염 부항 치료점

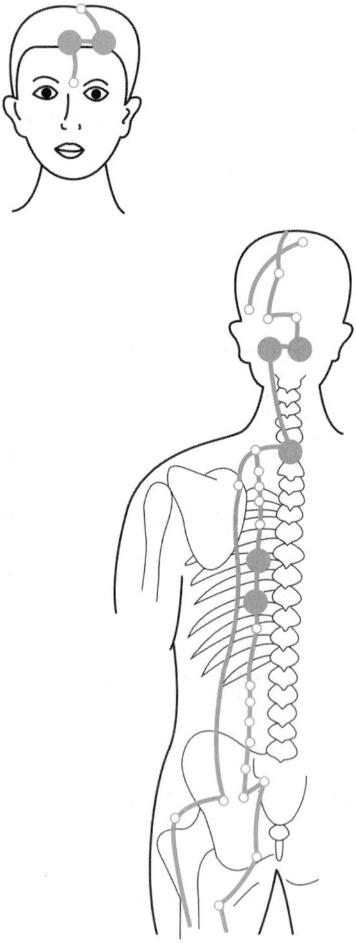

증상

눈의 결막이 충혈되고 아침에 일어나면 눈곱이 자주 낀다. 증상이 심하면 농 같은 눈곱이 많이 나오며 눈의 피로가 심하게 온다.

원인

자극성 연기, 강렬한 광선, 의약품의 화학적 자극, 먼지 · 과로 · 세균의 감염 등에서 발생한다.

치료법

① 목 뒷덜미와 관자놀이 쪽에 부항으로 네거티브 요법을 한다.

② 10% 정도의 식염수로 눈을 잘 씻는다.

③ 2%의 붕산수로 매일 냉습포를 한다.

④ 편식을 하지 말고 균형 있는 영양을 섭취할 것.

⑤ 변통에 유의하면서 생강 · 고추 · 술 등 자극성 식품이나 지방성분이 많은 육류를 삼가할 것.

⑥ 비타민 A 부족이 안 되는 식사를 섭취한다.

⑦ 눈의 과로나 심신의 과로를 피한다.

⑧ 술 · 담배를 금하고 백설탕 · 계란 · 버터 · 치즈 등의 산성 식품을 제한하고 야채 · 해조류 · 과일 등 알칼리 식품을 섭취한다.

⑨ 산포도의 줄기를 잘라, 거품을 채취해서 눈에 넣는다.

⑩ 파의 흰 뿌리를 잘 씻어 잘게 썰고 물에 담갔다가 끓인 물을 식혀 눈에 넣는다.

⑪ 황백나무 껍질을 5~8g, 200cc 물에 넣고 달여 헝겊으로 걸러서 맑은 물로 눈을 씻는다.

백내장 · 녹내장

백내장 · 녹내장 부항 치료점

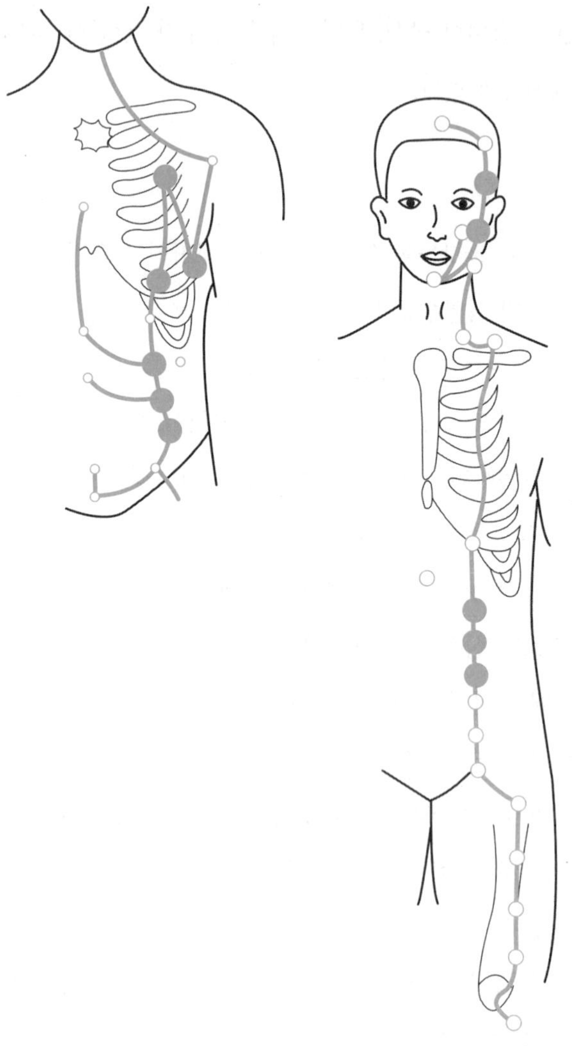

증상

백내장의 초기는 눈이 피로하고 검은 것이 어른거리는 정도인데 그 후 시력이 점차 쇠약해져 눈 앞에서 손을 움직이는 것을 간신히 볼 수 있을 정도가 된다. 증상이 심하게 되면 명암을 식별할 수 없을 정도로 시력이 쇠약해진다.

녹내장의 경우는 언제부터인지 모르는 사이에 시력이 흐려져 때때로 전등 둘레가 무지개처럼 보인다. 점점 시야가 좁아져 나중에는 실명하게 된다. 머리가 무겁거나 편두통, 눈에 아픔이 온다.

원인

백내장은 수정체의 노화나 경색, 내분비 장애, 자외선의 영향, 비타민 C 결핍 등의 설이 있는데 아직 불명하다. 당뇨병 · 신장병 등으로 병발하는데 수정체에 변화가 생겨 하얀 막이 끼어 흐려진다.

녹내장은 원발성과 속발성이 있는데, 원발성은 다른 질병은 없고 안압이 높아져 일어나며, 속발성은 수정체의 이상, 눈 안의 출혈, 종상 등이 있어 안압이 높아진다.

치료법

① 안과 전문의의 치료를 받되 시신경에 혈액 순환을 잘 되게 하기 위해서 평소 부항을 목덜미와 관자놀이 쪽에 반복 시술한다.
② 심신의 안정과 비타민 C의 다량 섭취, 과로 등을 피한다.
③ 흰 남천촉의 열매를 1일 분량으로 5그램쯤을 달여서 상식한다.
④ 머위의 빨간 뿌리를 밀폐된 그릇에 검게 구워 차 대신 매일 마신다.

디스크

디스크 부항 치료점

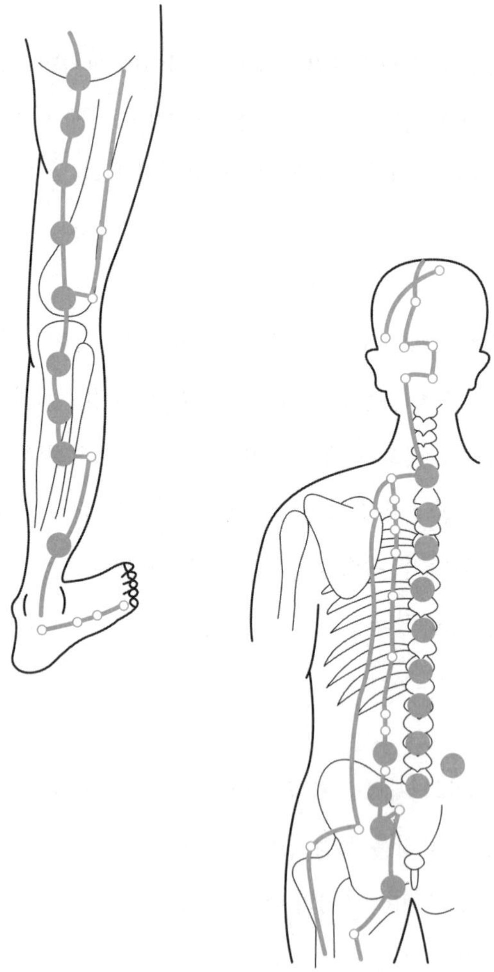

증상

척추 질환으로서 허리나 목 등에 잘 생긴다. 척추와 척추 사이에 있는 연골이 삐져 나와 주변의 신경을 압박하기 때문에 심한 통증을 느낀다. 허리를 비틀거나 구부릴 때 몹시 아프고 만성이 되어 1년 내내 허리나 둔부, 하지에 둔통이 계속되고 허리를 잘 펴지 못하게 된다.

원인

평소 골질이 약한 사람으로서 무거운 짐을 들거나 갑자기 과격한 운동을 했을 때 발병되기도 한다. 현대 의학에서는 심할 때 수술로서 치료하기도 하지만 골질 자체가 약할 때는 언제든지 재발이 된다.

평소에 운동 부족과 설탕 과잉 섭취 등으로 골질이 약해져 있기 때문에 여성들의 굽이 높은 하이힐을 신는 습관도 디스크의 원인이다.

치료법

디스크의 원발생 부위가 되는 환부에서 통증을 느끼는 하지 일대에 부항으로 하는 네거티브 요법을 반복 시술한다. 1개월 정도에서 약 80%가 완치된다. 심할 때는 척추 교정 후에 부항을 붙이면 확실하다.

평소에 푹신한 요나 침대생활이 좋지 않고 딱딱한 평상 경침에서 자버릇 하면 척추탈구 현상이 자연교정이 된다.

식생활로는 칼슘분이 많은 해조류 · 어패류 · 근채류 등을 풍부하게 섭취하고 생선뼈나 소뼈, 계란껍질을 분쇄기로 빻아 가루를 만든 골분을 매일 복용하면 디스크를 예방할 수 있다. 금붕어 운동도 효과가 있다.

관절염

관절염 부항 치료점

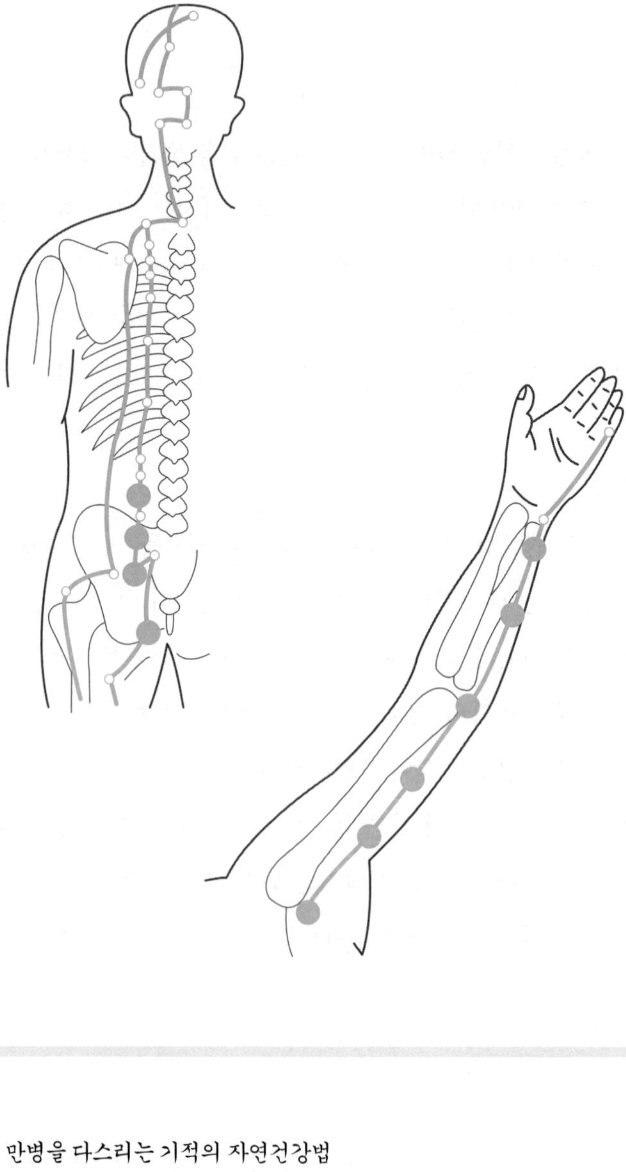

증상

무릎 · 팔 · 다리 등 고관절 마디에 통증을 수반하고 붓기도 하며 무릎에서는 물이 괴는 수도 있다. 심하면 관절에 변형이 생겨 마음대로 움직이지도 못 하고 손가락이 펴지지 않게도 된다. 혈액 순환이 잘 안 되어 근육이 굳어 온 몸이 무거워진다.

원인

평소 습기가 많은 환경에서 거처하거나 또는 세균에 의한 감염으로 발병되는 수도 있다. 육류 등을 즐기는 미식가 중에서 잘 걸린다. 관절염 환자는 대체로 신장 기능이 저하되어 있어 노폐 혈액을 잘 거르지 못하여 독소가 소변으로 배설하지 못하고 관절이나 근육 사이에 축적되어 염증을 유발한다. 따라서 신장 기능을 강화시키는 노력이 필요하다.

치료법

부항으로 하는 네거티브 요법이 관절염에도 매우 효과가 있다. 환부 일대에 국소 요법을 반복 시술하면 무릎에 물이 괴었을 때도 물이 걷힌다. 2개월에서 3개월이면 완치가 가능하다.

식사 요법으로는 현미, 채식을 하고 연근 · 무 · 양파 · 검정콩 · 검정깨 · 오이 · 당근 · 시금치 · 부추 · 사과 · 감 · 귤 등이 좋다. 금기식으로는 육류 · 설탕 · 계란 · 가공식품은 삼갈 것.

환부에 생강찜질이나 겨자찜질도 효과가 있다. 겨자가루에 약 3분의 1정도의 밀가루를 섞고 더운물로 짓이겨 양말 같은 자루에 넣어 환부 일대에 찜질을 한다. 빨갛게 발적이 되면 그치는데 하루 한 번씩 20분 가량 붙이는 것이 좋다.

제6장

약용이 되는 먹거리와 찜질 요법

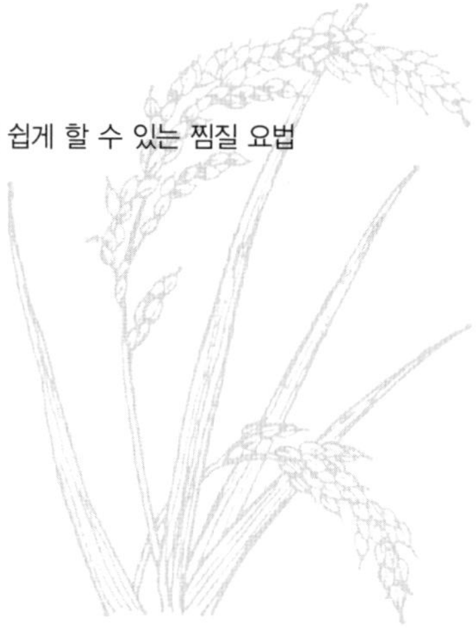

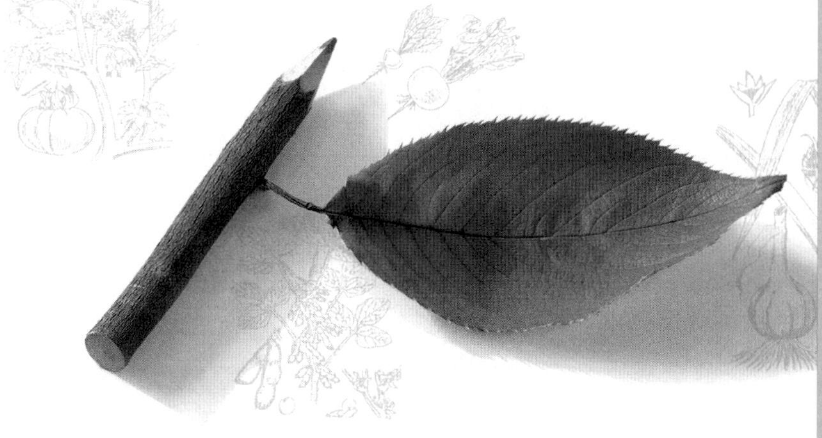

집에서 손쉽게 할 수 있는 자연 요법 01

생명이란 들숨, 날숨의 호흡 활동의 조화 속에서 이루어진다. 들어온 만큼 나가야 되고 신진 대사가 잘 되면 건강한 것이다. 그런데 현대인은 먹거리든 약이든 몸 안에 들어오는 것만 챙기고 나가는 쪽은 등한시하는 경향이 있다.

식사이건 호흡이건 에너지 · 마음 · 정보 등 모두 들어온 만큼 내보내는 쪽을 중요시해야 한다. 오히려 들어온 쪽보다 내보내는 쪽의 배설이 잘 되는 폐기의 프로세스를 활성화시키는 것이 건강유지의 기본인 것이다.

따라서 생명이란 신체의 그릇을 통과하는 강물의 흐름과 같다. 그 흐름이 막히고 정체되면 생명은 이상(질병)이 생기는 것이다.

흐르는 물은 썩지 않는다는 말이 있는데 반대로 흐르지 않으면 썩게 되고 온갖 부패균이 번식해서 메탄가스와 거품이 일게 된다. 자연계의 흐르는 강도 그런데 하물며 생명 활동이 정체가 되면 그 순간부터 갖가지 질병을 낳는 것은 일목요연하다.

소화기계에서 소화 불량 · 변비 · 장폐색, 순환기계에서 협심증 · 심근경색 · 뇌경색 · 뇌출혈 등으로 나타난다. 약물 요법에서 화학약제를 많이 복용하면 피가 탁해져서 혈관이 막히게 되고 산성화되어 다장기 부전多臟器不全으로 치매나 반신 불수 등이 올 수도 있다.

찜질 요법의 효과 02

암 같은 악성 종양이나 당뇨병도 생명 활동의 정체 현상의 대표적인 예이다. 현대 의학은 과학적인 입증을 중요시하면서도 질병의 원인을 찾는 것보다도 증세만 일시적으로 완화시키는 대증적인 약물 요법에 치중하고 있는데 고대로부터 내려온 민간 요법 중에는 몇 백 년 또는 몇 천 년 동안 인체 실험을 통해 효험이 입증된 체험과학으로서 누구나 손쉽게 집에서 할 수 있는 찜질 요법 등은 체험해 본 사람만이 그 진가를 알고 있다.

예를 들면 토란찜질이나 두부찜질 등은 과학적 근거를 따지기 전에 바로 실행해 보면 그 뛰어난 효험을 스스로 알게 된다. 두부찜질은 캐비지(양배추)를 반으로 쪼개서 그 속을 긁어 내고 두부의 물기를 짠 다음 그 속에 넣고 두부에 머리를 대고 몇 시간 누워 있는 것이다. 좀 기묘한 그림 같으나 이런 원시적인 방법으로 편두통이나 뇌질환 등 뇌경색이 낫겠느냐고 의심이 가겠지만 그렇게 두부에 머리를 대고 있으면 기분이 좋아지는 것은 감각적으로 이해가 된다.

일정 시간이 지나면 두부의 색깔이 지저분하게 변하고 악취가 나면서 환부의 피부로부터 독이 빠져 나오는 것을 볼 수 있다. 이것이야말로 넣는 것보다도 독을 덜어 주는 쪽의 자연 요법의 위력을 입증하는 것이다.

암은 혈액 오염에 대한 정화 장치 03

경피독이라는 말이 있다. 피부는 독을 흡수도 하지만 그와 동시에 독을 배설하기도 한다. 그래서 암의 발생은 혈액 오염에 대한 자구적인 정화 장치라고도 볼 수 있다.

혈액 오염이 심해지면 생명활동이 저하되어 패혈증으로 죽는 것을 예방하기 위해서 응급적인 쓰레기처리장 같은 집하장이 필요할 때 암 종양으로 나타나는 것이다. 패혈증으로 바로 죽게 되는 것을 암 종양이란 만성 염증성 혈액 질환으로 연명하는 죽음의 집행유예가 되고 있는 셈이다.

그래서 암은 개별 장기의 질병이 아니라 전신적인 혈액 질환이라고 주장한 식사 요법의 대가인 막스 거슨 박사는 식사 요법으로 암 치료가 가능함을 임상을 통해서 입증하기도 했던 것이다.

동물성 단백질 등을 과다 섭취해서 장이 지저분하고 혈액이 오염되는 것을 방치하면 장내 부패가 진행하여 심하면 패혈증으로 급사하게 된다. 암은 오염된 독을 스스로 수용하여 혈액을 정화함으로써 숙주의 생명을 연장시켜 주는 몹시 고마운 존재인 것이다.

암이 스스로 발생한 것이 아니라 주인(숙주)을 지키기 위해서 스스로 희생이 되어 독을 한곳에 모아놓는 역할을 하고 있는 것이다. 따라서 어떻게든 몸 안에 독을 넣는 영양 과다 섭취보다 몸 밖으로 배출시키는 방법을 알면 염증이나 종양을 낫게 할 수 있는 것이다.

약용이 되는 먹거리와 집에서 누구나 쉽게 할 수 있는 찜질 요법 04

찜질 요법을 할 때는 사전에 배변, 배뇨를 할 것.

되도록 식사 후 배가 부를 때는 하지 말고 공복시에 할 것.

목욕을 한 후 30분에서 1시간 후에 할 것.

된장찜질

묵은 변이 나오지 않고 복통이 심한 변비에 효과가 있다.

찜질 효과는 모든 염증성 질환에 좋은데 암 · 종기 · 내장통 · 염좌 · 류머티즘 · 신경통 특히 열이 있는 염증성 질환에 잘 듣는다.

겨자찜질

약 100g의 겨자가루를 섭씨 55℃의 더운물에 타서 잘 저어 반죽한 다음 수건에 약 3mm 두께로 바르고 환부의 피부에 거즈를 깔고 그 위에서 찜질을 한다. 때때로 찜질한 가장자리를 살펴 피부가 얼마나 빨개졌나 살펴보고 너무 빨개지면 뗀다. 30분이 되어도 빨개지지 않으면 일단 중지하고 1시간 후에 다시 한다.

특히 폐렴이나 편도선염의 경우 빨개지지 않으면 1시간 간격을 두고 몇 번이고 빨개질 때까지 한다. 찜질 후에는 올리브유를 바른다.

어린이의 경우는 밀가루를 적당히 섞어서 찜질하여 매운 기운을 방지한다.

효과는 폐렴 · 기관지염과 염증이 있는 곳에 잘 듣는다.

소금찜질

굵은 소금 천일염을 1되 정도를 프라이팬이나 냄비에 넣고 잘 볶은 다음 자루에 넣어 입구를 묶은 다음, 환부에 타월을 깔고 그 위에서 찜질을 한다. 빨리 식지 않고 독기를 뽑아내기 때문에 복수가 차거나 복통 · 흉통 · 늑막염 · 위장병 · 간장병 · 신장병 등에 효과가 있다.

매일 2시간 찜질하고 도중에 식으면 다시 볶아서 한다.

마늘찜질

마늘 10개 정도를 잘 으깨서 3분의 1 정도의 밀가루나 메밀가루를 넣고 반죽해서 비닐봉지에 넣고 환부 일대에 찜질한다.

무릅관절, 동통 등에 효과가 있다. 복수가 있거나 신우염 등 요독증이 있을 때는 발바닥(용천혈 있는 곳)과 발뒤꿈치에 마늘찜질을 하고 붕대를 감고 5시간 이상 지나면 이뇨와 설사를 하면서 효과를 본다.

모래찜질(토사요법 土砂療法)

여름철 바닷가 모래 속에서 구덩이를 파고 들어가서 목만 내놓고 모래 속에서 2시간~8시간 동안 찜질을 하면 몸 안의 독기가 빠져 나와 심신이 정화된다.

여러 사람이 같이 함께 할 때는 체내 가스가 발산되어 주변의 수목이 시들게 되고 모기나 독충도 찾아오지 않을 정도로 체내의 온갖 독소가 빠져 나가기 때문에 주변에서 간호하는 사람이 가스 중독이 되어 두통을 호소하기도 한다.

아침 8시부터 오후 4시까지 비치 파라솔 밑이나 천막을 치고 더운 햇볕을 가리고 마실 물을 준비하고 음악을 들으면서 모래 속에서 시간을 보낸다. 이때 황토면 더욱 좋다. 구덩이를 파고 머리 쪽은 높게 하고 하체 쪽은 약간 깊이 들어가서 그 위에 흙을 얹는 것이다.

처음할 때는 좀 답답하고 숨이 차지만 참으면 몸이 아주 개운해지고 상쾌감을 느껴 독기가 빠져 나가는 것을 느낄 수 있다.

심신정화법으로 1년에 한 번만 해도 감기도 안 걸리고 건강이 좋아지지만 결핵이나 당뇨병 · 고혈압 · 암환자 등 중환자는 며칠 후에 다시 서너 번 실시하면 놀라운 효과를 체험할 수 있다.

그렇게 하면 자궁암이나 전립선 환자의 몸에서 엄청난 독소가 종양 덩어리째 몸 밖으로 배출되어 완쾌된 사람도 있고 그 후 숙변을 배설하고 피부가 고와졌다는 사례도 있다.

05 약용이 되는 정식 먹거리

1. **녹차** — 상복할 것.

2. **쑥** — 생잎 10g을 1홉의 물에 달여 마신다. 봄가을에 잎을 따서 살짝 데쳐서 말린 다음 보관하면 1년 내내 사용할 수 있다. 소금을 조금 넣을 것.

3. **장녹차** — 녹차를 맥주컵 7할 정도에 재래식으로 담근 장 두어 스푼을 타서 잘 섞어서 마신다. 이것은 몸 안에 있는 노폐된 염분을 제거하고 새 염분을 보급해 줌으로써 신진 대사를 촉진한다. 목욕하기 전후나 일한 뒤 또는 피로해졌을 때 마시면 몸과 마음이 상쾌해진다(1일 1회 7작 정도가 좋다). 시판하는 장은 사용하지 않아야 한다.

4. **매생차** — 우메보시(일본 특유의 매실을 절인 반찬. 우리의 경우 매실 농축액)에 2개의 생강을 갈아 그 3분의 1, 묵은 재래식 간장 1작 정도에 뜨거운 녹차 7~8작 정도를 탄 것. 많이 만들 때도 대체로 이런 비율로 하면 된다. 장녹차와 같은 효능인데 더욱더 큰 효과를 낸다. 신진 대사를

촉진하고 혈액 순환을 촉진하며 위장을 조정해 주는 효과가 있어 빈혈에 좋다. 어떤 식상食傷이나 복통에도 효험이 있다.

5. **현미수프** — 현미를 씻어 말린 다음 볶은 것 1홉에 물 1되를 붓고 8~9홉이 되게 끓여서 자루에 넣어 걸러 낸 미음. 해열제로서 또는 여름철의 강장 기호식품으로서 좋다. 특히 환자에게 좋다.

현미수프

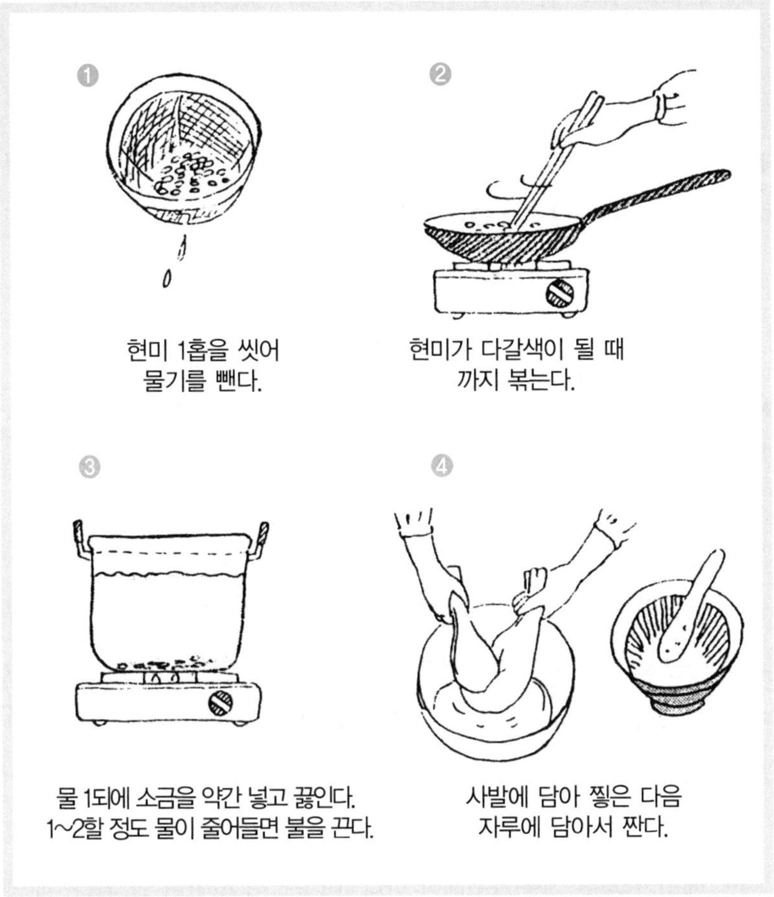

6. **현미크림** — 현미수프를 달여 절반 정도 되게 한 것.

7. **현미차** — 녹차 대신 볶은 현미를 넣은 것. 볶은 검정콩을 넣으면 맛과 향이 좋다. 소금을 조금 넣어도 좋다. 이상적인 음료수. 다만 어른의 경우 하루 2홉 이내로 마실 것.

8. **깨소금** — 재래종 검정깨 8, 소금 2의 비율로 각기 볶아서 소금을 가늘게 빻고 깨도 기름이 안 나오게 빻아 섞은 것. 반찬으로 한다.

9. **참기름된장** — 참기름 5~6작을 오븐에 넣고 튀긴 다음 된장(산것 말고 집에서 만든 재래종) 100g을 넣어 튀긴다. 심장병 · 근시안 · 트라코마 · 신경통 · 류머티즘에 좋다. 반찬으로 해서 먹는다.

10. **볶은 된장** — 참기름을 1홉 정도 오븐에 넣고 튀긴 다음 연근 · 당근 · 우엉 · 생강 등을 잘게 썰어 넣고 된장 100g 정도를 넣어 누글누글해질 때까지 잘 저어 볶는다. 이는 참기름된장과 같은 효능을 갖는 것으로 정식가가 애용할 음식이다.

11. **갈근탕** — 순수한 갈분을 3~4 스푼 물로 푼 다음 소금을 조금 넣고 뜨거운 녹차를 부어 저으면서 풀죽이 되게 만든다. 장에 좋고 설사에 특효, 영양이 풍부하다. 시장에서 파는 것은 잘 확인해야 한다. 감자가루면 나쁘다.

12. **메밀가루** — 거뭇거뭇해야 한다. 이물질이 섞이면 안 된다. 메밀

은 현미 버금가는 식양품이다. 메밀로 배에 찜질을 하면 복수에 탁효가 있다. 메밀은 종기에는 나쁘다.

메밀찜질(복수가 찰 때)

①

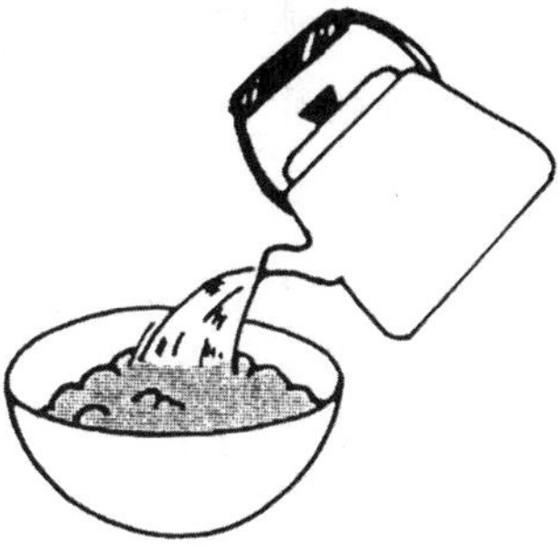

메밀가루에
뜨거운 물을 붓는다.

②

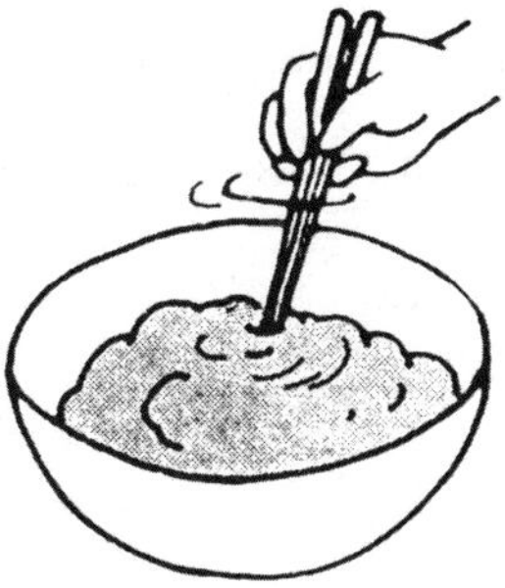

잘 저어 짓이긴다.

③

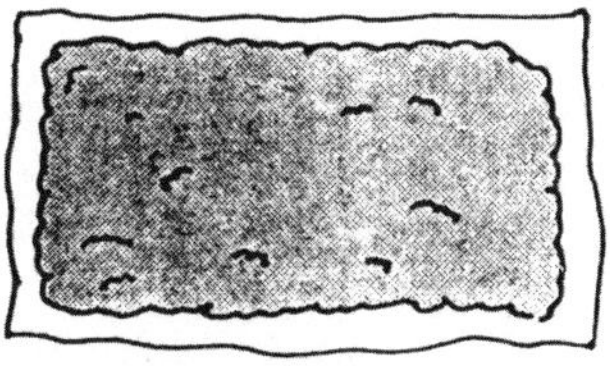

창호지에 펴 바른다.

④

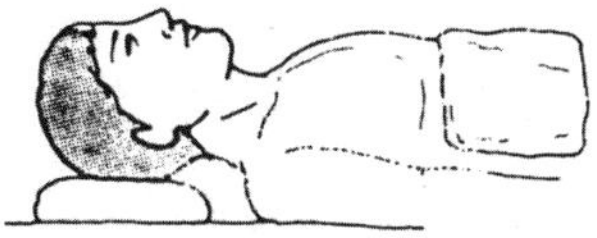

배에 얹는다.

13. **해조류** — 나력 · 동맥 경화 · 천식 · 탈항 · 탈장을 예방, 치료하는 힘을 갖는다. 톳, 곤약을 참기름으로 잘 튀긴 것도 좋다. 주름대황과 죽순을 함께 튀긴 것은 결핵성이나 뼈 성분의 부실에 좋다. 너무 다듬

지 말고 소금이나 장과 참기름을 넣어 튀긴다.

14. **잉어고음** — 잉어를(아무것도 버리지 말고) 적당히 토막 쳐서 녹차 끓여 낸 찌꺼기와 함께 자루에 넣는다. 산사육 열매를 조금 넣어도 좋다. 거기에 잉어의 분량만큼 저민 우엉을 넣고 함께 5~6시간 끓인다. 뼈가 물러질 정도 되었을 때 자루 속의 녹차 찌꺼기는 버리고 된장을 넣고 끓인다. 이는 젖이 부족한 부인이나 뼈의 성분이 부족한 사람에게 좋고 골막염, 모든 결핵성 · 암 · 소아 마비 · 모든 종기 · 항아리 손님, 일반 쇠약자에게 좋다. 많이 먹지 말 것.

15. **현미떡** — 현미를 3분도 정도로 만든 것. 조, 수수로 만든 것. 아침마다 된장국과 함께 먹는다. 참기름에 튀겨도 좋고 구워도 좋다. 무즙이나 간장을 곁들이는 게 좋다.

16. **기름 튀김 현미수프** — 현미수프와의 차이는 처음 현미를 볶을 때 참기름으로 볶는다는 점. 신경통 · 관절염 · 류머티즘에 좋다.

17. **팥탕** — 팥 2분의 1에 물 7~8홉을 붓고 잘 삶아서 소금을 조금 친다. 약한 불로 2~3홉 되게 졸여서 즙만 마신다.

18. **메밀 크림** — 재료는 메밀가루 2작, 참기름 1작, 뜨거운 물과 소금, 참기름을 뜨뜻이 하여 메밀가루를 넣고 졸인다. 서서히 물을 부으면서 현미 크림 정도로 굳어졌을 때 소금을 쳐서 먹는다. 김을 부수어서 뿌려 먹으면 맛이 좋다.

볶은 현미수프

❶

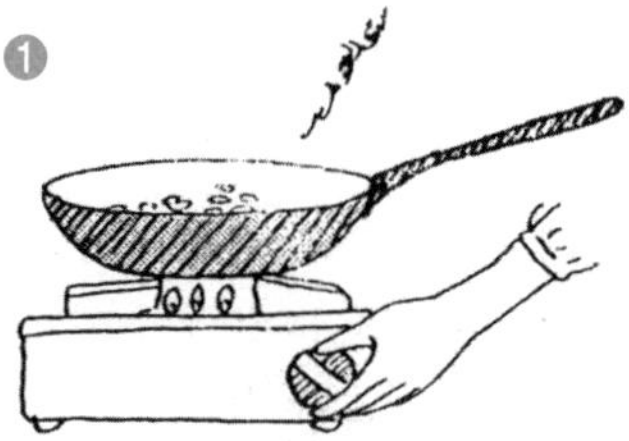

현미 1홉을 씻지 않고
중불로 볶는다.
연기가 나기 시작하면
불을 약하게 줄이고
약간 태울 정도로 계속 볶는다.

❷

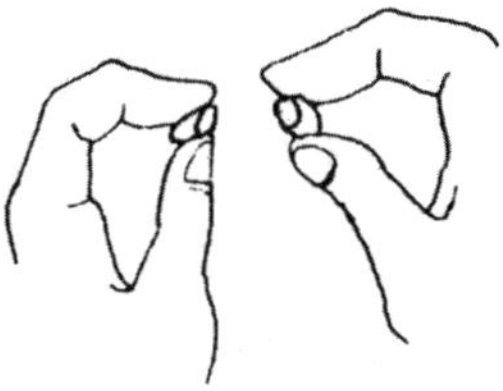

현미가 손톱으로
빠개질 정도가 되면
다 볶아진 것이다.

❸

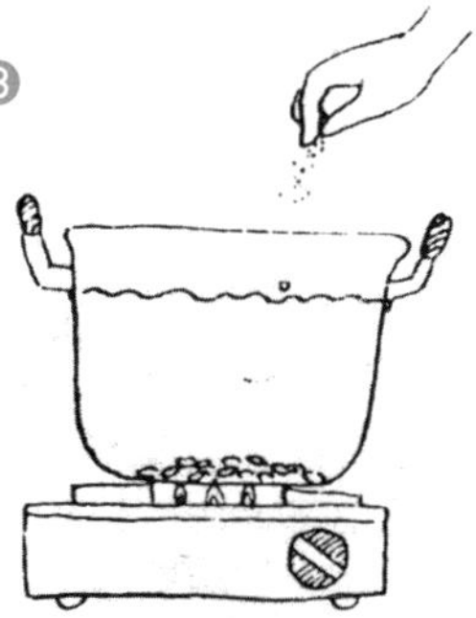

물 1되에 소금을
약간 넣고 끓인다.

❹

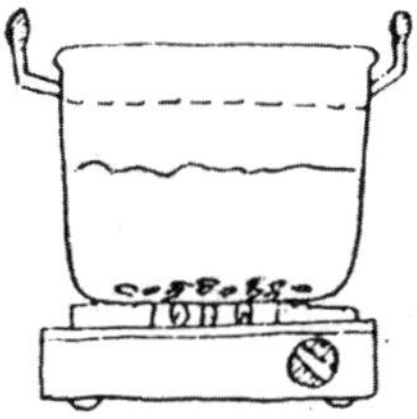

3분의 2 정도로
줄어들었을 때
웃국물을 마신다.

19. **메밀떡** — 메밀가루 3홉, 현미가루 2홉, 물 1홉, 참기름 2숟갈, 소금을 반죽하여 5~6분 정도 두께로 둥그렇게 잘 굽는다.

20. 된장국에 넣은 것은 모두 참기름으로 튀기는 것이 좋다.

21. 생강탕 — 묵은 생강 150~300g을 갈아 자루에 넣고 2~3ℓ 뜨거운 물에 풀어 휘휘 젓는다. 그것을 타월에 적셔 국부에 대고 습포한다. 국부의 혈액 순환을 촉진하며 울혈을 흩뜨린다. 견비통 · 신경성 질환 · 관절염 · 종기 등에 습포하면 좋다.

생강찜질(습포)

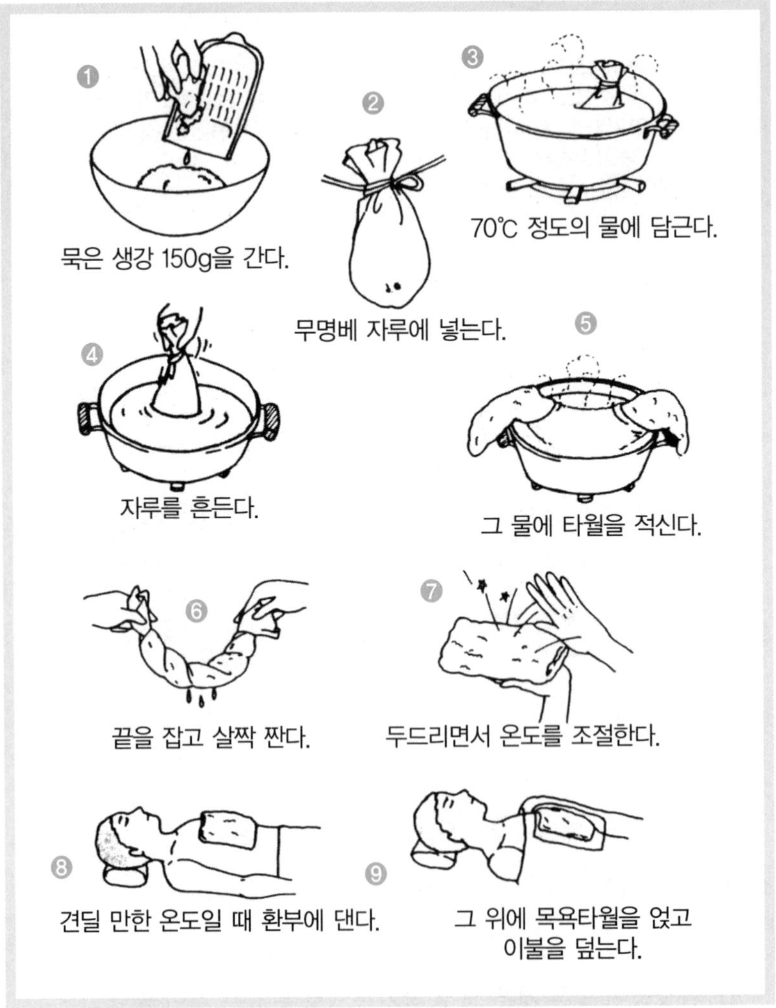

22. 토란찜질 — 토란을 깔고 토란의 1할 정도 되는 생강을 함께 갈아 밀가루에 반죽한다. 그것을 종이나 천에 두께 3~5분 정도 발라서 환부에 붙인다. 4~5시간 이후 마르면 떼고 다시 붙인다. 피부가 약한 사람은 가려워 못 견딘다. 그럴 때는 파스타(연고형으로 반죽한 것)에 소금

토란찜질(항아리손님 · 신장병 · 당뇨 · 화상 · 종기 등)

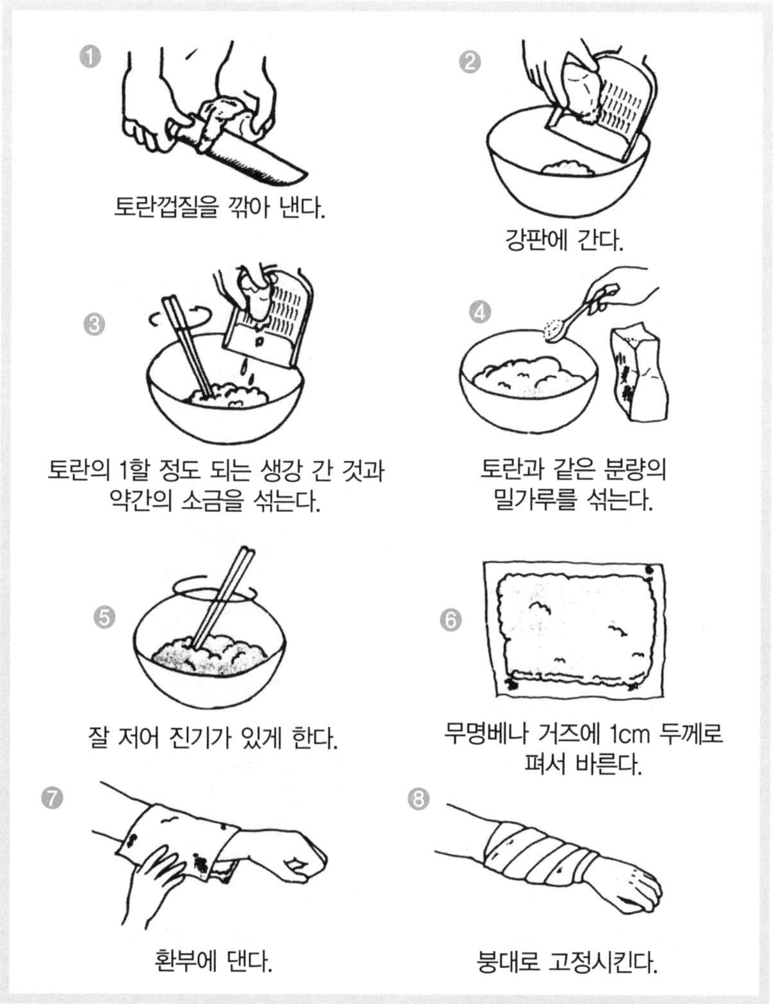

을 조금 섞으면 된다. 가령 피부가 부풀었을 때는 참기름을 바르고 쉬었다가 다시 하면 된다. 모든 종기 · 암 · 류머티즘, 모든 신경통 증상 · 치질 · 치루 등 일체의 염증에 만능약이다. 화상에는 토란만 처음에 사용한다.

23. 두부찜질 — 두부를 마포 같은 것에 싸서 물기를 짜낸 다음 약 1~2할 정도의 밀가루를 섞어 반죽하여 3~5푼 두께로 종이나 천에 바

두부찜질(해열 · 뇌졸중 · 객혈 등)

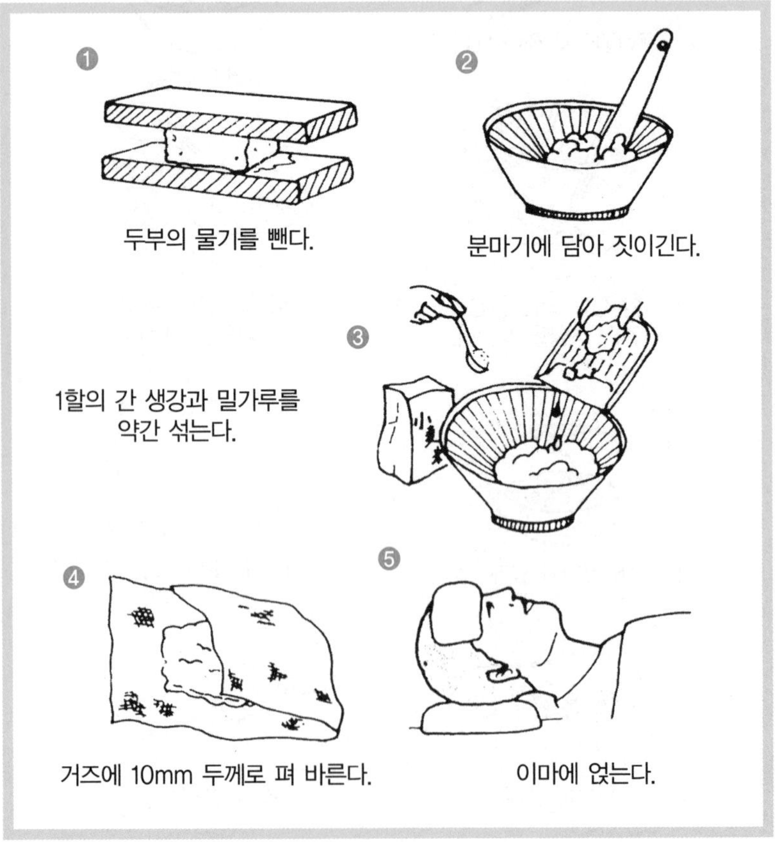

르고 환부에 찜질한다. 2시간 정도 붙였다가 떼면 된다. 이는 급성폐렴에 신통하게 잘 듣는다. 머리 · 가슴 · 배 등에 바르면 열을 내리게 하는 것이 얼음찜질에 비유할 것이 아니다. 얼음은 오히려 물리적 작용으로 염증을 더하게 할 수도 있지만 두부찜질은 그 점에서도 안전하다. 심장이 아픈 데도 특효가 있다.

24. 토란청채즙 — 토란을 말려 가루로 해 둔다. 언제나 푸른 야채즙으로 반죽하여 토란찜질할 수 있다. 저장하기 좋아서 편리하다.

25. 생강기름 — 묵은 생강을 갈아서 낸 즙과 참기름을 같은 비율로 섞어 만든다. 두통 · 어지럼증 · 신경통 · 중이염 · 안면신경통 · 경련 등에 마신다.

26. 참기름 — 재래종 참깨로 짠 참기름은 약용, 식용 등 용도가 많다. 정식 요법 가정에는 반드시 갖추어야 할 식품이다. 류머티즘 · 신경통 · 새치 · 근시 · 트라코마 · 각막염 · 관절염 등에 두루 좋다. 여름에 삼치를 씻을 때 이것을 넣으면 소독, 구충 작용까지도 하는 식품이다.

27. 무잎말랭이탕 — 무잎을 그늘에서 말린 것 2포기를 물 1되에 소금 한 움큼을 넣고 끓인다. 그 물이 일체의 피부병을 다스린다. 큰 세숫대야에 이 물을 붓고 뒷물을 한다. 뒷물은 질 속 깊숙이 한다. 자궁내막염 등의 부인병을 다스린다.

생강기름

❶

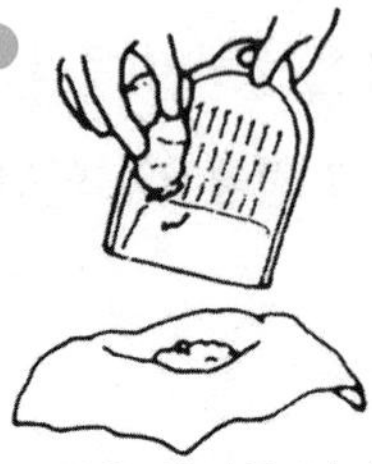

묵은 생강을 간다.

❷

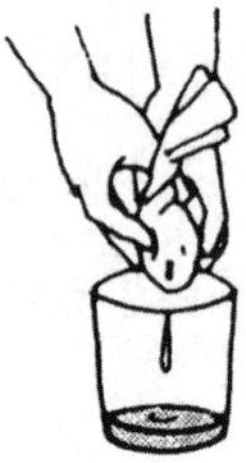

짠다.

❸

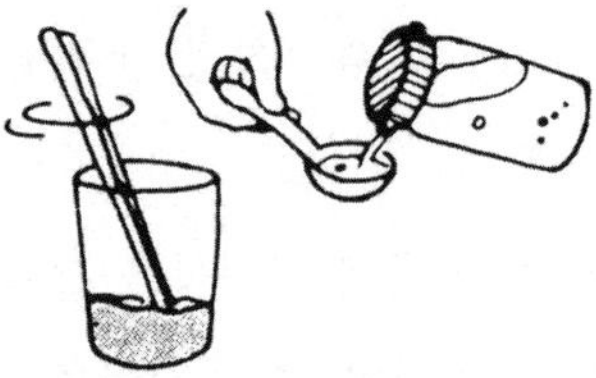

생강즙과 같은 분량의
참기름을 섞는다.

❹

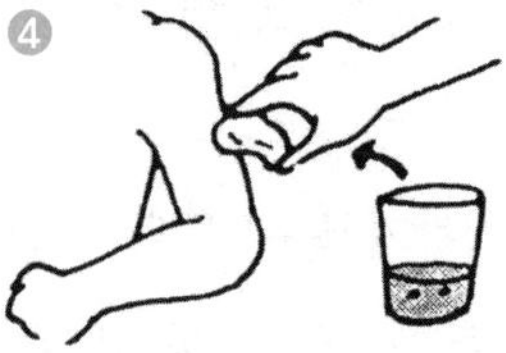

생강기름을 환부에 바른
다음 마사지를 한다.

무잎말랭이 (자궁근종 · 자궁암 · 난소종양 등 부인병 일체)

❶

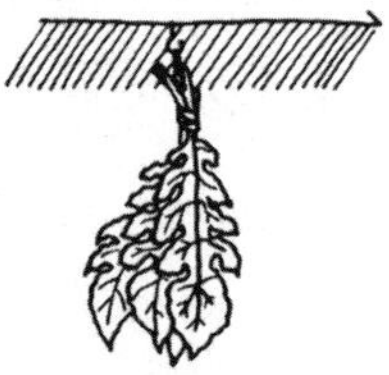

무잎을 그늘에서 잘 말린다.

❷

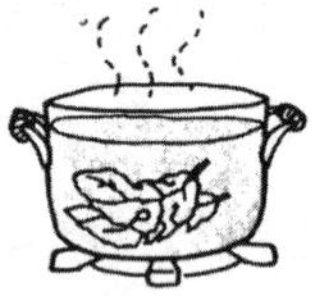

다갈색이 되도록 달인다.

❸

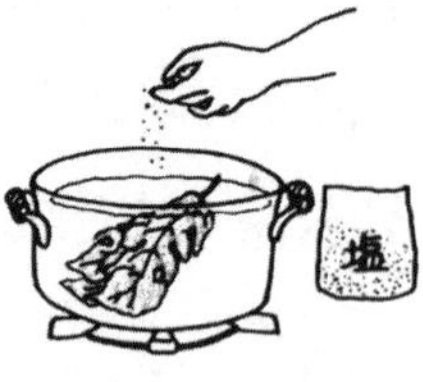

무잎 2장에 물 3ℓ,
소금 한 움큼을 넣고 끓인다.

❹

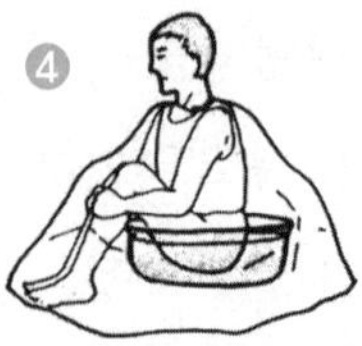

그 물을 자배기에 붓고
골반을 담근다.
이때 비닐보자기로
몸을 싸서 보온한다.

28. **사과즙** — 사과를 갈아 짠 즙을 머리에 붓는다. 두통에 속효가 있다.

29. **무즙** — 무즙은 두통, 손발 튼 데 등에 좋다.

30. **연근탕** — 연근 간 것 한 종지에 생강 간 것 1스푼에 소금을 조금 섞고 뜨거운 물 5~6작을 부은 것. 인후카다르, 백일해를 비롯하여 일체의 기침에 탁효가 있다.

31. **잉어찜질** — 7~8치 내지 1척의 산 잉어의 목을 잘라 생피를 받아 곧 마시게 하고 뼈를 발라 낸 다음 다져서 기름종이에 바른다. 이것을 가슴과 등에 붙인다. 그룹성 폐렴에는 즉효를 보인다. 다만 그렇게 바르고 1시간마다 체온을 체크해야 한다. 몇 시간 안 되어 섭씨 37도가 된다. 그때 곧잘 떼어내야 한다.

32. **된장찜질** — 재래의 된장을 종이나 천에 4~5분 두께로 발라 배꼽을 제외한 배에 붙인다. 장의 통증이 말끔히 가신다.

33. **곤약과 소금돌** — 곤약을 천에 싸거나 소금을 볶아 천에 싼 것을 아픈 곳에 습포한다. 어느 쪽이건 위의 아픔을 가라앉히고 급성식상이나 이질, 설사에 사용한다.

34. **가지꼭지 태운 것** — 가지꼭지를 소금에 절여서 태운다. 이것으로 이를 닦고 양치질함으로써 입 안의 모든 병을 다스린다. 치통 · 치근막염 · 치조염 등등. 치통 때는 아픈 쪽 밖에서 토란찜질을 한다.

연근탕(기침, 천식)

❶

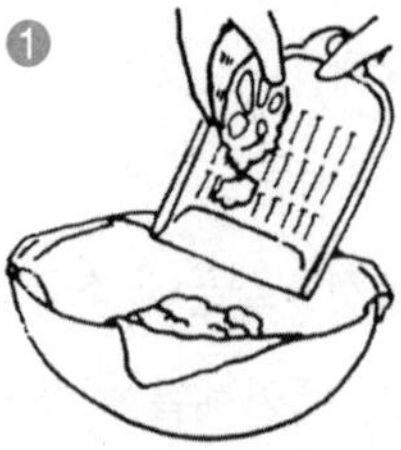

연근을 껍질째 간다.

❷

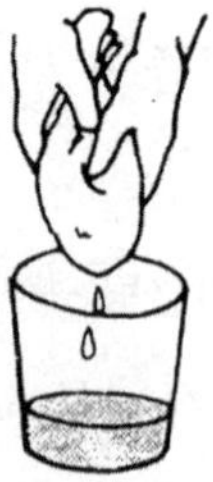

30~40cc의 즙을 낸다.

❸

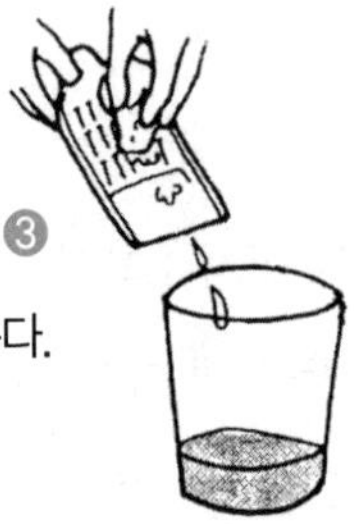

생강즙을 몇 방울 섞는다.

❹

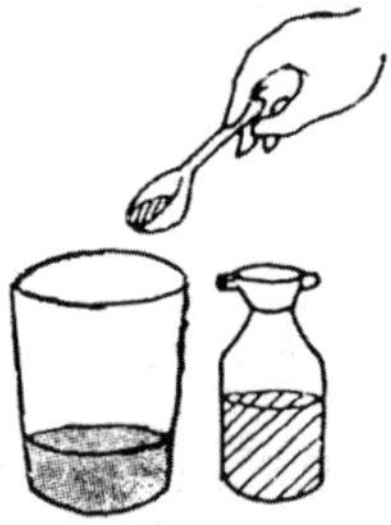

장이나 소금으로 간을 맞춘다.

❺

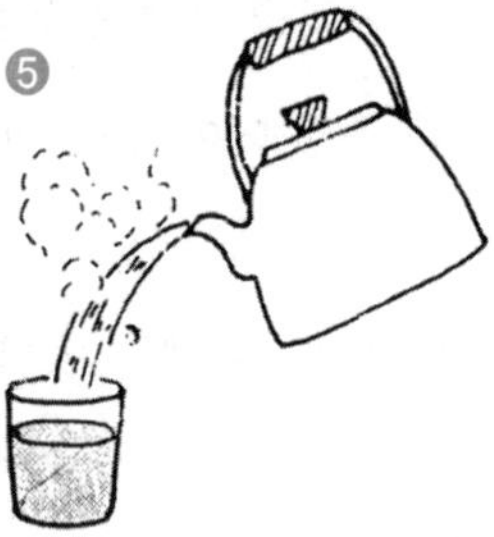

뜨거운 물 150cc를 붓는다.

❻

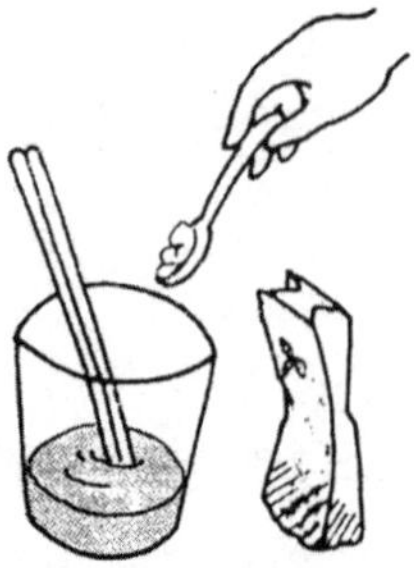

갈분 1숟갈을 넣는다.

❼

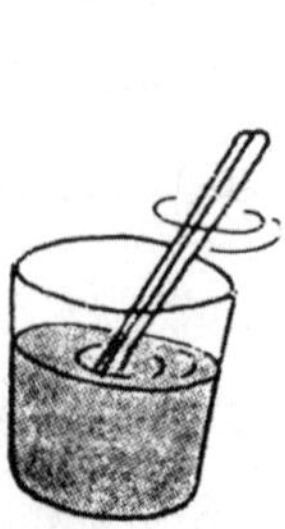

맑아질 때까지 젓는다.

잉어찜질(습포) (급성폐렴)

❶

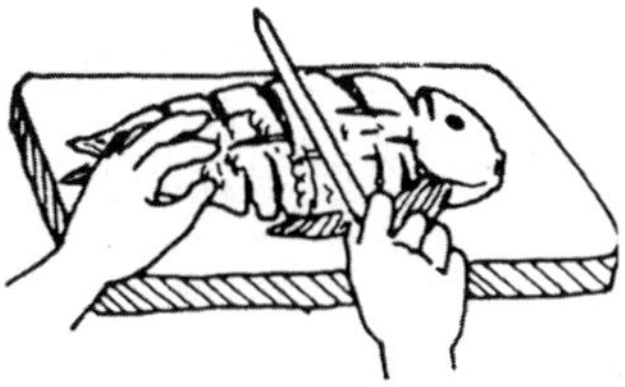

잉어를 조는다.

❷

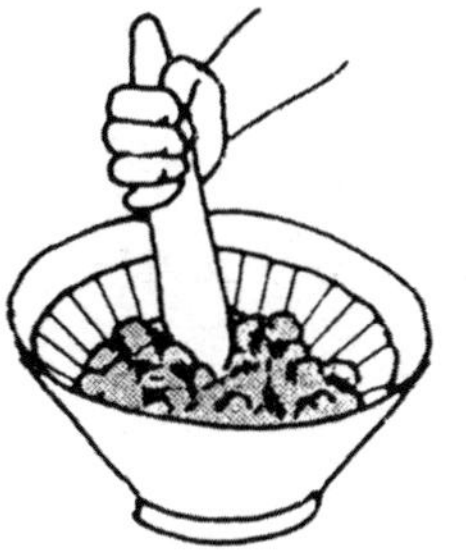

분마기에 담고 짓이긴다.

❸

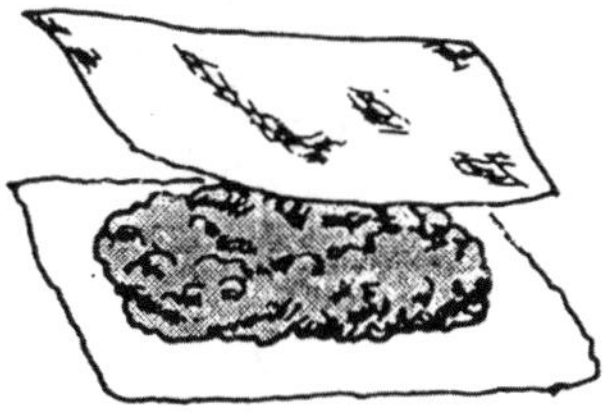

천에 얹는다.
위에 거즈나 무명베를 대도 된다.

❹

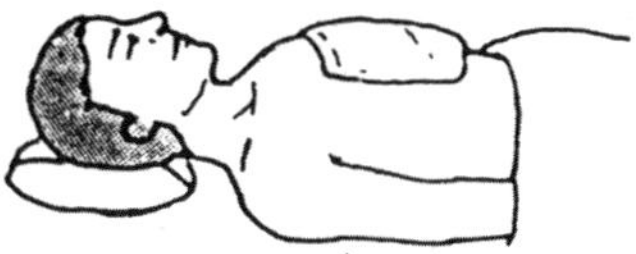

환부에 바른다.

35. **날현미** — 매일 아침 공복 때 한 주먹씩 생현미를 깨물어 먹는다. 기생충 구제에 탁효가 있다.

36. **소금녹차** — 녹차에 소금을 약간(1%) 넣는다. 눈이나 콧속을 씻는다.

37. 제1무탕(해열, 발한제) — 무를 간 것 3종지, 생강 간 것 그 1할, 재래종 장 1종지 반~2종지에 뜨거운 녹차를 2~3홉 붓는다. 1회에 마신다. 가장 효과 높은 해열제이며 발한제이다. 감기에도 특효가 있다. 육류나 어패류에 중독되었을 때도 이것을 마신다. 단, 허약한 사람이나 늑막염, 결핵성 환자는 절대로 안 된다. 강장한 사람이라도 3회 이상 사용해서는 안 된다.

제1무탕(해열 · 이뇨 · 신장염 · 방광염 · 동상)

❶

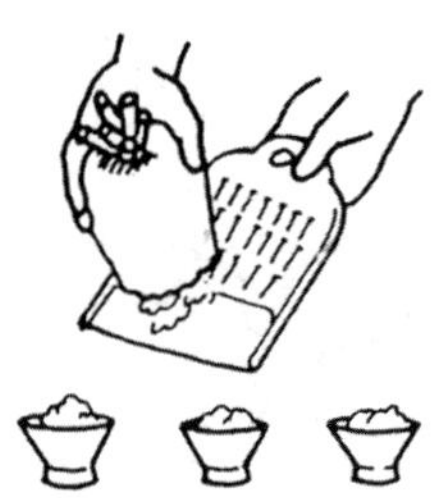

3종지 정도 되게 무를 간다.

❷

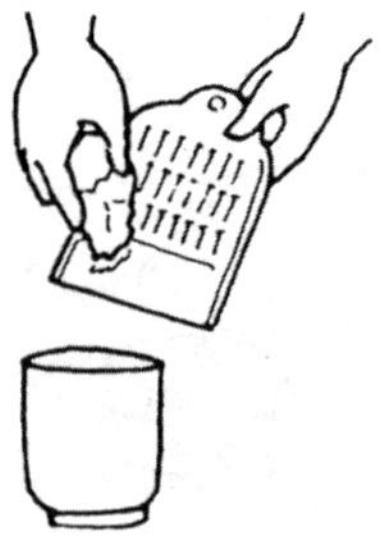

그 1할 정도 생강을 갈아 섞는다.

❸

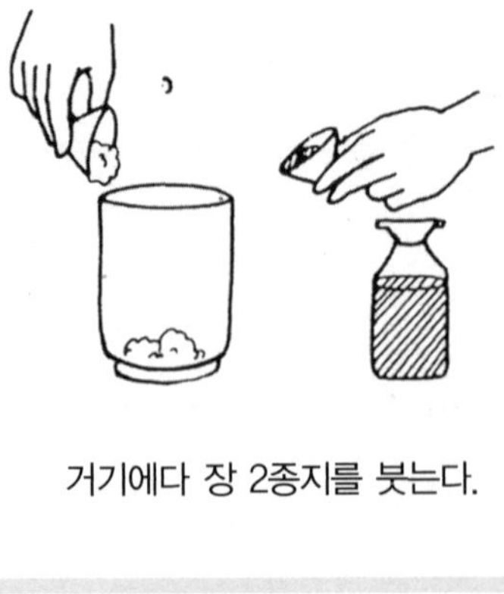

거기에다 장 2종지를 붓는다.

❹

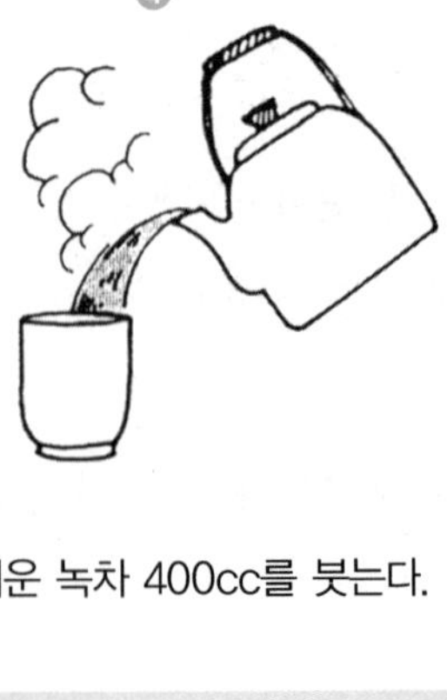

뜨거운 녹차 400cc를 붓는다.

38. **제2무탕(이뇨제)** — 무즙 1종지, 더운물 2종지 비율로 살짝 끓여서 소금을 약간(2%) 쳐서 마신다. 하루의 분량은 1홉~1홉 반 정도 반드시 끓여야 한다.

제2무탕(해열 · 이뇨 · 신장염 · 방광염 · 동상)

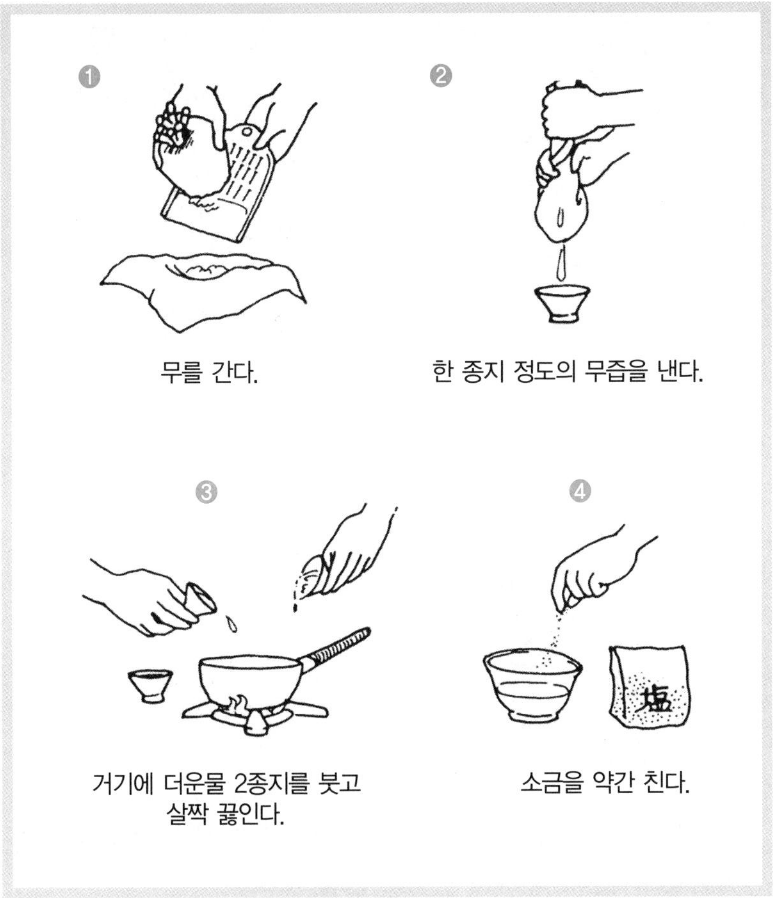

❶ 무를 간다.

❷ 한 종지 정도의 무즙을 낸다.

❸ 거기에 더운물 2종지를 붓고 살짝 끓인다.

❹ 소금을 약간 친다.

39. **계란장** — 날달걀을 둘로 쪼개어 껍질 반쪽에 재래식 장을 붓고 섞어 마신다. 무정란은 안 된다.

계란장(심장병)

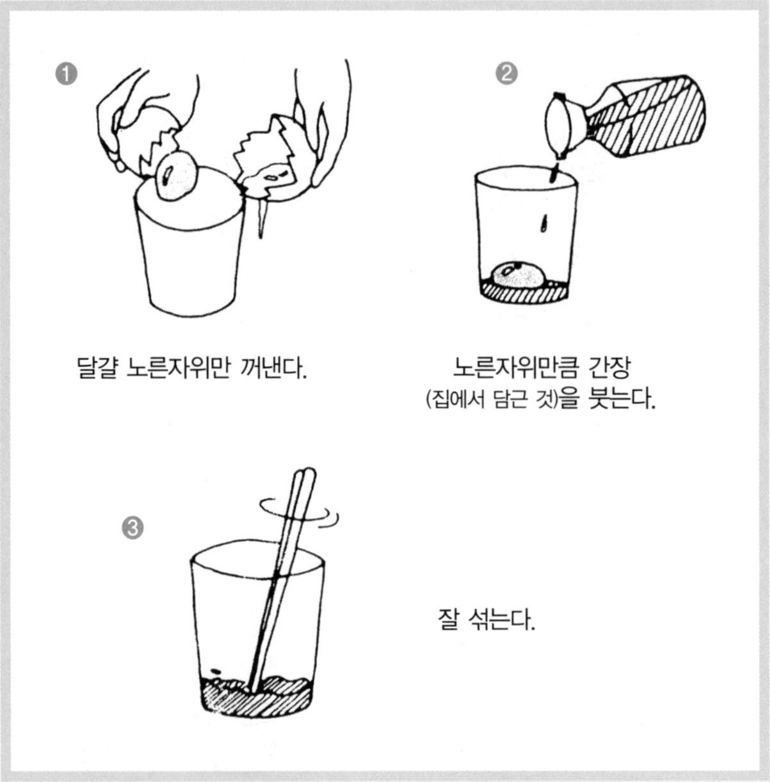

40. **겨탕** — 겨 1홉 정도를 자루에 담아 2되 정도의 뜨거운 물에 넣고 겨의 물이 우러나게 한다. 그 물로 몸을 씻는다.

41. **무잎찜질** — 무잎을 잘 갈아서 종이에 1센티미터 두께로 펴서 바른 것.

녹차찜질(습포) (백내장 · 녹내장 · 트라코마 · 눈병)

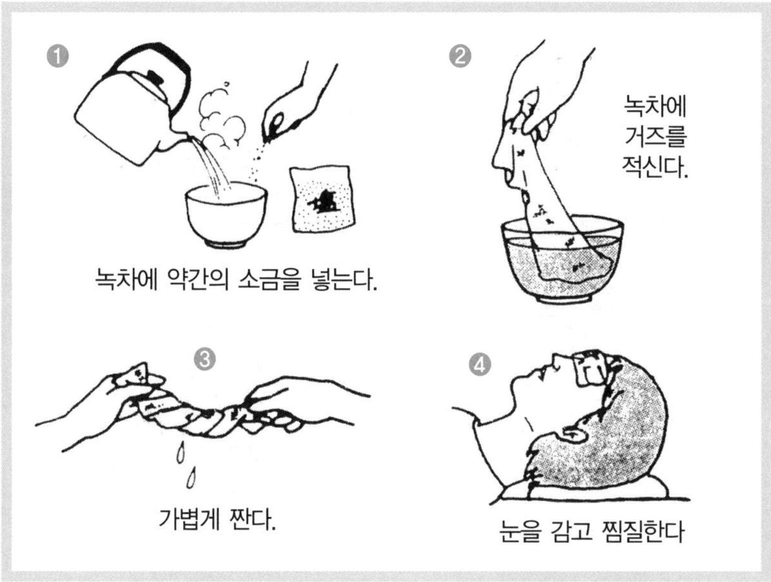

현신玄神

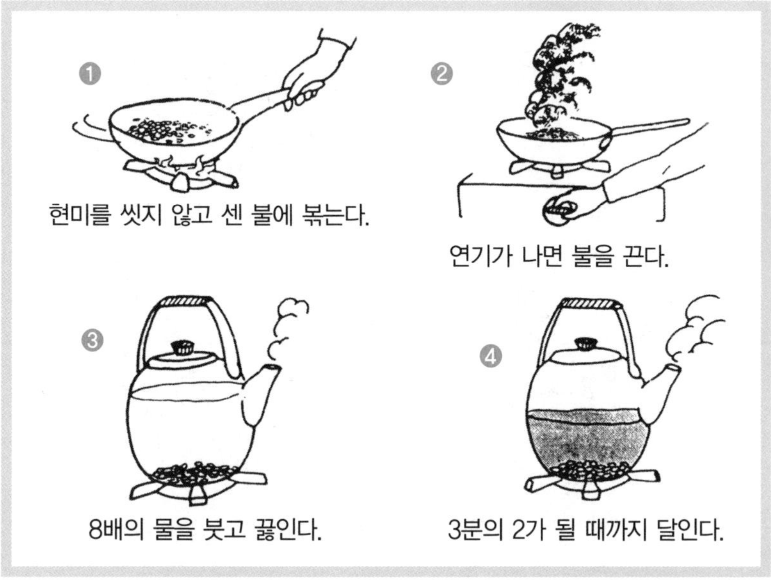

곶감 넣은 현미죽

❶
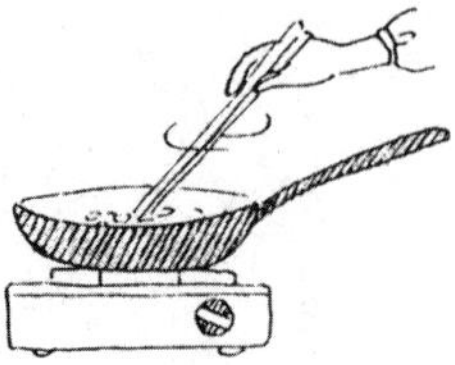
현미를 다갈색이 되게 볶는다.

❷
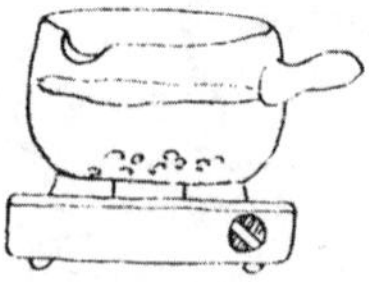
볶은 현미에 물 3홉을 붓는다.

❸
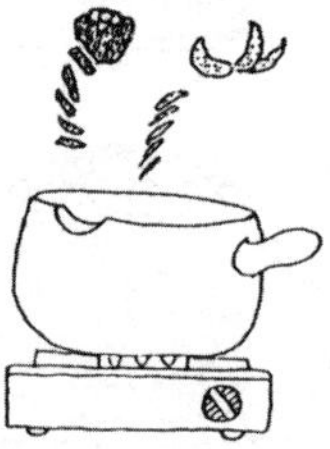
곶감과 귤껍질을 썰어서 넣는다.

❹
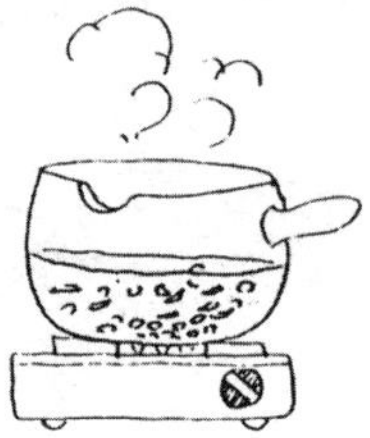
물이 2홉 5작 정도 되게 달이면 된다.

팥 다시마(각기 · 요통 · 피로 · 이뇨 · 당뇨병 · 신장병)

❶
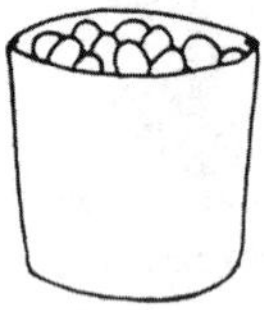
팥 1컵

❷
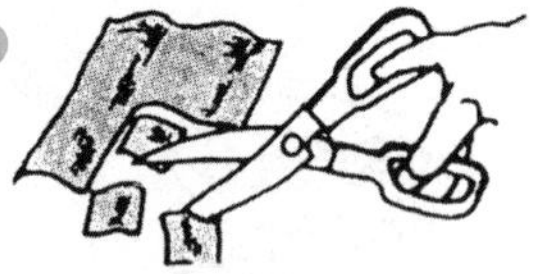
다시마를 잘게 썬다.

❸
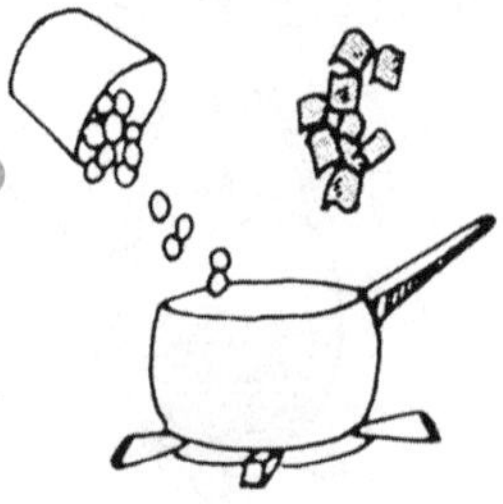
함께 넣고 끓인다.

❹
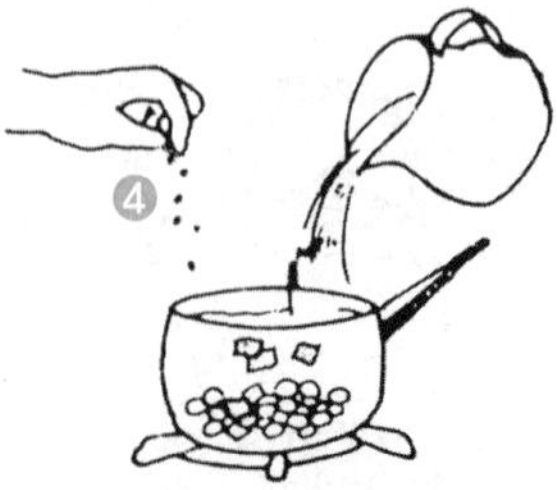
닳으면 물을 더 붓고 소금기를 한다.

매실장녹차(심장병 · 위장병 · 냉증 · 빈혈 · 감기 · 당뇨병 · 신장병 · 류머티즘 · 관절염 등)

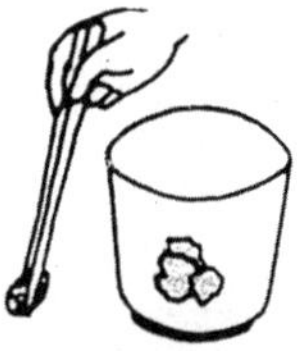

❶ 매실의 씨를 발가 낸다.

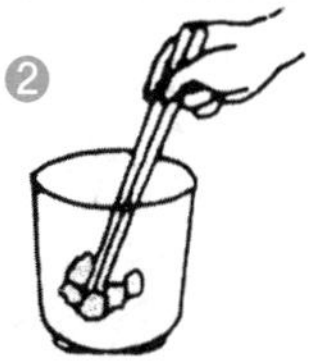

❷ 과육을 으깬다.

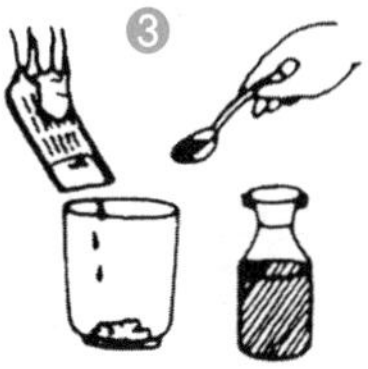

❸ 간장(집에서 담근 것) 1숟갈과 생강즙 약간을 섞는다.

❹ 거기에다 뜨뜻한 녹차를 8부쯤 붓는다.

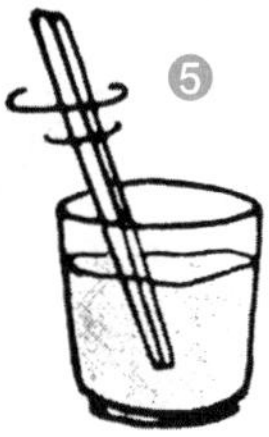

❺ 잘 젓는다.

잉어 생피(급성폐렴)

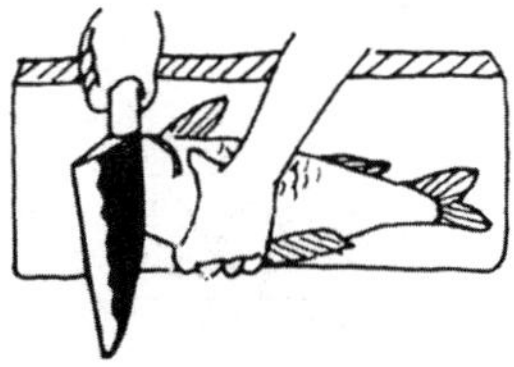

❶ 산 잉어 눈 위를 식칼 등으로

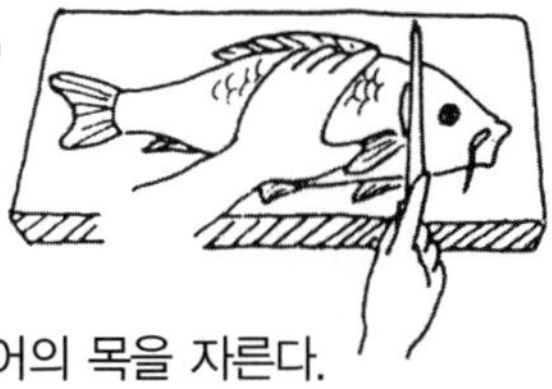

❷ 잉어의 목을 자른다.

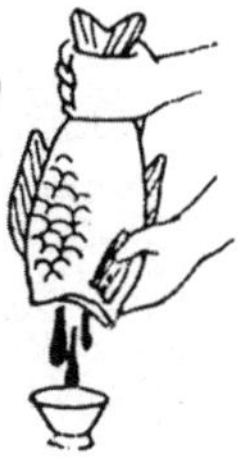

❸ 거꾸로 세워 피를 흘린다.

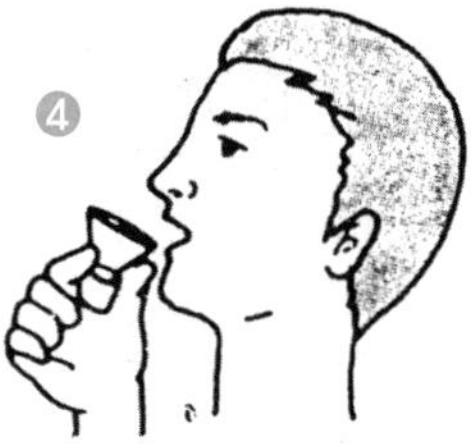

❹ 곧장 환자가 마시게 한다.

땡감즙과 말린 쑥(화상)

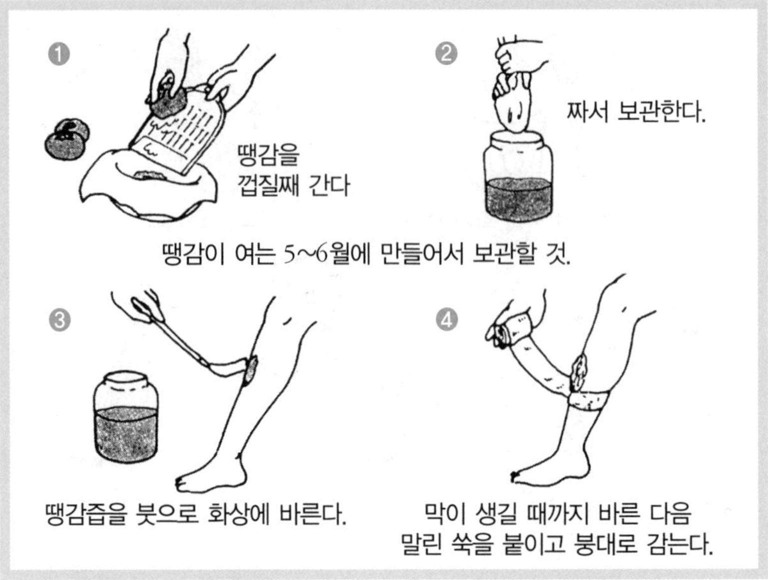

비파잎 농축액(암 · 신경통 · 자궁병 · 위장병 · 피부병 · 무좀에 바른다)

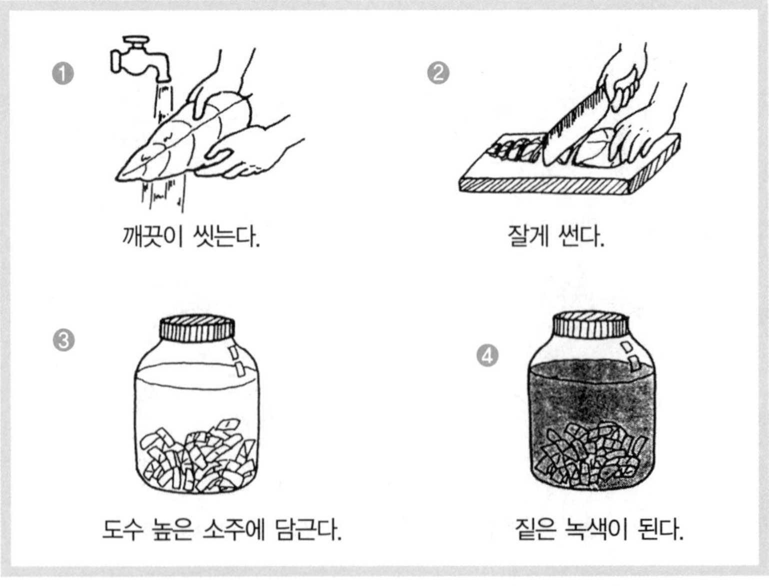

비파잎찜질(습포) (암 · 신경통 · 자궁암 · 위장병 · 피부병)

❶

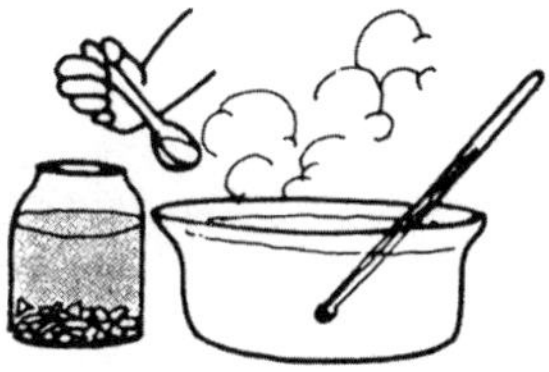

자배기에 60℃ 정도의
따뜻한 물을 붓고
비파잎 농축액 1~2 숟갈을 넣는다.

❷

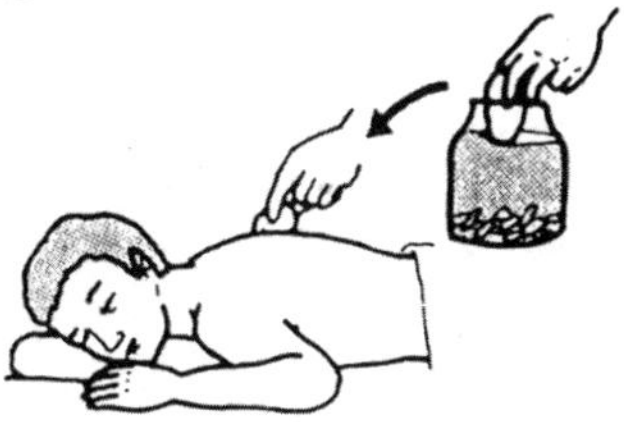

비파잎 농축액를
환부에 바른다.

❸

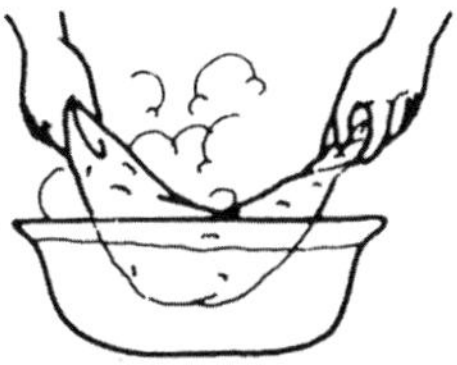

물에 타월을 적신다.

❹

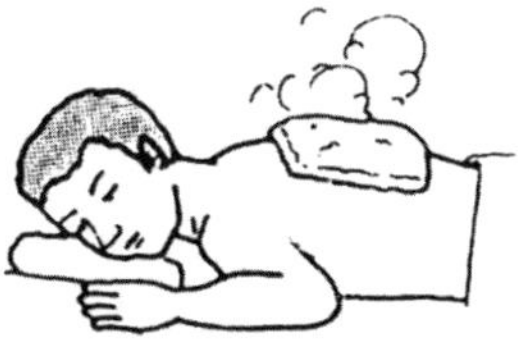

살짝 짜서 환부에 찜질한다.

부록

암 자연 퇴축自然退縮을 위한 실천 요강

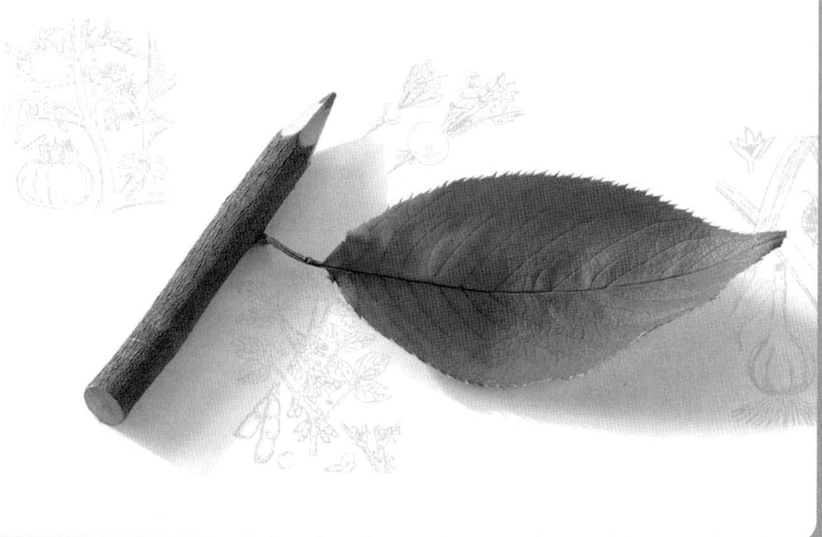

| 암 자연 퇴축自然退縮을 위한 실천 요강 |

1. 몸과 마음과 영혼까지 깨끗하게 하는 정화淨化 기간 암필승 100일 수련 코스(매일 자연건강어록을 독송할 것)

혈액 정화 기간	30일~45일	• 현미, 채식을 철저히 하면서 일체 약물 투여, 육류 · 우유 · 계란 · 가공식품 · 화학조미료 · 설탕을 피할 것. • 물은 증류순수를 꼭 마실 것. • 감성 도야하는 신앙과 취미 생활을 할 것. • 매일 좋아진다는 자기 암시를 할 것. • 공기 좋은 데서 삼림욕, 모래찜질, 옥외 활동, 부항 요법을 매일 할 것.
체세포 신진 대사 사이클	100일~6개월	
뼈까지 완전 교체되는 환골탈태 기간	3년~5년	

2. 자연치유自然治癒의 법칙法則

① 감사한 마음 하루 10번 이상 '감사합니다', '사랑합니다' 큰 소리로 말할 것.

② 언제나 미소, 하루 10번 이상 소리내어 크게 웃을 것.

③ 매사에 적극적이고 긍정적인 생각.

④ 신앙생활을 하면서 확고한 믿음과 전폭적인 신뢰, 반드시 낫는다는 확신, 이성보다도 감성을 연마할 것.

⑤ 매일 부항으로 하는 네거티브 요법과 항상 좋아진다는 자기 암시를 할 것.

⑥ 철저한 현미, 채식 100번 이상 씹어 먹기, 100일간만이라도 동물성 단백질 등(우유 · 계란 · 설탕 · 화학약제 등)은 절대 안 먹기.

⑦ 1일 만보 걷기, 아랫다리를 튼튼하게 옥외 활동을 많이 할 것.

⑧ 매일 반신욕 또는 각탕법을 1시간씩 할 것, 환부에는 온열 요법.

⑨ 물은 반드시 증류수를 마실 것(증류수 대신 무농약 자연 재배한 과일이나 야채즙 또는 고로쇠 물을 마셔도 됨).

3. 암의 원인과 결과의 도표

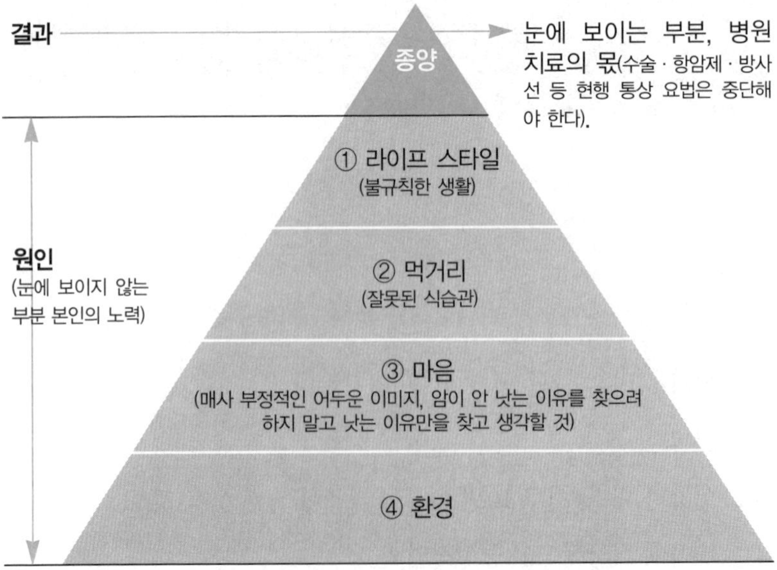

	원인	자연 퇴축을 위한 처방 (면역력을 강화시키는 방법)
① 라이프스타일	불규칙한 생활습관과 과로, 과식, 과보호, 운동 부족, 완벽주의, 끝장을 보려는 생각을 하지 말 것.	부항, 반신욕, 침, 뜸 등으로 부교감신경을 자극하여 몸을 따뜻하게 하고 긴장을 풀어 규칙적이고 절제 있는 생활을 할 것.
② 먹거리	육식과 3백식(백미 · 설탕 · 화학 조미료), 우유, 계란, 기타 가공식, 폭음, 폭식, 미식, 대식 습관, 약물 상용.	오래 씹어 언제나 약간의 공복감을 느낄 정도의 소식으로 기아 요법을 할 것. 처음 3일간 효소단식으로 장 청소를 할 것.
③ 마음	스트레스,좌절감, 절망감, 배신감,두려움,미워하는 마음, 매사 불평불만 가득 찬 생활, 위기에 직면해서 도피하고자 하는 잠재 의식, 잘못된 상황에도 무조건 순종하는 패배주의	밝은 이미지를 구축, 내 인생 내 건강 내 마음먹은 대로 이뤄진다는 확신을 가질 것. 늘 웃는 연습을 하고 감사하고 남이 잘되기를 진심으로 바라는 긍정적인 마음을 가질 것.
④ 환경	환경호르몬, 농약, 살충제, 제초제, 화학비료, 중성세제, 전자파, 신축 건물의 새집증후군, 배기가스, 화학약제 노출	목조 · 통나무 건물, 황톳집과 공기가 깨끗한 곳에서 삼림욕을 자주 하는 생활, 자동차는 되도록 타지 말고 집 안과 주위를 항상 청결하게 할 것.

| 기준성 자연 건강 요법 어록 |

1. 암! 다정한 친구 대하듯 순리로 다스리면 치유가 된다.

암은 어떤 경우나 국소병이 아닌 혈액 오염에 의한 전신 질환으로서 환부만 수술해서 완치되는 병이 아니다. 이제까지의 잘못된 생활습관을 바꾸고 몸의 자연성을 회복하면 자연치유도 어렵지 않다.

암을 마치 나를 괴롭히는 원수로 여기고 적대적인 공격을 하면 걷잡을 수 없이 흉포해지기도 하지만 나의 잘못된 삶의 방식을 일깨워 주는 다정한 친구 대하듯 마음을 열고 암과 대화를 시도하면 다시 없이 온순하게 치유 기전에 협력 동참하는 귀여운 신생물이 되기도 한다.

2. 발암의 원인! 스트레스와 잘못된 식생활

우리 몸에서는 하루에도 수천 개의 암세포가 생성, 소멸하지만 그렇다고 누구나 암에 걸리는 것은 아니다. 암세포를 제어하는 백혈구, 림프구 등 면역세포가 내 몸 안에 있기 때문이다. 불안 · 갈등 · 증오심으로 스트레스가 쌓이면 면역 시스템이 흐트러져 발암의 호발조건이 된다.

네거티브 요법은 피를 맑히고 면역세포를 활성화하여, 암 예방과 치료에도 효과가 있는 것이다. 식생활에서 육식과 가공식, 3백白 식품을 금하고 현미, 채식 등 자연식을 실천하면 몸과 마음이 정화淨化된다. 잘못 길들여진 미각의 노예가 되지 말아야 한다.

3. 암은 부항 요법으로 치유가 된다

질병을 다스리는 두 가지 방법이 있다. 하나는 더해 주는(+) 치료법으로 외과적 수술 · 약물 · 주사 · 고단백 영양식 등 질병을 외부에서 공격하는 포지티브 요법(현대 의학)이고, 다른 하나는 덜어 주는(–) 방법으로 단식 · 자연식 · 부항 · 명상법 등으로 체내의 잉여 영양분과 독을 제거하여 자연 치유의 기전을 여는 네거티브 요법(자연의학)이다.

암을 비롯한 현대병은 모두 과식 · 과로 · 환경 오염 등 지나치게 더해 주는 생활이 발병 요인이 되고 있는데 거기에 또 더해 주는 치료는 병을 더욱 악화시킬 뿐 암 완치를 위한 치료법은 마땅히 네거티브 요법이라야 한다.

'癌' 이란 글자는 동물성 '食品' 등을 '山' 처럼 많이 먹어서 생긴다는 뜻이다.

4. 암! 성격의 변화로 치유의 계기가 된다.

암에 걸리는 사람의 성격에는 몇 가지 공통점이 있다. 외곬 성격에 아집이 강하고 병적일 만큼 결벽증이 있거나 책임감이 강해서 매사 완벽주의를 요구하는 사람으로서 감정처리가 서툴러 대인 관계가 원만치 못 하여 남을 피곤하게 하는 타입이다. 항시 남을 편하게 해 주는 마음가짐을 가져야 한다.

편식하는 습관과 평소 약물 복용 등을 많이 하고 내성적이고 혈액형이 A형, AB형이 잘 걸리는 편이다. 그런 사람이라고 해서 다 암에 걸리는 것은 아니지만 무절제한 생활습관과 심리적인 좌절감 등으로 면역력이 현저히 저하될 때 발병이 되는 것이다. 때문에 면역력을 부활 활성화시키는 방법을 알면 길이 열린다. 불평불만, 미워하는 마음으로 화내지 말고 항상 감사한 생각을 가질 것.

5. 암! 원인을 알면 대안이 나올 수 있다.

현대 의학은 암을 원인 불명의 미친 세포 돌연변이의 신생물이라고 한다. 원인을 모르면 대안이 나올 수 없고 조기 발견, 조기 치료가 도리어 조기 악화, 조기 사망의 원인이 될 수도 있다. 한 번 발생한 암세포는 무한 분열 증식한다는 150년 전 독일의 세포 병리학자 루돌프 피르호의 잘못된 암 정의에서 벗어날 것. 암세포는 외부에서 침입하는 세균이 아니고 내 체세포에서도 잘못 만들어진 가장 엉성하고 약한 병적인 적혈구로서 정혈에 의해서 다시 정상세포로 되돌릴 수가 있는 것이다.

6. 암과 싸우지 마라

'암 검사 진료는 환자에게 불이익이 될 뿐 병원의 거대한 수입원이 되고 있다.' 는 일본 게이오慶應 대학의 곤도 마코토近藤誠 교수가 폭탄 증언을 하였는데 수술 · 항암제 · 방사선 등과 같은 방법으로는 치료가 안 되지만 자연식과 정혈 요법으로 체내의 면역 기능을 활성화하면 말기 암에서도 기적적으로 자연 퇴축自然退縮되는 예가 많다.

7. 암! 철저한 정혈, 정장淨血整腸으로 치유 가능

암세포를 죽이는 것만으로 암은 결코 낫지 않는다. 암이란 혈액이 극도로 오염된 나머지 발생하는 비상 정화조의 역할과 같은 적응 반응이기 때문에 암세포를 소탕하기에 앞서 철저히 정혈, 정장으로 혈액성상을 정상화시키고 면역 시스템을 되돌려 놓으면 치료가 아닌 치유가 가능한 것이다.

백일 수련 코스를 시작할 때 3일간 효소단식을 하여 장청소를 할 것.

8. 질병을 통해서 전화위복의 계기를 만든다

암세포를 오로지 악으로 단죄하고 원수를 대하듯 응징하려는 공격적인 치료법은 내 몸의 정상세포를 파괴하고 면역 기능을 떨어뜨릴 뿐이다. 발병에 이른 왜곡된 삶의 방식을 바로잡으면 도리어 전화위복이 될 수 있다. 때문에 의성醫聖 히포크라테스는 인위적인 치료법보다는 체내의 자연치유 기전을 무엇보다도 중요시했었다.

9.부자는 암을 고치기 힘들다.

간암 말기에 이른 부자가 돈을 물 쓰듯 몇 백 년생 산삼 · 사향 · 백사 등 고가 희귀약을 실컷 복용하고도 효험 없이 숙환 별세하였다고 한다.

가난한 사람이 병원 치료를 못 받을 처지에서 이 어록을 보고 집에서 자연식과 부항 요법을 열심히 하여 말기 암을 완치한 일도 있다.

병원이란 암을 낫게 하는 곳이 아니라 도리어 병을 키우고 고질화시키는 경우가 많다.

10. 기아 요법의 원리, 동물성의 고단백질등 영양공급이 암세포를 키운다

병원에서 수술은 성공적이었는데 사람은 죽었다는 사례도 있다. 수술이 잘 되었으니 이제 영양을 보충하여 체력을 빨리 회복하려고 육류 등 고단백, 고칼로리식을 하면 암세포가 힘을 얻어 빨리 퍼지는 것이다. 암세포는 정상세포와 달라 엉성하면서도 빨리 자라는데 단식이나 자연식 같은 기아 요법을 하면 성장이 억지되고 붕괴가 촉진된다.

11. 암세포는 혐기성嫌氣性 생물이어서 산소를 싫어한다

암종양이 있는 자리는 정상세포와 달리 산소공급이 잘 안 된 무산소증의 상태가 되어 있다. 따라서 환부에 산소를 풍부하게 공급하는 삼림욕 · 대기 요법 · 모래찜질 · 부항 요법 등이 효과가 있다. 암에 좋다는 먹거리는 모두 산소 강화식품으로서 버섯 종류, 마늘 · 인삼 · 신선초 · 녹황색 야채 · 율무 · 김 · 미역 · 다시마 등이 효과가 있다.

12. 몸과 마음이 찬 사람이 암에 잘 걸리기 쉽다.

체질이 양성에 치우치면 심장병, 고혈압에 잘 걸리고 음성이 과다한 저체온 체질이 암에 걸리기 쉽게 된다. 건강은 음양의 조화가 잘 되었을 때이고 균형이 깨지면 병을 얻는 것이다.

암세포는 열에 약해서 몸 안에서 가장 체온이 낮아 냉冷이 있는 저체온의 곳이다. 몸과 마음은 항상 따습게 갖고 환부에 수건을 깔고 전기다리미를 이용해서 뜨거운 온열 요법을 해도 효과가 있다. 섭씨 42도의 온열하에서 암세포는 성장이 정지 소멸되기도 한다.

13. 불치병不治病은 없다.

현대 의학으로는 치료가 안 되는 난치병이 늘고 있는데 병이 있으면 반드시 치료법도 있는 것이다. 불치병이 따로 있는 것이 아니라 자신의 잘못된 생활습관을 바꾸려 하지 않는 불치不治의 인생이 있을 뿐, 아집과 교만 · 독선 · 탐욕이야말로 온갖 재앙의 씨앗이 되는 것을 깨달아야 한다. 자신의 잘못된 생활습관이나 라이프 스타일을 바꾸지 못하는 사람은 절대로 암을 고칠 수 없다.

14. 건강 자주관리의 원칙

참된 건강은 병원 관리나 타력 의존에서 얻어질 수는 없다. 의사는 그저 선의의 조언자일 뿐, 치료를 성공하는 주체는 오직 본인에 있는 것이다. 흉곽내과의 유명한 전문의가 폐암으로 쓰러지고 당뇨병의 전문의가 평생 자신의 당뇨병을 못 고치고 있다. 암에 걸렸더라도 자산의 노력으로 반드시 낫는다는 확신을 갖고 자연식을 통해서 체질을 변화시키면 인간 승리를 성취할 수 있다.

15. 현미식으로 암을 고쳤다

미국 필라델피아 감리교 병원장인 안토니 사틸라로 박사는 자신이 말기 암으로 사경을 헤맬 때 마크로비오틱 건강법을 알게 되어 현미식으로 기적의 회생을 한 수기를 〈라이프〉지에 발표하여 큰 화제가 되었다. 6개월만 현미, 채식을 철저히 실천하면 반드시 체질 변화의 체험을 할 수 있다.

16. 뜻있는 곳에 길이 있고 마음먹은 대로 이루어진다

몸과 마음은 불가분의 표리 관계에 있어 마음은 주인이고 몸은 그를 담는 그릇과 같다. 따라서 몸은 마음먹은 대로 따라 움직일 뿐이다. 암에 걸렸어도 낫는다는 생각을 되풀이하면 긍정적인 자기 암시에 의해 몸도 그와 같이 작용하는 것이다.

멀쩡했던 사람이 병원에서 암이란 말을 듣고 갑자기 상태가 악화되고 중환자처럼 되어 버리는 수도 있다.

17. 인도의 성자聖者 간디의 건강 경구警句

일본에서 니시西式 건강법으로 유명한 카시오 타로(도쿄대 의학박사) 박사가 전에 한국에 와서 필자와 TV 대담 방송에서 다음과 같이 말했다.

"선진국에서 의료보험이란 건강보험이 아니라 질병을 양산하는 질병 조장助長의 역기능이 되고 있다. 병을 나으려거든 당장에 약을 버리고 병원으로부터 떠날 것을 권한다."

이는 인도의 성자聖者 간디의 건강론에 나온 다음의 경구를 연상케 한다.

"질병이란 인간의 무지와 무절제의 산물이고 병원은 인간을 한없이 나약하고 비굴하게 만든 사악邪惡의 온상이다."

18. 암은 국소병이 아닌 전신성 만성 혈액 질환이다

위암은 환부인 위만 도려내고 자궁암은 자궁만 적출해서 낫는 병이 아니다. 잘못 건드리면 양성 종양도 악성으로 돌아 걷잡을 수 없이 흉포해진다. 그런 특성을 모르고 외과적으로 병소부만 적출하는 것은 무의미하고 원인 치료와는 관계가 없다.

19. 암은 모르는 사이에 자연치유 되는 일도 있다

외국에서 사고사에 대한 사인 분석의 부검 통계에 의하면 사망자의 병력에 없는 본인도 모르는 사이에 암에 걸렸다가 치료를 받지 않고 나은 흔적을 발견한 사례도 적지 않았다고 한다. 아마 환경과 생활 조건이 바뀜으로써 그러한 치유의 기전이 몸 안에 작용한 경우였을 것이다.

20. 적敵은 밖에 있는 것이 아니라 내 안에 있다

건강이 허물어지는 것은 그 원인이 밖에 있는 것이 아니라 내 자신이 만드는 것이다. 과식과 과로, 무절제한 생활습관 속에서 건강을 약이나 병원에만 의존하려는 데서 병을 자초하고 더욱 키우는 것이다. 바둑에서 자충수를 두고 축구시합에서 자살골을 차 넣듯 기껏 꾀를 낸다는 것이 죽을 꾀를 쓰고 자멸하는 것과 같다.

21. 암에 걸리지 않으려면

나폴레옹 가계家系에는 암으로 죽은 사람이 많았다고 하는데 암은 유전하거나 전염하는 병이 아니다. 그런데 한 가족 중에서 줄줄이 암으로 쓰러지는 경우도 있다. 이는 같은 환경, 같은 식사 취향, 체질적인 소인과 성격이나 정서면의 공통점이 같기 때문에 같은 토양에서 같은 병이 잘 생기는 것이다. 생활 패턴을 확 바꿔 버리면 발병을 차단할 수 있다.

22. 의료 서비스 상품은 공급자에 의해서 일방적으로 강매되고 있다

김주환金冑煥 박사 유고집에서

과거에 경기도 도립병원장으로서 우리나라에서 최고로 수술 잘하기로 소문난 고 김주환 박사가 말년에 자신의 갑상선과 후두암으로 세 번이나 수술을 받고도 결국은 성대와 갑상선의 결손 인간이 되어 발병 3년 만에 불귀의 객이 되었는데 그가 남긴 유고집에 다음과 같은 글은 매우 충격적이다.

"의사로서 존경받는 신분으로 남을 치료할 때는 몰랐는데 환자가 되어 비로소 깨닫게 된 것은 자본주의 사회에서 모든 상품의 가치는 공급자에 의해서 결정되는 것이 아니라 수요자에 의해서 매겨지는 것인데 오직 의료 서비스라는 상품만은 수요자의 뜻과는 달리 공급자 중심으로 일방적으로 강요되고 있으니 이는 시장 원리에도 맞지 않는 의료폭력일 뿐이다."

23. 코미디 황제의 최후

이주일이 폐암 선고를 받고 국립암센터에서 집중적인 최신 항암제 요법을 투여받았으나 효험 없이 10개월 만에 끝내 불귀의 객이 되고 말았다. 그는 병상에서 마지막 순간까지도 금연 캠페인을 벌여 사회 봉사 활동을 하였는데 국가적으로도 아까운 인재의 상실이 아닐 수 없다.

만약 그가 일세를 풍미한 유명인이 아니고 병원 치료를 그렇게 서두르지 않았더라면 어찌 됐을까?

암이란 그렇게 금세 악화되는 급성 질환은 아니다. 만성 혈액염증성 질환으로서 손을 쓰지 않고 그대로 방치해 두어도 금세 악화되지는 않는다. 주먹만한 암덩어리를 체내에 지닌 채 큰 불편 없이 10여 년씩 활동하는 사람도 있고 병원에서 말기라고 포기한 상태에서 퇴원하고 집에 돌아간 후에 현미, 채식을 열심히 섭취하고 기적적으로 종양이 자연퇴축되었다는 사람도 있다.

24. 통상 요법(수술 · 항암제 · 방사선)으로는 암 치료 결과 평균수명이 3년

미국 캘리포니아의 버클리 대학교 의대 교수 제임스 하딩 박사는 『의료 살육』이라는 책에서 전형적인 암으로서 각종 종양을 병원에서 치료를 하면 평균여명이 3년에 불과하지만 치료를 거부한 환자는 오히려 12년6개월을 살고 있다는 충격적인 보고를 한 일이 있었다.

미국 국립암연구소는 매우 보수적인 기관으로 정평이 나 있는데, 최근의 발표한 「암癌의 병인학病因學」이란 보고 논문에는 지난 10년간 암 치료 연구에 아무런 진전이 없었다고 솔직히 시인하면서 화학적인 항암제가 종양을 일시적으로 억제하는 효과가 있지만 시간이 경과하면 암의 재발과 새로운 암 발생의 유력한 요인으로 작용하기도 한다면서 환자의 입장에서는 기존의 3대 요법에만 의존하지 말고 다른 대체 요법에도 관심을 가질 필요가 있다고 대체 요법의 효용성을 처음으로 인정하였다.

25. 야채수프 건강법

야채수프를 마시는 사람이 늘고 있는데 말기 암 · 당뇨병 · 치매에도 효험을 보았다는 사례가 보고되고 있고, 여성의 경우 폐경 후에 장복했더니 생리가 되돌아오고 65세 할머니가 아기를 낳았다는 진기록도 있다.

만드는 방법

〈기본 재료〉

무(1/4개, 무잎도 마찬가지 무잎파리는 가을에 시래기로 말려 두었다가 사용한다.), 당근(1/2개), 우엉(1/4개 작은 것은 1/2개), 표고버섯(한 개, 단 햇볕에 말린 것)

이상의 재료를 잘 씻어 껍질째 적당한 크기로 썰어서 유리그릇 같은 약탕기에 넣고 3배의 물을 붓고 1시간 가량 끓여서 식힌 다음 냉장고에 보관한다.

이렇게 만든 수프를 수시로 마신다. 하루 600cc 이상을 복용한다. 꼭 기본을 지키되 다른 야채를 섞어 넣으면 화학 작용의 변화로 효과가 없다.

이 방법은 일본의 화학자 다테이시 가츠立石和 박사가 오랫동안 동물 실험 끝에 발견한 건강법으로 일본의 거물 정객과 유명 연예인 등의 말기 암도 나았다는 소문이 퍼져 폭발적인 붐이 일어 한때 약국과 병원 문이 한산할 지경이 되어 위협을 느낀 의료인들이 혹세무민한다고 의료법, 약사법 위반으로 고발하여 창안자가 곤욕을 치렀다고 한다.

꿩을 잡는 것이 매라는데 어떤 방법이든 병이 나았으면 좋은 일로 평가하고 권장해야 할 일인데 법이란 언제나 기득권 쪽에서 새로운 건강법이나 새로운 연구 성과도 기득권에 해가 되면 박해를 받는 모양이다.

26. 요요법으로 말기 암도 낫는다.

중남미 라틴 아메리카 19개국에서 자연의학으로 각광을 받고 있는 쾌의학快醫學 진료센터를 지난 10년간 3600개소를 개설하고 그에 종사하는 자원 봉사자가 30,000여 명을 배출시킨 전설적인 슈퍼 닥터 Atom(일본인 이노우에 마코토井上眞, 60세, 현재 니카라과 천주교 암 병원장)은 환자에게 주로 자기 소변을 마시게 하여 난치병을 낫게 하는 것으로 유명한데 말기 암, 전이 암도 40일간 요단식을 실천하면 반드시 효과가 있고 완치된 사례가 많았다고 한다.

요단식이란 자기 소변과 물 이외에는 일체 음식을 먹지 않고 단식을 하는 강요법인데 한번 결심을 하고 체험해 보면 이상하게도 공복감을 별로 느끼지 않고 체내 독소가 빠져 나가고 자가 면역 기능이 강화되어 상쾌감을 느끼고 기운이 빠지지 않는다.

27. 반신욕 건강법

배꼽 밑까지 하반신만 더운물(자기 체온보다 3~4도 높게)에 들어가는 반신욕 열풍이 일대 붐을 이루고 있다. 그렇게 계속해도 머리카락이 검어지고 10년 정도는 젊어진다는 체험자가 많다.

말기 암 · 중풍 · 치매 · 아토피에도 효과가 있다는 사례가 있다. 100일간만 열심히 실천하면 그런 간단한 방법으로도 암을 비롯한 각종 난치병이 자연 퇴축되는 놀라운 일이 벌어지는 것이다.

어떤 말기 암 환자는 잠잘 때와 용변시를 제외하고 1주일간을 온종일 온탕 속에서 반신욕을 계속한 결과 암 종양이 깨끗이 사라지는 기적 같은 자연 퇴축 사례도 있다.

28. 다리미 요법(전기다리미로 하는 온열 요법)

남양주에 사는 이기영(74) 화백은 대장암으로 판명되어 긴급 수술이 필요할 때 자녀가 마련해 준 입원비를 부인이 창황 중에 분실하고 억장이 무너져 있을 때 다음과 같이 위로했다고 한다.

"여보, 하느님이 내게 더 소중한 것을 일깨워 주려고 돈 보따리를 거두어 간 것일세. 아무 걱정 말고 내가 하는 대로만 지켜보소." 그렇게 타이르고 즉시 입원을 포기하고 집에 돌아가 다리미 요법을 복부 일대에 한 달간 열심히 계속했더니 암 종양이 감쪽같이 사라지는 자연 퇴축의 기적이 발생했다는 것이다.

암은 저체온 상태에서 걸리기 쉽고 열에 약하기 때문에 섭씨 42도가 넘으면 성장이 정지되고 무력화된다.

29. 피마자유로 하는 오일 테라피

인도 고전의학인 아유르베타에서는 모든 질병에 오일 마사지를 권하는데 피마자기름으로 습포를 하고 그 위에 온열 요법을 매일 환부에 2시간씩 하면 놀라운 효과가 있다. 신의 계시를 받았다는 신비 요법가 닥터 애드거 케이시는 거의 만병통치나 다름없는 모든 중증 환자에 이 방법을 권장하였다. 뇌종양 · 자궁암 · 난소암도 기적적으로 자연 퇴축되었다는 사례도 발표하고 있다. 안질이 있을 때는 눈에도 점안하여 화상을 입었을 때는 즉시 환부를 피마자유로 습포를 해도 즉효가 있다. 변비가 심한 사람은 몇 숟가락 마셔도 좋다. 환부를 싸맨 곳에서는 지저분한 노폐물의 색소 반응이 나타나기도 한다. 일체 부작용이 없고 간단한 방법이어서 시도해 볼 만한 대체 요법이다.

30.『암이 내게 행복을 주었다』

가와다케 후미오川竹文夫 저, 필자 감수의 책이 정신세계사에서 출판된 후 독서계의 화제가 되어 문의가 쇄도하고 있다.

말기 암으로 병원에서 치료를 포기한 시한부 인생이 도리어 집에 돌아간 후에 암종양이 자연 퇴축되어 기적의 생환을 한 12명의 기록을 담은 책인데 독자에게 큰 감동을 주고 환자에게는 용기와 희망을 주는 책이다.

암 투병의 궁극의 목표는 발병 이전의 인생으로 되돌아가는 데 있지 않고 보다 새롭고 값진 인간 승리의 성취에 있는 것이다.

때문에 암에 걸린 체험은 누구나 가질 수 없는 일생일대의 찬스가 되고 따라서 불행의 씨앗이 아니라 찬란한 행운을 여는 축복이 되는 것이다.

31. 암 자연 퇴축의 원리

암의 자연 퇴축을 연구하는 학자의 통계에 의하면 10년 전에는 암의 자연 퇴축 현상이 20만 명 중에 한 사람 꼴이었는데 지금은 약 5백 명 중에 한 사람 정도 발견되었다고 한다.

그러나 암이 낫는 것은 어떤 경우이건 치료를 통해서가 아니라 대부분 자연 퇴축으로 낫고 있다. 그리고 3대 요법 같은 통상 치료를 하는 중에 자연 퇴축은 일어나지 않는다. 그 이유는 통상 치료로 암 종양을 일시적으로 제압할 수는 있지만 그 사람의 면역 기능까지 공격하고 파괴하기 때문이다.

자연 퇴축의 원리는 생명체란 본래 스스로 복원능력과 재생능력을 갖고 있기 때문에 무리한 공격과 침습만 하지 않으면 본래의 자연치유력이 되살아 날 수도 있는 것이다.

32. 암의 대가들이 암으로 줄줄이 사망

일본국립암센터 총장 츠카모토塚本憲甫 박사는 일본 국회 청문회에서 암은 조기 발견하여 조기 수술하면 90% 완치가 가능하다고 증언했는데 그 후 그분 자신이 위암에 걸려 조기 발견, 조기 수술을 하고 완치를 확신했지만 일 년 만에 간암으로 전이되어 사망했다.

공교롭게도 역대 암센터 총장 등 암의 대가들이 암으로 줄줄이 쓰러진 사례가 많다. 그런 사실을 암 전문기관에서는 쉬쉬하고 할 수 없이 변명할 때는 "그는 우연의 일치이고 암 대가들이 대부분 고령자였기 때문에 그로 인한 확률이 문제이다." 라고 말한다.

그런 논리라면 고령화 사회가 되면 종말 인생은 모두 암으로 사망하게 된다는 말인가?

33. 우리나라도 예외는 아니다.

삼성의료원 초대 원장 한용철 박사와 원자력병원 초대 원장 이장규 박사는 모두 당대의 석학으로 암 권위자였는데 애석하게도 두 분 다 폐암으로 작고하였다. 국가적인 인재의 손실이 아닐 수 없다.

한 박사는 평소 직설적인 말을 잘하는 분으로 환자들에게 의사나 병원을 너무 믿지 말라. 오진율도 많고 병원이라고 만능이 아니니 환자 스스로 자기건강을 지켜야 한다고 강조했던 분이다. 작고하기 직전 필자를 한번 만나고 싶다고 했는데 그때 마침 일본 강연 일정 때문에 돌아와서 만나기를 약속했었는데 그 사이에 그만 고인이 되어 못 만나고 만 것이 아쉽기만 하다.

한 박사는 대통령주치의와 서울대학병원장을 오랫동안 역임한 국제적으로 이름난 의학자였는데 그분의 친구인 이규광 장군(전 헌병감)이 나와도 오랜 바둑 친구여서 『암 두렵지 않다』의 책을 문병을 가면서 가지고 가서 권했던 모양이다. 내 책이 얼마나 도움이 됐을까마는 어쨌든 읽고 나서 저자를 한번 만나고 싶다는 대석학의 마지막 소원을 못 들어준 것이 지금도 마음에 걸린다.

34. 암세포는 약사여래의 현신現身

암에 걸린 스님이 한 분이 찾아왔었다. 사찰음식 공양이야 좋았겠지만 마음의 스트레스가 심했던가 보다. 암세포를 무조건 원수로 여기고 조기 수술, 항암 요법 따위로 박살내려고 하지 말고 또 도망가려고도 하지 말며 오직 나의 잘못을 일깨워 주는 약사여래의 현신으로 받아들이고 매일같이 감사한 마음으로 몸 안에 있는 암세포를 부처님으로 모시고 백팔 배를 하라고 했다. 그렇게 백 일간을 정진하면 반드시 자연

퇴축의 기적이 생긴다.

35. 사랑의 묘약妙藥은 암도 치유

자랄 때 진정한 사랑을 받아 보지 못했거나 남을 사랑해 보지 못한 사람, 매사에 욕구불만이 쌓여 대인 관계가 원만치 못해 남을 미워하거나 짜증을 내고 화를 잘 내는 사람이 암에 잘 걸리는 것이다.

반대로 아무리 작은 일이라도 기쁨과 보람을 느끼고 신나게 남을 사랑하는 사람은 걸린 암도 낫게 된다. 이성理性보다는 감성感性이 풍성한 타입이 좋다.

36. 오구삼살방에도 활로는 있다

상하 · 전후 · 좌우가 꽉 막혀 벗어날 길이 없는 궁지의 방위를 오구삼살방이라고 한다. 어떠한 기득권의 절대 권력이나 재물 · 학력 · 부모 · 형제의 힘도 미치지 못하는 곳이다. 비로소 자신이 얼마나 무력하고 하잘것없는 존재인가 허울 벗은 참모습을 알게 된다. 오직 자신의 젖 먹던 힘까지 발휘할 수 있는 유일한 기회이다. 도망갈 수도 없고 타협할 수도 매달릴 수도 없는 절체절명의 사지에서 스스로를 극복하기 위한 전심 전력의 진검승부眞劍勝負를 해야 한다.

거기에서 비로소 충무공의 임전훈臨戰訓에 있는 생즉사生卽死, 사즉생死卽生, 궁즉통窮卽通도 되는 것이다.

37. 마음 속에 새겨지는 이미지는 육체를 변화시키고 종양도 퇴축시킨다

마음이 불안하고 어두운 이미지에 갇혀 있으면 하는 일마다 뒤틀리고 재수가 없다. 그러나 기쁜 마음으로 밝은 이미지를 갖게 되면 만사가 잘 풀리고 좋은 일이 생긴다.

암 환자가 밝고 즐거운 마음으로 애써 미소 지으며 감사합니다. 하고 하루 열 번씩 소리내어 외우면 그러한 생각이 면역 기능을 향상시켜 종양도 자연 퇴축시키게 된다.

마음 속에 새겨지는 이미지는 바로 육체를 변화시키는 설계도가 되기 때문이다. 그래서 현명한 의사는 환자에게 희망과 용기, 꿈을 심어주는 사람이어야 하는데 병원의 분위기는 모두 어둡고 우울한 이미지를 주어 환자에게 겁을 먹게 하고 주눅이 들게 한다.

38. 정답正答은 선악의 양분법에 있지 않다.

암 전문의가 환자의 입장에 서 보지 않고 무조건 공인된 통상 요법(수술 · 항암제 · 방사선)을 고집하고 환자는 왜 암에 걸렸는지 스스로 반성하지 않고 오직 의사에게 맡겨 원수를 때려잡듯 할 때 암세포는 더욱 극성해진다.

'역지사지易地思之' 란 말이 있는데 의사가 환자의 입장이 되어 보고 환자가 암세포의 입장에서 바라볼 때 비로소 正答이 나올 수 있다.

39. 비파엽枇杷葉 훈증 요법

비파나무를 약왕수藥王樹라고도 하는데 부처님도 만병의 약이 된다고 권했다고 한다. 일본 사찰에서는 고래부터 비파엽을 불에 그슬려 환부에 훈증하면 온갖 염증을 다스리는 것으로 전승되고 있다.

암 치료에 특효가 있다는 살구씨에서 추출한 레트라일이라는 비타민 B_{17}요법도 비슷한 이치인데 암에 좋다는 것 중에는 미량의 시안화합물

(청산가리 같은)이 있어 종양 부위에 선택적으로 작용한다는 학설도 있다.

살구씨 · 매실 농축액 · 비파엽 · 율무 · 복어 등에 그러한 성분이 있다. 비파엽을 말린 후 차로 달여 마셔도 좋고 소주에 담가 농축액을 뽑아 환부에 온습포를 하면 진통 효과가 있다.

40. 수퍼 닥터 Atom의 실험

라틴 아메리카에서 활약하고 있는 전설적인 수퍼 닥터 Atom(본명 이노우에 마코토 60세)을 도쿄에서 만나 다음과 같이 질문해 보았다.

질문 : 당신이 만약에 암에 걸렸다면 어떻게 하겠습니까?

Atom : 오오 하느님 감사합니다. 나에게도 드디어 그런 절호의 찬스를 주시다니요. 그 동안 자연의학을 그렇게 많이 떠들고 스스로 병을 낫게 하는 방법을 수없이 가르쳐 왔지만 내 자신은 그러한 체험을 하지 않았기 때문에 언제나 떳떳치 못한 미안한 마음을 마음 속에 품고 있었는데 이제야말로 자신을 생체 실험의 대상으로 할 수 있으니 얼마나 당당합니까. 내가 암에 걸린 시점으로부터 6개월 안에 반드시 완치하고 말겠습니다. 방법으로는 한국의 부항 요법 · 요요법 · 현미 · 채식을 통해서 근치시키겠습니다.

그는 지금 중남미에서 동의부항 요법을 해방의학이라고 하여 보급시키고 있는데 그쪽의 해방신학과 더불어 민중생활 공동체 의료 시스템으로 정착시키고 있다.

41. 마카리오스(신神의 손)의 신비

상황버섯 균사체를 발아 현미에 접종 배양해서 만든 세포활성 물질이다. 박동기朴東基 교수팀(건대 응용생물학 전공)이 연구 개발한 신기술로 기능치가 매우 높고 체내 면역력 향상에 뛰어난 효과가 있어 이를 3개월 복용한 사람이 말기 폐암, 후두암을 기적적으로 완치했다는 체험 사례가 보고되고 있다. 가위 환상적인 꿈의 식품이라고 할 만하다.

42. 전화위복의 계기가 될 수 있다

라이프 스타일병의 대표적인 암은 그 사람의 생활습관과 밀접한 관계가 있기 때문에 재수 없이 우연히 걸린 것이 아니다.

누구나 인생 역정에서 위기가 있고 어떠한 변화가 필요할 때 국면전환이 요구되거나 쉬고 싶거나 매달리거나 도피하고 싶고 남의 관심을 끌고 싶을 때 잠재 의식은 스스로 암에 걸리기를 바라는 수가 있다. 생각하기에 따라 위기를 찬스로 만들 수도 있는데 말기 암에서도 기적적으로 생환生還한 사람은 모두 플러스 사고를 가지고 희망과 용기를 잃지 않는 사람이다. 반대로 절망과 체념 속에서 마이너스 사고에 사로잡히게 되면 스스로 수명을 단축하고 자멸하게 된다.

암을 못 고치는 사람은 모두 못 고치는 이유만 찾아다니면서 종양마커 검사 등에 매달리는 사람이다. 말기 암이라도 어떻게든지 낫겠다는 의지와 나을 수 있는 이유만을 추구하며 노력하는 사람은 기적의 생환자가 될 수도 있다.

43.『항암제로 살해당하다』

일본에서 최근 베스트셀러가 된 책 국제적인 소비자 환경 운동가로 유명한 후나세 슌스케船瀨俊介의 저서가 출간되자마자 도쿄도 내의 서점가에서 동이 났는데 독자층은 주로 대체의료에 관심 있는 개업의사들이 무더기로 주문하여 환자들이 돌려보게 하여 화제가 되고 있다.

일본에서 매년 31만 명이 암으로 죽고 있는데 8할인 25만 명이 항암제로 살해되고 있다는 것은 마치 제2차 세계 대전 당시 나치 독일의 아우슈비츠 가스 수용소나 일본군 731부대의 마루타 작전 같은 학살극이 백아白亞의 대형 암병동에서 공공연히 전개되고 있다. 그 배후에는 막대한 화학이권이 개입된 의醫·약藥·산産·관官·정政·언言까지 유착된 거대 암산업이 도사리고 있는 전율할 실상을 폭로한 책이다.

44. 의사가 못 고치는 환자는 어떻게 하나?

현직 부장 판사가 쓴 책이 베스트셀러가 되어 단기간에 10여만 부가 발매되었다고 하는데 저자 황종국黃宗國(울산지방법원) 부장 판사는 현행 의료법의 잘못을 통렬히 비판하면서 한국의 민중의술이 세계 최고라고 격찬하였다.

병을 못 고치면 의사라 할 수 없고 면허가 없어도 병을 잘 고치면 진정한 명의로서 대접을 받는 사회가 되어야 올바른 국가라고 할 수 있을 것이다. 현행 의료법은 기득권인 의사나 약사, 한의사의 특권만을 옹호하는 제도로서 국민건강에 정말 도움이 되는 고래로부터 전승된 민중의술은 제도권의 보호 밖으로 추방하고 철창 속에 갇히게 되는 역리逆理가 자행되고 있는데 그러한 악법은 세계에 유래가 없다는 것이다. 3부작으로 된 책 속에는 그러한 현장의 증언들이 생생하게 수록되어 있어 힘없는 풀뿌리 민초에게 진한 감동과 공감을 줄 만하다.

정의를 부르짖는 한 의인義人의 외침이 도화선이 되어 지금 민중의술

살리기 운동의 불씨가 전국적으로 요원의 불길처럼 번지고 있다.

민주화가 되었다면서 아직도 일제 식민체제나 군사독재정권 시대의 잔재인 더러운 유물과 같은 현행 의료법 · 약사법 · 보건범죄 단속법 같은 악법이 아직도 횡행하면서 국민건강을 좀먹고 수탈하고 있는데 이제야말로 마땅히 폐기할 때가 되었다.

각성된 민중의 힘에 의해서 세계에 자랑할 만한 우리의 민중의술이 이제 활짝 만개할 수 있는 새 시대, 새 역사의 장이 열려야 한다.

45. 부항은 해방원리의 민중의술

일본에 가서 강연할 때 한민족은 일제의 침략과 식민지 체제의 박해와 수탈을 당하면서 항상 자유와 해방을 갈구하는 역사적 체험 속에서 내가 터득한 민중의술이 부항으로 육체의 막힌 곳을 뚫어 주고 체내 독소를 배출시키는 것이 생리적인 해방감을 느끼게 하는 정혈淨血 요법의 원리라고 소개하였다. 그러한 한민족의 역사적 체험과 사상에 공감이 된다면서 일본과 중남미 등 라틴 아메리카에서는 우리말 부항이 한국 전래의 민중의술의 해방의학으로 회자되어 가톨릭 참여파의 해방신학과 더불어 민중 운동의 새로운 도표導標가 되고 있다.

46. 병원장이 될 수 있는 자질

외국에 다음과 같은 의료 속담이 있다. 하루 만에 나을 수 있는 병을 고작 하루에 고치면 의료인으로서 낙제생, 1주일을 끌면 초보자, 한 달을 끌어야 의사로서 어느 정도 자질이 인정되고 1년을 끌면서 장기 진료를 할 수 있어야 비로소 병원장감이라는 것이다.

침 · 뜸 · 부항 같은 전통 민중의술이 전문가 아니라도 너무도 손쉽게 속치, 속효가 있어 의료상품으로는 각광을 받지 못하는 것도 같은 맥락이라 하겠다.

47. 암은 사탄이 아니라 수호천사守護天使의 현신

수녀修女님이 뜻밖에 암에 걸려 내 책을 보고 찾아온 일이 있었다. 암은 대상을 가리지 않고 누구에게나 찾아오는 불청객이지만 역시 성직자聖職者가 암에 걸린 것은 모양새가 좋지 않다.

금욕禁慾의 계율과 엄격한 자기 절제의 생활을 하는 분은 남 모르게 마음고생과 스트레스가 심하여 발암의 원인이 될 수 있다. 그렇게 생긴 암 종양을 무조건 나를 괴롭히는 사탄으로 여기고 수술이나 항암제 같은 공격적인 치료로 박살내려는 생각보다 주님이 보낸 수호천사의 현신現身으로 받들어 모시고 매일 감사한 마음으로 기도 드리면서 감동에 충만된 생활을 하면서 매일 자연식과 부항 요법을 계속해 보라고 조언했다. 그렇게 실천했더니 희열에 넘친 감동을 체험하면서 심했던 통증이 사라지고 5개월 후에는 유방암이 감쪽같이 자연 퇴축된 기적의 사례도 있다.

48. 진정한 인술仁術이란

동양에서는 의술을 인술仁術이라고 했는데 진정한 인술은 병이 나지 않도록 미병未病에서 막는 것을 상의上醫, 병난 후에 치료한 것을 중의中醫, 오직 약물에만 의존하는 것을 하의下醫라 했다.

그런 점에서 오로지 약물 요법만을 주종으로 삼는 현대 의학이야말로 전형적인 하의에 속한다.

당唐나라 때 동봉董奉이라는 명의名醫는 병을 고쳐 준 후에 수가를 받지 않고 경환자에게는 살구나무 한 그루, 중환자에게는 3그루를 집 주변에 심게 하여 수년 후에 그 마을은 살구나무가 울창한 살구나무골 杏林村이 되고부터 일체 환자가 없어졌다는 고사故事가 있다. 그래서 의원醫員을 행림杏林이라고 부르게 되었는데 장수촌에는 대개 살구나무가 많고 살구씨에는 아미그다린이라는 비타민 B17의 성분이 많아 암 치료에 도움이 되는 것으로 알려져 있다.

49. 암에 온열 요법을(카본섬유 온열 매트)

암세포는 열과 산소를 싫어하는 특성이 있어 그 점을 잘 이용하면 이외로 간단하게 암을 자연 퇴축시킬 수 있다.

열병을 앓고 난 후에 암세포가 사라졌다는 사례가 있고 말기 암으로 전신에 암세포가 퍼졌는데 독감과 단독으로 일주일간 고열을 앓고 나서 감쪽같이 암이 나았다는 보고도 있다.

저체온低體溫 체질이 암에 잘 걸리고 암은 전형적인 냉병冷病인데 병원에서 수술이나 항암제, 방사선 같은 통상 요법은 몸을 더욱 차게 만들어 면역 기능을 약화시키고 있다.

본 어록에 소개한 다리미 요법으로 대장암을 나았다는 이기영 화백이 최근 건강한 모습으로 나에게 찾아와서 소개한 발명 특허품이고 의료용구 허가품인 온열매트를 시험 삼아 사용해 보았더니 효과가 있음을 알 수 있었다. 카본 섬유로 만든 전자파 차단 원적외선 방사 음이온 발생 온열 매트는 다른 전기장판이나 전열 돌침대와 달라 복사열에 의해 체감온도는 높지 않아도 신체 심부에까지 높은 열이 전달되어 자고 나면 기분이 상쾌하고 몸이 거뜬하였다.

기분 좋은 복사열에 의한 배독 · 발한 · 혈액 순환 촉진은 온열 효과가 뛰어나서 한 시간만 사용해도 걸쭉한 기름땀이 배출되어 배독排毒 효과가 뛰어난 것 같았다.

50. 증류수 건강법(무기광물질의 경수는 결석, 동맥 경화의 원인)

물은 우리 몸의 70%를 차지하고 있어 좋은 물은 생명 활동의 원천이 된다. 무기미네랄 등 광물질이 많은 경수나 지하수, 염소 처리한 수돗물을 상음할 때 결석이나 동맥 경화, 산화 촉진의 원인이 된다.

요즘 수돗물이 안심이 안 되어 집집마다 정수기 또는 환원수기를 설치하는데 가장 안심하고 마실 수 있는 물은 증류수라야 한다.

암 식사 요법으로 유명한 막스 거슨 박사는 환자에게 반드시 하루 2,000cc 이상의 야채나 과일즙 또는 증류수를 마시라고 권한다. 단식 요법으로 유명한 폴 C. 브래그 박사도 단식할 때 꼭 증류수 마시기를 주장했고 자신도 평생을 그렇게 실천하여 97세로 건강한 생애를 마쳤다고 한다.

미국 NASA의 우주 항공사나 잠수함 승무원도 모두 증류수를 상음한 것으로 알려지고 있다. 요즘 미국에서 900만 부 이상 팔린 초베스트셀러 케빈 트루더 저 『병이 나지 않은 사람은 알고 있다』에도 모든 질병 예방과 치료에 증류수 마시기를 적극 권장하고 있다.

그래서 나도 증류수를 식수로 마셔 봤더니 한결 좋은 것을 알게 되어 암 자연 퇴축 100일 수련 코스에 채택하기로 했다. 금붕어나 새장에 증류수를 넣어 주면 동물은 더욱 활발해지는데, 화초 같은 식물에 주면 시들게 된다. 그 이유는 식물은 토양에서 무기미네랄을 골고루 흡수 동화여 광합성 속에서 유기미네랄을 만들어 동물에 공급하는 것이 생태계의 먹이사슬의 법칙이기 때문이다.

증류수는 심신心身을 정화시키고 배독排毒 기능이 활발해지는 효과가 있다. 밥을 지을 때 차를 끓일 때 증류수를 사용하면 향과 맛이 더욱 선명한 것을 체험할 수 있다.

야채나 과일즙 또는 수액樹液을 이용해도 증류수를 마시는 것과 같다. 증류수는 약국에서 구할 수 있고 집에 증류수기를 설치하면 환원수기와 비용이 비슷하다. 물을 끓여서 수증기로 여과하여 증류 순수한 물을 만드는 것이다.

세계 각국 제품이 있는데 우리나라에서 만든 발명 특허술로 가장 뛰어난 제품이 있다.

51. 동종同種요법 미슬토의 작용

겨우살이(기생목寄生木)를 원료를 한 동종 요법인 미슬토 요법은 항암제 치료 및 방사선 치료시에 발생하는 부작용을 감소시킨다. 또한 암 환자의 경우 수술 후 미슬토 요법을 병행하면 전이 및 재발을 막는 데 도움이 된다. 수술이 불가능한 경우에도 수명을 연장시키고 고통을 줄여 주며 삶의 질을 높이는 데 중요한 역할을 한다. 말기 환자의 경우, 부작용 없이 암의 성장을 억제하고 고통 감소, 식욕 증진 등 환자의 상태를 개선시켜 준다. 특히 미슬토는 베타 엔도르핀 분비를 촉진시켜 삶의 질(통증 완화 · 식욕 증진 · 체중 증가 · 편안한 수면 · 정신적 · 육체적 행복감)을 향상시킨다. 미슬토 치료를 받은 대부분의 환자들은 몸이 따뜻해지고, 감염에 대한 저항력이 높아짐을 느낀다.

52. 암세포는 열에 약한 병적인 체세포

암세포를 마치 외계 생물(에이리언)이 내 몸 안에 들어와서 숙주를 갉

아먹는 괴물 같은 공포의 대상으로 여기는 경향이 있는데, 실은 내 몸 안에서 생긴 가장 열약한 병적인 체세포가 암인 것이다. 알고 보면 조금도 두려울 것이 없고 스스로의 의지에 의해서 얼마든지 컨트롤이 가능하다.

암세포는 산소를 싫어하고 열에 약한 특성이 있어 섭씨 45도의 주열注熱 하에서는 무력해지고 붕괴가 시작된다.

그러한 용도로 고안된 원적외선 방사 미쓰이식三井式 주열 온열기는 건강한 부위에서는 아무렇지 않는데 병이 진행 중인 이상이 있는 곳에선 "앗 뜨거"하고 깜짝 놀랄 정도로 민감한 반응을 느껴 정확한 진단 효과도 있다.

혈액 순환이 잘 안 되는 모든 증후에 효과가 있지만 피부 표면에 가까운 병소부일수록 즉시 호전 반응이 있음이 증명되고 있다.

53. 암은 무치료無治療가 최상의 대책

암 종양을 철저히 섬멸하려는 통상 요법은 도리어 면역 기능을 떨어뜨리고 암은 내성을 갖게 되어 더욱 흉포해지기도 한다. 그래서 요즘 선진국에서는 자연 요법과 대체의학 등이 각광을 받기 시작하여 치료보다는 무치료가 최상의 대책이란 풍조가 일고 있다.

생활습관을 바꾸고 동의부항 요법과 자연식으로 정혈, 정장을 하면 뜻밖에 말기 암도 자연 퇴축이 되는 예가 많다. 그리고 자연 퇴축은 통상 요법을 받지 않았을 때만이 그러한 가능성이 있는 것이다.

54. 제약 회사의 진정한 속마음

미국에서 요즘 900만 부 이상 팔려 일약 재벌이 된 초베스트셀러 작가 케빈 투루더가 쓴 『병나지 않은 사람은 알고 있다』의 내용에 제약회사의 속마음은 병을 잘 낫게 하는 신약新藥의 개발이 아니라 그 반대로 질병의 확산과 난치병 환자의 양산에 있다. 만약에 약으로 병이 쉽게 극복된다면 제약회사와 종합병원은 모두 문을 닫게 될 것 아닌가. 때문에 지금의 의료 시스템은 그들의 이익 추구의 확대를 위해서 온갖 수단과 간계를 다하여 심지어 국가권력과도 결탁하여 필사적으로 난치병 확산과 환자 양산에 주력하고 있는 것이 진실이라는 것이다.

55. 웃음의 면역학免疫學

필자와 절친한 세계적인 환경 운동가 후나세 슌스케船瀨俊介 씨는 『항암제로 살해당하다』에 이어 그 후속편으로 『웃음의 면역학免疫學』이란 신저서가 또다시 베스트셀러가 되었다(필자 감수로 중앙생활사에서 출간되었다).

암 환자나 당뇨병 환자 몇 백 명을 한자리에 모아놓고 개그를 통해 2~3시간 실컷 웃기고 나서 그 전후를 비교했더니 면역 기능 수치가 현저히 향상되었다는 것이다. 깔깔거리고 박장대소하는 웃음이야말로 무엇보다도 치유의 묘약임을 입증한 것이다.

우리의 유전자정보(DNA)는 뇌세포에서 3%만이 on으로 활동하고 나머지 97%는 of의 휴면 상태에 있는데 그 중에서 0.1%만 on으로 돌아와도 초능력의 천재가 될 수도 있다.

웃음은 휴면 상태의 DNA를 on으로 만드는 유일의 방법이 된다.

56 은銀물 이온수 건강법

발명 특허품 은나노 99.99% 순도의 음이온수 제조기가 있다. 인체

면역력 활성과 강력한 살균 작용이 있어 동의부항으로 하는 정혈 요법과 병용하면 난치병 치유에 상승 효과가 있다. 아토피 · 습진 · 무좀 · 결막염 등에도 즉효가 있다.

57. 장腸 청소 효소酵素 단식법

장이 깨끗해야 오래 산다 그런데 현대인은 모두 육식, 가공식품 등 불량 식품의 범람으로 인하여 장이 시궁창처럼 더러워지고 있다.

그 결과 장 질환뿐만 아니라 각종 암에 걸리는 원인도 거기서 유래한다. 장내에는 무수한 상재균常在菌이 밀집공존密集共存하면서 서로 돕기도 하고 상극이기도 하면서 먹거리를 분해 · 소화 · 흡수 · 배설하는 과정에서 발효, 부패 등 화학 작용이 일어난다. 그러면서 먹거리가 피가 되고 체세포로 탈바꿈하는 생명 물질을 합성 탄생시키는 생체원자로生體原子爐와 같은 구실을 하고 있다.

장을 깨끗이 하기 위해서는 폭음, 폭식을 하지 말고 육식을 멀리하고 현미, 채식 위주의 식생활을 해야 한다. 평소 효소식품(김치 · 된장 · 청국장 · 기타 과일 · 야채 등 식물과 미생물을 발효시킨 음료)을 상복하면 장내 균이 익균益菌이 되어 장이 편안해진다.

필자가 고안 권장하는 효소단식(효소음료만 마시는 것)을 3일 정도만 해도 장 청소가 잘 되어 황금색 변을 보게 되면서 난치병도 일단 치유의 단서가 열리게 된다.

58. 스트레스 해소에 동의부항은 최상의 방법

현대인의 과식 · 과로 · 과보호 등 스트레스는 암을 비롯한 만병의 원인이 되고 있는데 한국 전래의 고대의술인 동의부항은 피로회복과 스트레스를 해소하는 데 최상의 방법이 된다. 혈액 순환을 원활하게 하여 막힌 곳을 뚫어 주고 저체온을 상승시키고 배독排毒 기능의 향상 등 부교감신경을 자극하여 릴랙스한 상태에서 생리적인 해방감을 만끽하게 하는 것이다.

59. 저체온低體溫 체질에 태양정太陽精을! !

지금 같은 문명 편향의 타성에 젖어 과로 · 과식 · 과욕 · 과보호 · 운동 부족 등으로 체질이 모두 음성과다의 저체온이 되고 있다. 그래서 암을 비롯한 당뇨병 · 비만 · 아토비 같은 생활습관병은 대부분 저체온이 잘 걸린다.

천연의 검정 식품은 보양補陽 효과가 있는데 그 중에서도 흑삼(黑蔘. 홍삼을 더욱 농축시킨 것), 검정현미 · 검정콩 · 검정깨 · 검정마늘의 씨눈에 각종 버섯(상황버섯 · 차가버섯 · 영지 · 표고버섯 등)의 균사체를 배양해서 미역 · 김 · 다시마 · 돼지감자 · 대추 · 잣 · 호두 · 꿀 · 검정 설탕으로 고아서 노약자들도 먹기 좋은 강양强陽 식품을 자연식 운동의 일인자 기준성 회장이 개발하였다.

약이 아닌 건강식품으로서 100일간 먹으면 놀라운 효과를 체험하게 된다.

60. 당뇨병의 전승 비방 당위력糖威力

당뇨병이 격증하고 있다. 우리나라에서 현재 당뇨병에 걸린 사람이 약 4백만 명 앞으로 언제 걸릴지 모르는 예비군까지 합치면 1,000만

명을 넘을 것으로 추산된다.

당뇨병을 옛사람은 소갈증消渴症이라고 했는데 가난한 시절에는 안 걸리고 생활이 윤택해지면서 육식 등 고량진미를 실컷 먹으면서 노동이나 운동은 하지 않는 부자들이 잘 걸리는 병이다.

옛날 역대 군왕들이 대부분 40대를 넘기지 못하고 요절하였는데 그 원인도 소갈증이었다.

50년 전까지만 해도 보릿고개라는 춘궁기가 있어 전국의 수많은 절량농가가 초근목피로 연명하던 시절이 있었는데 그때는 당뇨병은 희귀병으로 좀처럼 대하기 어려웠다. 쌀 한 톨을 흘려도 죄로 간다고 하여 소중히 여기던 때였다.

그런데 현대인은 옛날 제왕 못지않은 식생활을 하고 있다. 북한에서는 식량이 없어 굶어 죽는 동포가 수백만 명이 된다고 하는데 남한에서는 1년에 먹다 버린 음식쓰레기만도 20조 원이 된다.

그렇게 낭비되는 비용만 절약해도 북한 동포를 먹여 살릴 수 있고 남북을 관통하는 고속철과 고속도로를 완성하여 통일을 앞당길 수도 있을 것이다.

우리는 지금 자라나는 어린이들이 너무 영양과다가 되어 비만증이 3분의 1이나 되고 전 인구의 5분의 1이 당뇨병 환자가 되어 가고 있다.

옛날 소갈증에 대한 전승 비방을 찾아보았는데 다음과 같은 방법이 있었다.

돼지감자와 마늘 · 인삼 · 누에가루를 주성분으로 하여 그 외 몇 가지 향약제를 배합 조제한 비방으로 100일간 복용하면 반드시 효과를 본다. 평소 돼지감자만 상식해도 혈당치 조절이 가능해진다.

당뇨병의 원인도 따지고 보면 육식과 가공식품을 많이 먹어 피가 탁해지고 장이 지저분한 데서 걸리는 것이다.

당위력糖威力을 상복하면서 100일간 수련 코스를 실행하면 당뇨병뿐만 아니라 치매 · 아토비 · 암도 예방하고 자연 퇴축시킬 수 있다.

에필로그

〈新醫學 宣言〉

현대의학은 병을 고치지 못하고 악화惡化시켜 죽음에 이르게 한다

의료 현장에서 벌어지는 한 편의 '비극'과도 같은 참상을 더 이상 방관할 수 없었던 의식 있는 의사들. 그들이 고충을 무릅쓰고 내부 고발에 나섰다.

지금 이 순간도 현대 의학은 뿌리 깊숙이 병들어 가고 있다. 아니 지칠 대로 지쳐 있는 상황이다.

그러나 어쨌든 서양의학이 일본 개화기開化期의 근대화과정에 크게 기여한 공로가 있었음은 부인할 수 없는 사실이다.

위생衛生의료에 의한 감염성感染性 대책이 탁월하였고 특히 유유아乳幼兒 사망률을 격감시켜 인간의 평균수명을 크게 높여 역사상 유례가 없는 최고령最高齡 사회가 되게 한 것도 평가해야 할일 이다. 더욱 전쟁시의 전상자戰傷者나 산업재해産業災害 등의 응급 치료의 구명조치 등이야말로 마땅히 현대 의학의 자랑할 만한 업적이었음을 부인할 수 없다. 다만 그럼에도 불구하고 그에 반하는 부負의 입장에서 보면 현대고도 산업사회에서 선진국일수록 더욱 격증 추세에 있는 암, 당뇨병, 심장병, 고혈압, 치매, 정신 질환 같은 각종 생활습관병에 대해서는 현대 의학이 대증 요법對症療法 외에는 뚜렷한 치료법이 없고 한없이 무력함이 엄연한 사실임을 또한 어찌하랴.

이처럼 현대 의학을 좀먹게 한 치명적인 병근病根은 다름아닌 '병을 고칠 수 없다' 는 현실이다. 환자의 병을 고쳐야 하는 의학이 병을 고칠 수 없다니 도대체 어떻게 된 일일까.

실상實狀은 더욱 비극적이니 기가 찰 노릇이다. 병을 고치기는커녕 도리어 악화시키는 경우가 일상다반사로 일어난다. 한 술 더 떠 환자를 죽음에 이르게 한다. 고의故意가 아닐지라도 결과적으로 환자를 죽게 만드는 너무나 가슴 아픈 최악의 사태가 전 세계 의료 현장에서 연일 속출하고 있다.

일례一例로 이스라엘에서 병원이 한 달간 파업罷業에 돌입했을 때였다. 이 기간 동안 이스라엘 국민의 사망률이 반으로 줄어들었다고 한다. 더욱이 파업이 끝나는 동시에 사망률은 원상태로 돌아왔다는 것이다. 그야말로 현대 의료가 환자를 고치기는커녕 대량大量 학살을 자행恣行하는 경악할 만한 일이 실제로 벌어지고 있는 셈이다. 병원을 선택하지 않았어도 그들은 무사할 수 있었다. 이와 비슷한 조사 결과는 세계 각지에서 찾아볼 수 있다.

이처럼 비극적인 참상의 전형적인 예가 바로 암 치료 현장이다.

일본에서 매년 33만 명에 이르는 암 환자가 숨을 거둔다. 유족들은 철석같이 '암 때문에 죽었다' 고 믿는다. 그러나 그 중 약 8할에 이르는 26만 명은 암이 아닌 맹독성猛毒性 항암제 투여, 방사선 조사照射, 불필요한 수술 등과 같은 암 치료에 따른 중대한 부작용副作用으로 '사망' 한다.

8할이나 되는 사람들이 부작용으로 인해 죽다니… 이 충격적인 수치는 모 국립대학 의학부 부속 병원의 임상연구를 통해 밝혀진 사실이다.

물론 의료 관계자라면 누구라도 병을 고치고 싶다는 일념과 환자를 살리고자 하는 선의에서 최선을 다해 치료에 몰두할 것이다. 환자 또한 지푸라기라도 잡는 심정으로 의료 관계자들을 믿고 항암제를 복용하고 방사선 치료를 참아가며 수술의 고통도 인내한다.

이렇게 의사와 환자는 암을 극복하고자 온갖 노력을 기울인다. 그러나 약 8할에 이르는 엄청난 수의 환자들이 암 치료과정에서 이들이 부작용으로 인해 세상을 떠난다. 이제 의사도 환자도 더 이상 이 냉엄한 현실을 외면해서는 안 된다.

의료 과오醫療過誤로 인한 업무상중과실치사이다

먼저 우리가 알아야 할 사실은 이것이 엄연히 업무상중과실치사(일본 형법 제211조) 등에 따른 의료과실 사건이라는 점이다.

'의약품첨부문서' 에 실린 항암제에 관한 부분을 살펴보면 '사망' 등 중대한 부작용에 대한 결과회피의무結果回避義務와 회피방법이 명시되어 있다. 그럼에도 이를 준수하지 않아 환자를 죽음에 이르게 한 경우, 중대한 부작용에 대한 '예견豫見', '회피' 의무를 위반한 혐의로 업무상중과실에 따른 책임을 물어야 한다. 방사선 조사나 수술의 경우도 마찬가지이다.

그런데도 환자들은 이를 알아차리지 못한다. 암 치료의 부작용으로 인해 죽었음에도 '암으로 사망' 했다는 의사의 선고만을 맹신盲信한다. 의사 자신도 '치료' 때문에 환자를 죽게 했다는 인식은 거의 없다. 이 얼마나 소름끼치는 상황인가.

제2차 세계 대전 이후, 암 치료로 인해 희생당한 이들의 수는 천오백만여 명에 이른다. 이는 태평양전쟁으로 인한 사망자 수의 약 5배에 이르는 수치이다. 이 천인공노할 비극이 난무하는 현실에 국민들 대부분은 무지몽매할 뿐이다. 그 배경에는 의학 분야의 가공할 세뇌교육洗腦教育이 존재한다. 게다가 전 세계적으로 의료계의 이권을 독점한 대기업 제약회사 등의 은연隱然한 힘이 진실을 압살해 왔다. 이제 암 치료 희생자의 유가족들이 나서서 고소告訴한 일이 좀처럼 볼 수 없었던 이유도 바로 이러한 실상에 국민들이 무지했기 때문이다. 그러나 이제는 국민들도 서서히 현실을 직시하기 시작했다. 향후, 암 치료 희생으로 인한 제소와 고소가 봇물 터지듯 쏟아질 것은 명약관화한 일이다.

양심 있는 의사들의 내부 고발을 주목하라

한편으로는 선진 제국의 의료비가 해를 거듭할수록 폭발적으로 상승하고 있다. 이것이야말로 대기업 제약회사들이 노리던 일이다. 상상을 초월하는 이익금이 그들의 품안으로 쏟아져 들어가고 의료 현장에서는 본질적으로 병을 치료하지 못하고 악화시켜 환자를 죽음에 이르게 한다.

이 절망적인 현실을 증명할 수 있는 증거는 무수히 많다. 한마디로 의학 관계자들의 손에 의해 숲속 깊숙이 은폐隱蔽되고 겹겹이 쌓아 올려진 '죄악의 산'이다. 그리고 지금, 이 죄악 산더미가 양심적인 의사들과 의료 관계자들의 용기 있는 내부고발로 간신히 빛을 보게 되었다. 물론 이처럼 참담한 현실조차도 빙산氷山의 일각一角에 지나지 않지만 말이다. 우리는 이 같은 의료 현장의 비극이자 참극을 더는 방치放置해서는 안 된다.

다음은 현대 의학 분야에 상종한 폐해弊害들이다.

1 약 9할에 이르는 병은 치료하지 못한다(자세한 내용은 해설 부분을 참조하기 바란다)

2 '자연치유력'에 대해 가르치지 않는다('생명의 본질'을 묵살默殺하는 만행이 벌어지고 있다)

3 '약물 요법'만 중시하는 우행愚行을 저지른다(석유이권 및 국가이권과 유착癒着한 배경)

4 '식食'과 '심心', '체體'가 지닌 힘을 묵살한다(자연 요법을 인정하지 않고 묵살, 탄압한다)

5 병원의 파업이 급격한 사망률 감소의 원인임이 증명되었다('살인 의료'를 입증하는 냉엄한 사실)

6 '의학보고서'는 거짓말투성이다(과학지에 실린 데이터의 반 이상은 무효하다)

7 의학부醫學部에서는 '치료법'을 가르쳐 주지 않는다(병명과 약명만 암기하면서 보내는 6년간)

8 유착의 산물인 '치료 가이드라인'('지침'을 작성한 의사에게 전달된 거액의 기부금)

9 '항암제는 효력이 없다'(후생노동성 간부 왈) (무효과인 줄 알면서도 대량 투여하는 광기狂氣)

10 미국의 '암전쟁' 패배선언도 극비에 부쳐지다(이제 암 치료 삼대 통상 요법의 무효력無效力은 상식이 되었다)

11 암환자의 8할은 죽이게 된다(이 사실을 '지적' 한 논문을 파기해 버린 학부장)

12 암시장癌市場에 이어 비만과 정신 치료 시장으로 옮겨 가다(대사증후군이나 마음도 약으로는 고칠 수 없다)

13 약물 장기 복용 중심의 정신의료도 미치긴 마찬가지(환자에게는 평생 약물중독 지옥이, 제약회사에게는 돈방석이)

14 '의약품첨부서' 묵살 현장(위기 회피 매뉴얼을 읽는 이는 없다)

15 살인죄 등의 형사범죄가 횡행橫行하는 병원(미연의 고의살인, 업무상과실치사죄)

16 국제적 의료 마피아의 지배(대기업 석유화학회사 등이 메운 멍에)

17 의사와 환자 모두 세뇌당하고 있다! (자연치유만이 병을 고친다!)

18 실패를 거듭할수록 번창하는 의료업계(보험의 행위별수가제行爲別酬價制가 모든 악의 근원이다)

19 보험점수에서 대체 요법은 배제된다(오로지 무효와 위험한 의료만 보험대상이 된다)

20 '감사監査' 와 '체포' 를 일삼는 정부 탄압(환자를 고치려는 진정한 의사와 의료는 용서받지 못한다)

의료 마피아

거짓 속임수와 간계가 만연蔓延한 현대 의학은 이미 학문으로서의 본질에서 벗어났다. 이제는 전 세계를 장악하는 거대한 대기업의 수족일 뿐이다. 외적으로는 눈부신 근대 의학이라는 그럴싸한 포장에 싸 내실은 비탄하리만큼 시취屍臭와 탐욕으로 들끓는다. 그 결과, 겹겹이 쌓인 송장 더미만 배출하고 말았다. 그럼에도 거대한 대기업의 세뇌하洗

腦下에 있는 의료 관계자와 수많은 환자들은 이러한 참상을 직시하지 못한다. 비록 현실은 이렇더라도 우리 인류만큼은 결코 고개 숙인 채 도살장으로 향하는 '의료 로드'에 줄지어 선 가축의 무리가 되어서는 안 된다. '약살藥殺'과 '독살毒殺', '참살斬殺' 등이 횡행하는 의료 마피아의 대량학살 행렬에 가담해서는 안 된다.

또한 밤낮으로 이러한 '업무'를 해치우는 의료 현장의 의사들도 우리는 구제하지 않으면 안 된다. 왜냐하면 그들 또한 가슴 아픈 희생양에 지나지 않기 때문이다.

여기서 말하는 구제의 길이 바로 '신의학 선언新醫學 宣言'이다.

우리가 가장 먼저 해야 할 일은 썩는 냄새로 가득한 황야에 우뚝 선 '현대 의학'이라는 이름의 거대한 '탑'을 무너뜨리는 것이다. 그리고 비극적인 '살인' 의료에서 신 '활인' 의료新 '活人' 醫療의 길을 개척해야 한다. 이 미래의 지평에 우리 인류가 진정으로 심신의 건강을 구가할 수 있도록 '신의학'이라는 탑을 확립할 필요가 있다.

히포크라테스가 주장한 원점에서 재출발하자

자연치유력을 중시했던 고대 희랍의 의성醫聖 히포크라테스가 가르쳐 준 원점으로 되돌아가야 한다. '히포크라테스 선서' 중에 다음과 같은 구절이 있다.

▼나는 나의 능력과 판단에 따라 환자에게 이롭다고 여기는 섭생법攝生法을 처방한다. ▼심신에 나쁘고 유해한 방법은 결코 선택하지 않는다. ▼환자가 원한다 할지라도 죽음에 이르는 약은 처방하지 않는다…….

히포크라테스는 '자연 회복력을 중시하여 식품 섭취방법(식사 요법)을 중심으로 환자의 상태에 맞춰 처방한다.', '병을 생명체에게 일어나는 자연스러운 현상으로 간주하여 토양이나 기후를 포함한 모든 환경 속에서 해법을 찾아 논리적으로 설명한다.' 등의 방법으로 병을 치료했다(인용: 〈생명윤리학〉, 와세다대학교 인간과학과).

'신의학'은 '식사'와 '신체', '정신'에 '치료'라는 개념을 통합하여 심도 있게 인식하고 학습해야만 한다. 환언하면 전통의학인 식이 요법, 요가, 한방, 침구 부항, 운동 등을 도입한 통합의료(전인적 의료)로 회귀할 필요가 있다.

또한 이들 치료법을 해명할 수 있는 신의학을 기피하기보다 적극적으로 도입해야 할 것이다. 이제껏 의료 마피아로부터 철저히 억압당한 의학이론이야말로 진리에 가깝다. 이들 이론은 의현대 료가 저지른 대량 학살을 고발했다는 이유로 가혹한 탄압에 시달려야 했다.

선각자들에게 배운다

근대 식사 요법의 길을 개척한 막스 거슨 박사(『암 식사 요법 전서』, 덕간서점 출간)나 자연치유력에 착안한 앤드류 윌 박사(『인간의 병은 왜 치유되는가』, 일본교문사), 웃음의 치료효과를 발견, '정신신경면역학'을 확립한 노먼 커즌(『웃음의 치유력』, 창원사), 채식의 효능에 대해 주장한 피터 콕스(『내가 고기를 먹지 않는 이유』, 축지서관), 하워드 리먼(『아직도 육식을 하십니까?』, 삼교사) 그리고 소식하는 건강법이야말로 세계 기아문제를 해결할 수 있다고 호소하는 고다 미츠오甲田光雄 의사(일본종합의학회 회장), 몸을 따뜻하게 하는 의료법의 제창자인 이시하라 유미石原結實 의사(『신체를 따뜻하게 하면 반드시 병을 고칠 수 있다』, 삼립서방), 곡물과 야채 섭취의 정장 작용整腸作用을 강조한 신야 히로미新谷弘美 의사(『병에 걸리지 않는 생활 습관』, 선마크출판) 등과 같은 선각자들의 업적이야말로 매우 높이 평가받아 마땅할 것이다. 더불어 환자들이 체험을 통해 얻은 암완치 법칙을 호소하는 '암환자학연구소'(대표 카와다케 후미도川竹文夫)나 '이즈미회'(회장 나카야마 타카시中山武)의 활동도 신의학이 적극적으로 연구해볼 가치가 있다.

더 나아가 세계 최초로 면역세포와 자율신경의 상관관계를 증명한 아보 도우루 의사(『면역혁명』, 『약을 끊어야 병이 낫는다』『인체온면역력』 등)의 이론 등도 신의학에서는 평가받 을만하다. 또한 종전 이후 자연의학의 태두로 알려진 모리시타 게이이치 森下敬一 박사(국제자연의학회 회장)가 내놓은 '장조혈설', '경락조혈설', '말초혈액공간이론', '혈구의 기원' 등도 사실상 임상관찰에서 증명된 바, 재평가를 받을 때이다. 게다가 모리시타 박사는 종래에 플라크(노폐물)라 무시당했던 세포 조각(소마타이드)이 재집결하여 원시세포조직을 형성하는 모습을 관찰 중이어서 DNA이론을 초월한 새로운 의학이론의 체계화가 기대된다. 지금이야말로, 정설定說에 맞지 않는다는 이유만으로 오류라 배척당하던 본말本末이 전도된 의학에서 탈피해 현실을 직시하고 수용하는 자세로 연구하는 진정한 의학으로 회귀할 때이다.

여태껏 대증 요법(약물 요법) 일변도一邊倒의 의학이 지배하던 구조 하에서 이단시되고 탄압받던 의학이야말로 진리의 빛이 깃들어 있다고 하겠다. 이것이 바로 ① 자연 요법自然療法(naturopathy), ② 정체 요법整體療法(osteopathy), ③ 심리 요법心理療法(psychopathy), ④ 동종 요법同種療法(homeopathy) 등이다.

결과적으로 '활인' 의료인 '신의학' 을 확립하는 방법에는 다음 10항목이 있다.

1 '자연치유력' 을 무엇보다 중시한다(대자연의 힘을 해명하여 활용한다)

2 '식食', '심心', '체體' 부터 치유한다(압살되었던 전통적 사대 유파를 부활시킨다)

3 '자연 요법' 을 최대한 이용한다! (식사, 운동, 온천, 전지요양 등)

4 '정신신경면역학' 을 제대로 평가한다('심리 요법' 을 확립, 응용한다)

5 '웃음 요법' 을 적극적으로 활용한다(의료 현장에서 감탄화법의 효용을 살려라)

6 '기 요법' 이론을 재평가한다(기공, 침구, 부항, 지압 등을 활용한다)

7 '정체 요법', '운동 요법' 등을 활용한다(호흡법, 요가체조, 명상 등)

8 '건축의학建築醫學' 등과 같은 환경의학을 활용한다(환경과 건강은 불가분의 관계이다)

9 광범위한 '대체 요법' 을 검증한다(민간에서 전승되어 온 체험과학의 축적이다)

10 '신의료 행정' 확립을 지향한다(예방의료, 성공형 보수를 중시한다)

文責 : **후나세 슌스케**船瀨俊介
『항암제로 살해당하다』 저자
新醫學宣言世界賢人會議發起人

참고 문헌

『불치병不治病은 없다』 奇埈成

『극당환克糖丸의 위력偉力』 奇埈成

『동의부항東醫附缸 건강법』 奇埈成

『마크로바이오틱正食 건강법』 奇埈成

『당뇨병은 약이 필요 없다』 寶島社新書

『동의보감東醫寶鑑』 허준許浚

『자연치유自然治癒』 엔드류 와일

『자연의학의 기초基礎』 모리시타 게이이치森下敬一

『신의학선언新醫學宣言』 후나세 순스케船瀨俊介

『체온면역력體溫免疫力』 아보 도오루安保徹

『진공정혈요법眞空淨血療法』 그로이와 도고黑巖東五

자연건강법 워크숍 안내

암은 이성理性으로 걸리고 감성感性으로 낫는다. 따라서 이성적이고 과학적인 방법보다는 감동과 믿음, 감사의 마음이 충만한 감성으로 접근하면 길이 열린다. 때문에 공격적인 통상요법으로는 치료가 안 되어도 자연건강법을 실천하면 치료治療가 아닌 치유治癒가 가능한 것이다.

당신이 지금 말기암이라 해도 하루 밥 한 공기를 먹을 수 있고 2km 이상 자력으로 걸을 수 있으면 희망은 있다. 꺼져가는 생명의 불길을 되살려 면역免疫 기능을 활성화하면 길이 열리는 것이다. 그러한 생명의 비법들이 기준성奇埈成 회장의 자연건강 어록 안에 수록되어 있다.

100일 수련코스를 실행하면 아무리 악성종양이라도 수그러들고 자연퇴축自然退縮이 되는 체험을 할 수 있다. 자연요법의 1인자 기준성奇埈成 회장이 그러한 방법을 일깨워주는 조언자助言者로서, 평생 갈고 닦은 자연건강법으로 수많은 환우患友들에게 희망과 용기를 주어 생환生還케 하였다.